Die Homöopathie-Wahrheit

Eine (selbst)kritische Betrachtung

Michael Arnold
Patrick C. Hirsch
Dieter Elendt

Vierter Band der Schriftenreihe

"Homöopathie und..."

(Herausgeber: Dieter Elendt)

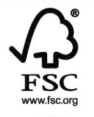

Die Homöopathie-Wahrheit

Eine (selbst)kritische Betrachtung

Michael Arnold, Patrick C. Hirsch
und Dieter Elendt:

Vierte Ausgabe der Schriftenreihe:

"Homöopathie und..."

(Herausgeber: Dieter Elendt)

Bibliografische Informationen der Deutschen Nationalbibliothek:
Die Deutsche Nationalbibliothek verzeichnet diese Publikation in der deutschen Nationalbibliografie; detaillierte Informationen sind im Internet über <http://dnb.dbb.de> abrufbar.

© 2016: Für den Text die Autoren, für das Umschlagbild Giuliano Montisci
Herstellung und Verlag: BoD - Books on Demand, Norderstedt
ISBN 9783741224669
Bild vordere Umschlagseite: Giuliano Montisci

Inhaltsverzeichnis

A) Einführung   11

B) Wieviele Arzneimittel brauchen wir eigentlich?   19

C) Arzneimittelwahl   41

D) Kann man Homöopathie eigentlich lernen?   107

E) Homöopathen - ein merkwürdiger Zoo von Narzissten?   117

F) Kann Homöopathie schaden?   139

G) Der Placebo-Effekt   151

H) Der Wirksamkeitsnachweis   163

I) Die schwierigste Frage: Wie kann man es erklären?   195

K) Kritik und Unterstützung   221

L) Schluss   227

M) Literatur   229

Anhang:

Anonymus: Der Limerick. Beispiele einer textkritischen
Analyse vom Blickwinkel der theoretischen Homöopathie.
Teil 4: Die leidige Frage des Inhalts   237

Hinweise für Autoren   243

Schlusswort des Herausgebers   244

Ich glaube, daß Ideen wie absolute Richtigkeit, absolute Genauigkeit, endgültige Wahrheit usw. Hirngespinste sind, die in keiner Wissenschaft zugelassen werden sollten.

[...]

Diese Lockerung des Denkens scheint mir als der größte Segen, den die heutige Wissenschaft uns gebracht hat. Ist doch der Glaube an eine einzige Wahrheit und deren Besitzer zu sein, die tiefste Wurzel allen Übels auf der Welt.

Max Born

Dies ist eine gemeinsame Arbeit vor allem von drei Personen:

Michael ARNOLD (im Text "M.A.") ist kein praktizierender Homöopath, sondern Chemiker, der sich intensiv mit Homöopathie beschäftigt.

Patrick C. HIRSCH (im Text "P.H.") ist Gynäkologe und praktizierender Homöopath.

Dieter ELENDT (im Text "D.E.") ist Psychotherapeut und Homöopath, gegenwärtig vor allem in der homöopathischen Lehre tätig.

Die vorliegende Schrift ist das Resultat von mehreren Arbeitstreffen in Frankfurt/Main, Halle/Saale, Erfurt und Germerode. Geschrieben ist es letztendlich vor allem von D.E., die Ideen, die hier vorgetragen werden, sind aber durchgängig gemeinsame.

Daneben findet sich ein Text von Gabriele STEINHÄUSER. Sie ist Psychotherapeutin und Studierende der Homöopathie.
Und es werden natürlich auch Anschauungen wiedergegeben, die sich in Gesprächen mit vielen Personen, die über Homöopathie nachdenken, entwickelt haben. Hier mit Namensnennungen anzufangen, ist ein nicht durchführbares Vorhaben. Wir wüssten nicht, wo wir die Grenze ziehen sollten.

Für die drei Personen, die sich hier als Autoren bezeichnen, gab es zwei Ausgangspunkte: Zum einen die Frage, wieviele Mittel wir eigentlich in der Homöopathie benötigen und – falls wir sie so beantworten sollten, dass es sehr viele sind – wie es dann gelingen kann, aus diesen sehr vielen Mitteln das richtige herauszufinden.

Der zweite Ausgangspunkt liegt in einer Reihe von Homöopathie-kritischen Büchern, die in der letzten Zeit erschienen sind. Wir sehen es für nötig an, dazu Stellung zu beziehen.
Auf das Buch "Die Homöopathie-Lüge" bezieht sich der von uns gewählte Titel dieses Bandes: "Die Homöopathie-Wahrheit". Selbstverständlich ist dieser Titel maßlos und provokativ. Was man hier lesen kann, ist natürlich nicht DIE WAHRHEIT über Homöopathie. Es ist aber auch keine

Lüge, wie uns Homöopathen von Kritikern manchmal unterstellt wird. Vielmehr ist es irgendwo im Raum zwischen Wahrheit und Irrtum angesiedelt. Das jedenfalls hat Homöopathie mit Wissenschaft gemeinsam.
Die drei Autoren dieses Bandes sind davon überzeugt, dass Homöopathie eine wirksame Methode ist. Sie wissen aber auch, dass es einige Probleme innerhalb dieser Methode gibt.
Überzeugung ist eine schöne Sache. Aber wir sind uns auch der Gefährlichkeit von unzureichend reflektierten Überzeugungen bewusst und denken an die Frage von NIETZSCHE,

> *ob nicht die Überzeugungen gefährlichere Feinde der Wahrheit sind als die Lügen.*

Diese Arbeit ist kritisch in Bezug auf die Gegner der Homöopathie, aber sie ist auch selbstkritisch. Sie muss in den verschiedenen Schulen der Homöopathie Widerspruch hervorrufen, aber ebenso im Lager der Gegner der Homöopathie. Und das soll auch so sein.
Vorsorglich möchten wir dem zu erwartenden Widerspruch wiederum mit NIETZSCHE begegnen:

> *Wir würden uns für unsere Meinungen nicht verbrennen lassen, wir sind ihrer nicht so sicher. Aber vielleicht dafür, dass wir unsere Meinungen haben dürfen und ändern dürfen.*

Gleichzeitig sind wir uns aber bewusst, dass Meinungen als solche ziemlich bedeutungslos sind, dass es vielmehr um Begründungen geht. Nur eine begründbare Meinung ist diskussionswürdig.
Konkret können wir zu Kritik nur dann Stellung beziehen, wenn wir über diese Kritik in Kenntnis gesetzt werden - worum wir ausdrücklich bitten, aber unter der Voraussetzung, dass das mit Respekt geschieht.

Einer möglichen Meinung zu dem, was wir hier schreiben, möchten wir doch von vornherein deutlich widersprechen: Sie ist uns tatsächlich vor kurzem in einem Seminar begegnet und sie sagt aus, dass das, was wir hier schreiben, für die Homöopathie irrelevant sei, weil die Homöopathie ja doch funktioniere, auch wenn wir nicht wissen, wie. Das mag zwar stimmen, aber daraus abzuleiten, wir sollten nicht mehr darüber nachdenken, grenzt in umgekehrter Weise an die "gegnerische" Auffassung, wir sollten die Homöopathie fahren lassen, weil wir sie nicht erklären können.

Als wissenschaftlich im strengen Sinne können wir diese Publikation nicht bezeichnen. Es würde z.B. ein viel ausführlicheres Literaturverzeichnis erfordern und es würde uns sehr einengen. Die geneigte Leserin mag es eher als einen Essay ansehen.

Ein Ansatz eines Erklärungsversuches, der von M.A. stammt, wird im Text vorgestellt. Daran haben D.E. und P.H. keinen Anteil.
Und natürlich hat auch der – bisher – ständige Gast dieser Schriftenreihe "Anonymus" wieder etwas beizutragen.

Jena, Unna, Icod de los vinos, Juni 2016

Michael Arnold, Patrick C. Hirsch, Dieter Elendt

E-Mail: homoeopathie-und@gmx.es

A) Einführung

> *Ja, wir werden alles, alles noch einmal in Frage stellen. Und wir werden nicht mit Siebenmeilenstiefeln vorwärts gehen, sondern im Schneckentempo. Und was wir heute finden, werden wir morgen von der Tafel streichen und erst wieder anschreiben, wenn wir es noch einmal gefunden haben. Und was wir zu finden wünschen, das werden wir, gefunden, mit besonderem Mißtrauen ansehen. [...] Sollte uns aber dann jede andere Annahme als diese unter den Händen zerronnen sein, dann keine Gnade mehr mit denen, die nicht geforscht haben und doch reden.*
> BRECHT: Leben des Galilei

Dieses Motto für die vorliegende Ausgabe unserer Schriftenreihe ist ein zweischneidiges Schwert. Einerseits können wir Homöopathen es benutzen, um den Gegnern der Homöopathie ein Argument entgegenzuhalten, das ungefähr so aussehen könnte:

> *Wir wissen aus unserer täglichen Erfahrung, dass Homöopathie wirkt, wenn man sie korrekt anwendet. Wir können Euch zahllose Beispiele dafür zeigen. Wir <u>haben</u> geforscht, wir haben viele Arzneimittelprüfungen unternommen und daraus unser Wissen bezogen, wann wir welches Arzneimittel am Patienten anwenden müssen. Ihr aber ignoriert diese Erfolge und versteift Euch auf die durchaus richtige Meinung, dass die Wirkung von potenzierten Arzneimitteln (bisher!) keine wissenschaftliche Erklärung hat. Ihr habt nicht geforscht und redet dennoch! Wir hingegen heilen Menschen von ihren Krankheiten, auch wenn wir nicht wissen, wie das funktioniert. Wer heilt, hat recht!*

Es gibt einige wichtige Kommentare zu dieser Argumentation. Die meisten davon werden im Text dieser Arbeit erwähnt werden. Eins sei aber vorweggenommen: die Aussage: *Wer heilt, hat recht* sollte in die Kategorie „Blödsinn" eingeordnet werden. Wer heilt, der heilt und wer recht hat, der hat recht. Beides muss man nicht miteinander verbinden, denn Heilen kann man auch, wenn man gar nicht weiß, was man tut oder wenn man sich in dem vermeintlichen Wissen irrt, während das Rechthaben zu tun hat mit einer nachvollziehbaren Erklärung dessen, was man tut oder getan hat und von dessen Ergebnis.

CAMUS lässt das den Arzt Rieux noch prägnanter sagen ("Die Pest"):

> *Man kann nicht gleichzeitig heilen und wissen.*

Ganz so extrem würden wir das nicht formulieren, aber doch unterstreichen, dass Heilen und Wissen unterschiedliche Kategorien sind und sich nicht oder nicht vollständig aufeinander zurückführen lassen.

Wenn wir einem Kind, das sich die Finger auf der Scharnierseite der Tür eingeklemmt hat, worauf die Finger nur noch halb so dick sind wie vorher und das Schreien enorm, Hypericum geben und nicht nur das Schreien innerhalb von Sekunden aufhört, sondern auch die Finger am nächsten Tag aussehen, als sei nichts gewesen, so ist das eine wundersame Heilung, aber wir wissen nicht wirklich, was passiert ist. Wir haben geheilt (Hypericum hat geheilt), aber wir haben nicht die geringste Ahnung, wie das eigentlich geschehen ist.

Oder ein anderes Beispiel, von D.E.:

> *Ich bin einmal eine Treppe auf dem Hinterteil hinuntergesegelt und hatte ein gigantisches Hämatom an eben jener Stelle, welches sich nach der Einnahme von Acidum sulphuricum innerhalb von fünf Tagen vollständig zurückgebildet hat. Ich habe keine Erklärung dafür, denn ein solches Hämatom kann sich eigentlich nicht innerhalb von so kurzer Zeit zurückbilden, ohne erst einmal grün und gelb zu werden. Ich habe nicht recht, die Frage, ob ich recht habe, stellt sich nicht einmal, denn ich habe überhaupt keine Erklärung.*
>
> *Nebenher bemerkt würde es auch gewisse Probleme bereiten, dieses Phänomen mit dem sogenannten Placeboeffekt zu erklären.*

Kommen wir aber zu der gegenteiligen Argumentation im Sinne von BRECHTs „Galilei":

> *Ihr Homöopathen macht Sachen, die mit der Wissenschaft schlicht und einfach nichts zu tun haben.*

Diese Argumentation hat mehrere Teile:

> 1) *In Euren Arzneimitteln ist ja gar nichts drin, was wirken kann!*

Kommentar: Dieses Argument ist langweilig, weil es immer wieder gebraucht wird, aber dass es langweilig ist, heißt nicht, dass es etwa nicht ernst zu nehmen wäre.
Eine Entgegnung auf dieses Argument ist schwierig, aber möglich. Wir werden hierauf zurückkommen.

> 2) *Euer sogenanntes Simile-Prinzip ist Blödsinn. Wieso sollte etwas, was eine Krankheit hervorruft, sie auch heilen können?*[1]

Kommentar: Es gibt durchaus auch in der wissenschaftlich fundierten Medizin Beispiele für Prophylaxe[2] und Therapie, die mit der (modifizierten) Ursache der Krankheit erfolgt. Die drei bekanntesten sind die Impfung, die Anti-D-Prophylaxe und die Hyposensibilisierung.

> 3) *Eure Arzneimittel sind obskur. Ihr behandelt mit solchen Sachen wie Hundekot, Weizen, Kochsalz, "Sol" und "Luna", "Magnetis polis arcticus" und "... australis" usw. Was kann daran sein?*

Kommentar: Wir haben durchaus auch unsere Probleme mit solchen merkwürdigen Arzneimitteln und verstehen nicht, wie sie wirken könnten. Das schließt aber auf den zweiten Blick eine Wirkung nicht aus. Mit dem dritten Blick meinen wir, dass die Gefahr besteht, dass durch solche merkwürdigen Arzneimittel die Homöopathie zur Beliebigkeit entartet.

---

[1] Eigentlich muss man hier zwischen Krankheit und Symptomen unterscheiden. Homöopathie versucht, durch die möglichst vollständige Kenntnis der Symptome der Patientin und der Übereinstimmung mit den in der Prüfung erzeugten Symptome das richtige Mittel zu finden und damit die Krankheit zu heilen. Für uns Heutige haben Symptome und Krankheit zwar etwas miteinander zu tun, unser Augenmerk liegt aber mehr auf der Krankheitsentität. Für Hahnemann hingegen war an der Krankheit nichts als die Symptome.
[2] Prophylaxe ist eigentlich kein Teil der Homöopathie, allenfalls der Isopathie.

> 4) *Wenn Ihr in Einzelfällen helfen könnt, so ist das kein Beweis für die Wirkung Eurer Methode insgesamt. Vielmehr müsst Ihr Studien vorlegen, die nach dem Goldstandard des Doppelblindversuches gestaltet sind.*

Kommentar: Ein ernst zu nehmendes Argument, bei dem man natürlich nachdenken sollte, was dieser Goldstandard wirklich taugt und ob er eins zu eins auf die Homöopathie anwendbar ist. Und man müsste in diesem Zusammenhang über die Problematik von Studien überhaupt reden - was später geschehen soll.

> 5) *Wir haben eine Erklärung für Eure vermeintlichen Erfolge: den Placebo-Effekt.*

Kommentar: Ja, den Placebo-Effekt gibt es, aber es ist falsch, ihn ohne Prüfung zur Erklärung heranzuziehen für das, was man sonst nicht erklären kann. In der Tat könnte der Placeboeffekt eine Möglichkeit zur Erklärung der Wirkung von homöopathischen Arzneimitteln sein[3]. Es handelt sich hierbei aber um eine Erklärung, die weitgehend nur darauf beruht, dass keine standfeste Alternativerklärung existiert. Die Wirklichkeit eines Phänomens ist aber nicht abhängig davon, ob eine Erklärung hierfür existiert.

> 6) *Eure Erklärungsansätze der Wirkung von potenzierten Arzneien sind Blödsinn. Wenn Ihr etwa mit dem „Gedächtnis des Wassers" oder mit „Quantenmedizin" anfangt, dann redet Ihr von Sachen, von denen Ihr nichts versteht.*

Kommentar: Dem ist völlig zuzustimmen. Wahrscheinlich gibt es kein Gedächtnis des Wassers – jedenfalls sind die Versuche, so etwas nachzuweisen, mit ziemlich dürftigen Resultaten behaftet. Und was Quantenmedizin ist – nun ja, dazu können wir nichts sagen, denn das hat uns noch niemand auf eine irgendwie nachvollziehbare Weise erklären können.

---

[3] Wir werden das weiter unten in Zweifel ziehen bzw. den Placebo-Effekt anders auffassen.

7) Homöopathie widerspricht den wissenschaftlichen Erkenntnissen. Es gibt keine wissenschaftliche Erklärung. Daher ist Homöopathie eine Illusion.

Kommentar: Die Aussage, dass es keine wissenschaftliche Erklärung für ein Phänomen gibt, besagt nichts weiter, als dass es <u>gegenwärtig</u> keine wissenschaftliche Erklärung für das Phänomen gibt. Weiter ist hieraus nichts abzuleiten. Die Phänomene scheren sich einen Dreck um unsere Erklärungen. Die Forderung nach der Erklärung eines Phänomens ist aber klar abzugrenzen von der vernünftigen Forderung des Nachweises, dass ein Phänomen tatsächlich existiert, so schwierig dieser Nachweis auch sei.

Ein Beispiel hierfür sind die "Kugelblitze". Schon lange gibt es Beobachtungen dieses Phänomens, aber es gibt keine voll tragfähige Erklärung. Über lange Zeit wurde konstant behauptet, dass so etwas nicht möglich sei, da ein Plasma ohne Stabilisierung von außen nicht so lange – bis 30 Sekunden – stabil sein könne. Mit anderen Worten steht das Phänomen nicht in Übereinstimmung mit den naturwissenschaftlichen Erkenntnissen.

Das wiederum sagt nichts über die Existenz oder die Nichtexistenz von Blitzen nachfolgenden und sich bewegenden Leuchterscheinungen aus, die eine gewisse Zeit stabil bleiben (nichts anderes wurde beschrieben). Der Nachweis ist schwierig. Selbst ein Foto kann man ja heute nicht mehr als Beweis ansehen. Da sich trotz der Ablehnung durch die Naturwissenschaft die Beobachtungen hartnäckig hielten, wurden einige Experimente vorgenommen, bei denen tatsächlich Leuchterscheinungen in Verbindung mit elektrischen Entladungen erzeugt werden konnten, die den Laienbeobachtungen teilweise entsprechen. Das Ganze ist noch nicht entschieden, aber die Meinung, es gebe keine "Kugelblitze", kann man heute nicht mehr als absolut richtig vertreten[4].

Bei der Homöopathie ist es heute (noch?) ein wenig anders. Aber das Problem ist das gleiche: Es existieren Beobachtungen eines Phänomens, für das es im Rahmen der gegenwärtigen Naturwissenschaft keine Erklärung gibt. Einzelbeobachtungen können Illusionen sein (wie wahrscheinlich die vielen "UFO"-Sichtungen), aber dem muss nicht so sein.

---

[4] Da das eigentlich nicht unser Thema ist, sei hier lediglich auf den entsprechenden "Wikipedia"- Eintrag verwiesen.

8) Eine weitere Argumentation gibt es, die aber eigentlich keine ist. Sie hat vier Teile:

>a) *Homöopathen sind irgendwie nicht ganz richtig im Kopf, wenn sie solche Sachen tun.*

Das muss man eigentlich nicht kommentieren, ein Verweis auf die Wissenschaftsgeschichte und Wissenschaftssoziologie genügt. Da wurden einige zu Unrecht als „nicht ganz richtig im Kopf" bezeichnet. Aber natürlich gibt es Homöopathen, die nicht ganz richtig im Kopf sind – wahrscheinlich so viele wie unter den Allöopathen und allen anderen Menschen.

>b) *Homöopathen sind Betrüger. Sie geben ihren Patienten unwirksame Arzneien.*

Kommentar: Wenn sie Betrüger wären, dürften sie nicht an die Wirksamkeit ihrer Arzneien glauben und sie dennoch anwenden. Uns ist allerdings noch kein Homöopath begegnet, bei dem das so wäre. Natürlich können wir uns irren, aber Betrüger sind wir nicht (ein paar mag es natürlich geben – wiederum wahrscheinlich so viele wie unter Nicht-Homöopathen auch)[5].

>c) *Es geht nur um Geld.*

Kommentar: Wir sind zwar nicht der Meinung, dass man gewisse Charaktereigenschaften signifikant mit Nationalitäten verknüpfen sollte, aber wenn dem doch so sein sollte, wäre diese Auffassung wohl hochsignifikant mit Deutschland verknüpft. Die Tatsache, dass jemand mit irgend etwas Geld verdient, bedeutet jedoch ganz gewiss nicht, dass er das nur wegen

---

[5] In diesem Zusammenhang ist der Titel des bereits erwähnten Homöopathie-kritischen Buches streng abzulehnen: *Die Homöopathie-Lüge* (WEYMAYR und HEIßMANN). Wer jemandem eine Lüge unterstellt, sollte das beweisen können. In dem genannten Buch können die Autoren jedoch allerhöchstens gewisse mögliche Irrtümer aufzeigen und ungeklärte Fragen ansprechen.
Es kann natürlich sein, dass die Autoren den Unterschied von Irrtum und Lüge nicht kennen. Wenn dem so wäre, sollte die Frage gestellt werden, ob sich solche intellektuellen Ausfälle denn mit dem Schreiben eines Sachbuches vertragen.

des Geldes tut. Übrigens halten wir diese Auffassung auch in Bezug auf die in Deutschland vielgeschmähten Pharmafirmen für sinnvoll anwendbar. Und reich wird man mit Homöopathie ganz gewiss nicht. Da gibt es durchaus ein paar bessere Methoden.

> d) *Homöopathie kann nur durch konsequente Lobbyarbeit überleben.*

Kommentar: Dazu können wir fast gar nichts sagen, da wir keine Lobbyisten sind und auch keine kennen. Es scheint uns aber, dass Lobbyarbeit nicht nur unter Homöopathen verbreitet ist.

Vorläufige Zusammenfassung

Was ist es also um das Heilen und das Wissen? In unseren zwei Beispielen hat das jeweilige homöopathische Arzneimittel (oder etwas anderes, das wir nicht kennen) geheilt, aber wir wissen nicht, wie das geschehen ist.
Es könnte sein, dass die Erfahrung etwas beitragen kann zur Beantwortung der Frage des "Wie", dass also die Praxis schließlich irgendwann zu Erklärungen führt. Genauso kann es umgekehrt sein, dass das Wissen zur praktischen Heilung beitragen kann. Beides trifft sowohl auf die naturwissenschaftlich fundierte Medizin als auch auf die Homöopathie zu.
Nein, wir mögen Rieux nicht zustimmen. Wissen und Heilen sind zwar verschiedene Dinge, aber sie können sich gegenseitig befruchten.

Und was ist es um das Diktum von BRECHT vom Forschen und vom Reden? Die eine Seite wirft der anderen vor, sich nicht daran zu halten, und beide Seiten weigern sich – um bei Galilei zu bleiben – meistens, durch das Fernrohr der anderen zu sehen[6]. Das ist traurig, denn beide könnten womöglich voneinander lernen.

---

[6] Uns scheint allerdings, dass diese Weigerung seitens der wissenschaftlich fundierten Medizin ausgeprägter ist als umgekehrt.

B) Unser Ausgangspunkt: Wie viele Arzneimittel sind in der Homöopathie bekannt / gebräuchlich? Wie viele könnte es geben? Wie viele brauchen wir?

Ein Schüler hatte jahrelang bei einem der größten Ärzte des Landes gelernt. Eines Tages fragte er den Meister, wann er denn nun endlich selbständig praktizieren dürfe. Der Meister sagte ihm, er habe noch eine letzte Prüfung zu bestehen: Er solle aus einem von ihm bezeichneten Waldstück alle Heilpflanzen herbeischaffen. Nach langer Zeit kam der Schüler zerknirscht zurück und gab zu, dass er die Aufgabe nicht erfüllen könne, denn alle Pflanzen in diesem Waldstück (und in der ganzen Welt) seien potenzielle Heilpflanzen. Der Meister gab ihm gerade wegen dieses (vermeintlichen) Versagens das Siegel der Heilkunde.[7]

Diese Arbeit begann mit der Frage, wie viele Mittel man denn eigentlich in der Homöopathie braucht, und das geschah vor dem Hintergrund, dass in den letzten Jahren die Anzahl der homöopathischen Arzneimittel (ob es sich nun um geprüfte oder ungeprüfte handelt) enorm angestiegen ist. Seit CLARKE können wir ungefähr von einer Verdreifachung reden. Mit diesem Anstieg sind etliche Probleme verbunden, die unser Ausgangspunkt waren. Irgendwie hat sich diese Arbeit dann aber weiter ausgedehnt, als wir ursprünglich geplant hatten.

Wie viele Mittel brauchen wir tatsächlich? Das ist schwer zu beantworten. Da gibt es zum Beispiel das Buch „Die magische 11 der Homöopathie" (REICHELT und SOMMER)[8]. Zwar erkennen die Autoren an, dass es sehr viel mehr homöopathische Mittel gibt, aber sie stellen eben 11 Mittel vor allen anderen heraus. Dass wir diese Zahl und die Auswahl der Mittel nicht so

---

[7] Für diese Legende können wir leider keine Quelle nennen, denn es gibt auch heute noch Sachen, die eher erzählt werden denn niedergeschrieben. Sicher ist diese Legende irgendwo aufgeschrieben worden und wenn wir an dieser Stelle jemandes Rechte verletzen, bitten wir dafür um Verzeihung.

[8] Man muss schon beim Titel Zweifel anmelden: Hieße es „Die magische<u>n</u> 11...", so könnte es sich tatsächlich um 11 wichtige Mittel der Homöopathie handeln, obwohl man auch dann den Begriff "magisch" als problematisch ansehen könnte. So aber ist <u>die Zahl 11</u> als magisch deklariert. Und was die Autoren unter Magie verstehen, erschließt sich uns auch nicht so recht.

recht nachvollziehen können, ist dabei nicht weiter von Belang. Auf der anderen Seite steht zum Beispiel der „CLARKE", in dem so ungefähr 1500 Mittel aufgeführt sind oder gar die Schätzung von 5000 Mitteln, die gegenwärtig bekannt sind (manche reden auch schon von 10.000). Auf welche Seite wollen wir uns schlagen, auf die von 11 oder die von 5000 Heilmitteln? Oder irgend etwas dazwischen? Und mit welcher Begründung?

Aber nein! Die Spanne zwischen 11 und 5000 ist zu willkürlich! Man kann sie spekulativ erweitern: Auf der einen Seite steht dann die Panacee, das eine Mittel, das alle Krankheiten heilen kann. Das hätte allerdings mit Homöopathie nichts mehr zu tun, sondern eher mit Alchimie (das Aurum potabile als Panacee).

Wir vermuten, dass die Wahrscheinlichkeit, dieses eine Mittel zu finden, ziemlich gering ist. Insofern brauchen wir das nicht weiter zu diskutieren.

Das andere Extrem schließt sich an die erwähnte Legende an: Was wäre, wenn alles als Heilmittel dienen könnte? Alles aus allen drei Reichen der Natur – Mineralien (inklusive Elemente), Pflanzen und Tiere? Allein die Anzahl der Arten von Lebewesen auf der Erde wird auf 18 Millionen geschätzt, hinzu kommen die Mineralien, die synthetisierten chemischen Verbindungen, Mischungen (Schokolade, Coca Cola, die durchaus geprüft und im Repertorium verzeichnet sind) und schließlich auch die Imponderabilien, also solche Mittel wie Magnetis polis arcticus und Magnetis polis australis (immerhin schon von HAHNEMANN inauguriert), Sol, Luna, TDM Muelleri (ein potenzierter Tausendmarkschein). Und nicht zu vergessen sind die Nosoden. Wohlgemerkt sind die genannten Mittel tatsächlich verfügbar.

Was sollen wir damit anfangen, wenn wirklich alles Arznei sein kann? Sich an die Aufgabe zu machen, diese potenziellen Arzneimittel zu prüfen, scheidet aus. Dafür würde die gesamte Weltbevölkerung als Prüfer nicht ausreichen. Und selbst wenn das ginge, bräuchten wir zur Arzneimittelwahl wahrscheinlich einen Supercomputer. Dennoch: Was spricht dagegen, dass alles Arznei sein kann? Eigentlich nichts.

Das eine Extrem (die Panacee) ist sehr wahrscheinlich nicht erreichbar, das andere Extrem ist nicht praktikabel.

Also müssen wir uns mit irgendetwas dazwischen abfinden. Aber an welcher Stelle?

P.H.:

Zur Erinnerung: warum ist ein Mittel wie Natrium chloratum so wichtig und so häufig? Und warum Kalium chloratum im Vergleich geradezu unwichtig? Jedenfalls erinnere ich mich nicht, einen einzigen Kalium-muriaticum-Fall zu kennen.
Natürlich wäre als Erklärung die Häufigkeit des Salzes zu vermuten. Ich vermute mal, dass Natrium muriaticum auf der Erde deutlich häufiger zu finden ist?!
Aber wenn Häufigkeit ein Grund wäre, warum finden wir Hydrogenium so selten?
Warum wurde damals eigentlich Sepia geprüft und warum nicht Asterias rubens? Wer behauptet, dass Asterias rubens unwichtiger als Sepia ist?
Und warum besprechen wir nicht die Nachtschatten Kartoffel und Tomate?
Dieter, hast du nicht oft angemerkt, dass Triticum vulgare ein wichtiges Mittel sein müsste, vielleicht in der Häufigkeit dem Natrium muriaticum vergleichbar?

Zu dem Problem der Arzneimittelprüfungen werden wir später kommen. Aber was ist mit Asterias rubens und Sepia? Sepia ist ein sogenanntes „großes" Mittel oder Polychrest, Asterias fällt dem gegenüber ab, obwohl es durchaus seinen homöopathischen Wirkungskreis hat.
Die Antwort ist leicht: Sepia ist ein „großes" Mittel, weil es ein „großes" Mittel ist. Es ist ein häufig angewandtes Mittel, weil es ein häufig angewandtes Mittel ist. Sepia kennen wir gut, weil es häufig angewandt wird, weshalb wir Sepia häufig anwenden. Wodurch es mit Sepia immer mehr Erfahrungen gibt, wir es noch besser kennen und Sepia wiederum häufiger angewandt wird. Da haben wir so etwas wie eine positive Rückkopplung, aus der letztendlich die Polychreste entstehen. Sie unterscheiden sich nur dadurch – durch diese positive Rückkopplung bei der Anwendung – von anderen Arzneien. Jedenfalls gibt es keinen anderen von vornherein einsehbaren Grund.
Das arzneiliche Potenzial von Asterias könnte genauso hoch sein – oder sogar das von einem Meeresbewohner, der überhaupt noch nie geprüft wurde. Etwa die Seewespe (Chironex fleckeri oder Chiropsalmus quadri-

gatus), ein Wesen, das extreme und oft tödliche Symptome hervorruft, das aber in der Homöopathie nahezu unbekannt ist (wiewohl verfügbar).
Was ist mit Mandragora? Belladonna, Hyoscyamus und Stramonium sind ganz „große" Nachtschattenmittel. Von ihren Urtinkturen sind dramatische Wirkungen bekannt. Das Nachtschatten-Mittel Mandragora hat ebenso starke Wirkungen (und mehr oder weniger die gleichen Inhaltsstoffe). Dennoch fristet die Alraune in der Materia medica ein Schattendasein. Warum eigentlich?
Man könnte P.H. womöglich entgegnen, dass Tomate und Kartoffel deshalb keine großen Arzneimittel sind, weil sie als Nahrungsmittel keine deutlichen Symptome erzeugen – in der Ursubstanz versteht sich. Dem kann man aber wieder die Frage entgegenhalten, was denn dann mit Natrium muriaticum, Lycopodium oder gar Silicea[9] ist.
Triticum vulgare – der Weizen – ist genauso wie Natrium muriaticum ein Mittel, welches in der Ursubstanz kaum Symptome erzeugt (wenn man einmal von Überdosierungen und Allergien und Gluten absieht). Dennoch ist Natrium muriaticum nicht nur eine *heroische und gewaltige Arznei* (HAHNEMANN), sondern auch ein Polychrest. Und Triticum vulgare ? Nun ja, D.E. und P.H. haben es nur selten angewandt.

Die Frage, was als homöopathisches Arzneimittel taugen kann, muss bis zu dieser Stelle unbeantwortet bleiben. Aber befassen wir uns erst einmal weiter mit den bekannten Mitteln und dem Verdacht, dass in der Homöopathie einige Mittel bevorzugt werden (etwa durch den Mechanismus, den wir am Beispiel von Sepia deutlich gemacht haben). Wenn diese Bevorzugung von der theoretischen Potenz des Mittels her eigentlich ungerechtfertigt wäre, so ergäbe sich eine weitere Frage:

Sind dann die Mittel eigentlich gleichwertig? Ein Rechenexempel

Wir haben gerade vermutet, dass die homöopathischen Mittel potenziell gleichwertig sein könnten, dass sie sich möglicherweise nur dadurch unterscheiden, dass manche besser bekannt sind als andere – ein Effekt, der sich selbst verstärkt.

---

[9] Wenn man einen Löffel Sand isst, dann passiert außer einem unangenehmen Mundgefühl gar nichts.

Vom Deutschen Zentralverein homöopathischer Ärzte wird gefordert, dass der Kandidat, der das von dort vergebene Diplom erwerben möchte, unter anderem Kenntnisse von 100 homöopathischen Arzneimitteln nachweisen muss. Wären die Arzneimittel in der Tat gleichwertig, würde das bedeuten, dass der Kandidat damit so ungefähr 2-10% der gegenwärtig gebräuchlichen homöopathischen Arzneimittel kennt. Und das soll ihn dann zur homöopathischen Behandlung befähigen?

Die Gleichwertigkeit der Arzneimittel vorausgesetzt und weiter vorausgesetzt, dass das homöopathische Dogma, dass in jedem Fall nur ein einziges Mittel heilen kann, richtig ist, würde das heißen, dass er unter optimalen Verhältnissen 10 % seiner Patienten erfolgreich behandeln kann. Das ist eine sehr schlechte Quote. Wäre sie wirklich so schlecht, dann gäbe es die Homöopathie sehr wahrscheinlich schon nicht mehr.

In der Tat ist die Heilungsrate, die wir mit der Kenntnis von auch nur 50 Mitteln – den Polychresten – haben, nach unseren Erfahrungen deutlich höher.

Nehmen wir an (die Zahlen sind erfunden, dürften aber nicht allzuweit an der Wirklichkeit vorbeigehen), durch den Einsatz von nur 100 Mitteln könnten wir 50 % der Patienten erfolgreich behandeln[10]. Mit 1000 Mitteln wären es vielleicht 80%, mit 5000 Mitteln 90 %, mit einer Million womöglich 97%. Die 100 % sind natürlich niemals erreichbar[11]. Was bedeutet das? Man kann drei Erklärungen anbieten:

1) Es gibt Mittel, die in der Tat häufiger indiziert sind als andere, und das ist nicht nur dadurch bedingt, dass wir von manchen Mitteln mehr wissen als von anderen.

---

[10] Beiseite gelassen werden muss an dieser Stelle die Frage, was man denn unter Erfolg versteht. Selbst wenn man ausschließlich das subjektive Empfinden des Patienten berücksichtigt, kann man ein Kontinuum zwischen einer leichten und vorübergehenden Teilbesserung bis zur dauerhaften und vollständigen Heilung annehmen – oder sogar bis dahin, dass sogar die Erinnerung daran verloren geht, krank gewesen zu sein. Letzteres kommt tatsächlich vor, wenn auch sehr selten.

[11] Wir sollten uns nicht überheben und die HAHNEMANNsche Formulierung von der *sanften, schnellen, sicheren und dauerhaften* Heilung zu 100 % wörtlich nehmen. Auch mit dem Simillimum (falls wir es denn gefunden haben) werden wir nur einen Teil der Patienten heilen, einen weiteren Teil bessern und es wird auch immer Patienten geben, bei denen auch das Simillimum nichts bewirkt (oder haben wir uns nur eingebildet, das Simillimum gefunden zu haben?). Zwar ist es wahrscheinlich nicht falsch, zu sagen, dass prinzipiell jede Krankheit und jeder Patient heilbar ist, aber in der Praxis werden wir das nicht erreichen können – wahrscheinlich niemals. Und das ist in Ordnung.

2) Wenn aber doch alle Mittel gleichwertig sind und unsere Auffassung von der Nicht-Gleichwertigkeit nur durch mangelndes Wissen bedingt ist, dann folgt daraus notwendig, dass das homöopathische Dogma, es würde in jedem Fall nur ein einziges Mittel heilen, falsch ist. Das ergibt sich ohne weitere Annahmen aus logischen Gründen.[12]
Oder anders gesagt: Je weniger Mittel jemand kennt, um so mehr muss er daran glauben, dass die Mittel austauschbar sind.
3) Das, was in der Homöopathie eigentlich passiert, hat nichts mit dem gegebenen Mittel zu tun. Damit könnten wir dem Dilemma von 1) und 2) famos aus dem Weg gehen, nur wären wir dann eben keine Homöopathen mehr.

Es gibt aber noch mehr Aspekte der Frage nach der Zahl der Arzneimittel. Der erste ist von psychologischer Natur. Wir haben gelegentlich beobachtet, dass Homöopathen, die ein Seminar etwa über die Lanthanide oder über Schmetterlinge besucht hatten, danach sehr häufig die entsprechenden Mittel verordneten. Hat das mit der Wichtigkeit der entsprechenden Mittel zu tun oder nur damit, dass man vom Neuen fasziniert ist?
Wir kennen das auch aus der wissenschaftlich basierten Medizin. Da bricht über die Ergebnisse der Phase-1- oder Phase-2-Studien oft eine ziemliche Euphorie aus, die sich dann im Laufe der Zeit wieder relativiert. Wir halten es für wahrscheinlich, dass eine solche Euphorie in der Homöopathie etwas länger erhalten bleiben kann. Die Gründe hierfür werden wir im Kapitel E) versuchen zu beschreiben.

Paralleles Beispiel: Homöopathie und Partnerwahl

Auf der Erde gibt es etwa 3,5 Milliarden Männer und und 3,5 Milliarden Frauen. Man könnte nun annehmen, dass es für jeden Mann und jede Frau einen perfekten Partner gebe (ob nun gleich- oder gegengeschlechtlich). Sozusagen gäbe es für jeden Menschen genau ein "Simillimum".

---

[12] Praktisch wird in der Homöopathie diesen Widersprüchen natürlich Rechnung getragen (weil es gar nicht anders geht). Schon durch die Formulierung von "Simile" und "Simillimum" wird das klar. Das Simillimum wäre das ähnlich*ste* Mittel. Dabei kann es tatsächlich sein, dass dieses noch gar nicht bekannt ist. Das Simile (das "nur" ähnliche Mittel) kann aber ebenfalls helfen.
Andererseits kennen wir in der Praxis auch das Ergebnis, dass es zwei oder mehr Mittel gibt, die einen hohen Grad an Ähnlichkeit aufweisen. Wir wählen das, welches uns (auf Grund welcher Kriterien auch immer – zu diesen Kriterien werden wir noch kommen) als angezeigt erscheint. Nichts passiert. Das andere Mittel, welches von den Symptomen her ebenso ähnlich ist, heilt dann aber.

Wegen der schieren Zahl und den kaum überwindbaren Schwierigkeiten, diesen Partner auch tatsächlich zu finden, sollte dann wohl der Großteil der Menschen gar keinen Partner finden können, der perfekt zu ihnen passt. Die extreme Gegenhypothese ist, dass der Partner beliebig austauschbar ist. Ganz offensichtlich ist aber weder das eine noch das andere der Fall. Bewegen wir uns also im mittleren Bereich, dem Bereich, den auch Partnervermittlungsinstitute in Betracht ziehen. Falls sie seriös arbeiten, werden sie auch irgendwie Ähnlichkeiten verwenden (oder aber sogar das Gegenteil).

Nehmen wir eine Stadt von 200.000 Personen an. Da ist es noch möglich, dass man im Laufe der Zeit einem Großteil der Personen begegnet, wenn auch womöglich nur jeweils sehr kurz. Wie wahrscheinlich ist es, dass ich im Laufe der Zeit in dieser Stadt der Person begegne, die von dieser eingeschränkten Menge am besten zu mir passt und sie auch erkenne? Welche Kriterien gibt es hierfür? Nehmen wir hingegen ein Dorf von 500 Personen. Wie groß ist die Wahrscheinlichkeit dort?

Und doch können sowohl die Personen in der Stadt als auch die auf dem Dorf einen Partner finden, der oder die zu ihnen einigermaßen bis perfekt[13] passt.

Sehen wir den Homöopathen als Partnervermittler. Der aus der Stadt hat den Vorteil, dass er viele Personen zur Auswahl hat, der vom Dorf, dass er die wenigen, die er hat, besser kennt. Und doch können beide zu befriedigenden Ergebnissen kommen. Vermutlich dürfte aber der Partnervermittler aus der Stadt bei „Problemfällen" erfolgreicher sein.

Vorläufig vernachlässigen wollen wir in diesem Zusammenhang solche Sachen wie Sympathie – dass der Partnervermittler merkt, dass es zwischen zwei Personen eine gewisse Anziehung gibt, die nicht mit den Fragebögen nach persönlichen Eigenschaften, Vorlieben und Abneigungen zu erfassen ist (hierzu werden wir in Bezug auf die Homöopathie zurück kommen).

Was bedeutet das aber für die Homöopathie? Es ist möglich, eine Homöopathie nach „bewährten Indikationen" zu betreiben und auch, sich mit der Homöopathie auf vielleicht 50 oder 100 „konstitutionelle Typen" zu

---

[13] Wir sehen hier davon ab, über die Unterscheidung von "einigermaßen" und "perfekt" zu schreiben, denn wir wissen nicht, auf welchen Kriterien sie beruht. Wäre es anders, würden wir sofort das perfekte Partnervermittlungsinstitut gründen und damit reich werden. Aber im Ernst: Das Beispiel "hinkt" vor allem deshalb, weil zwischen zwei Menschen eine Beziehung entstehen kann und diese sich verändern kann und sollte. Und eben das, wenn es die Partner einander annähert, ist die Perfektion: das Unperfekte, das sich verändern darf.

beschränken. Es wird aber einige Fälle geben, bei denen der Homöopath so nicht weiterkommt, weil sein Mittelschatz und sein Verfahren, das passende Mittel auszuwählen, zu beschränkt sind.

Daher ist es vernünftig, mit möglichst vielen Mitteln zu arbeiten und möglichst viele Verfahren zur Mittelwahl zur Verfügung zu haben. Für uns mag sich die Erfolgsquote durch den Schritt von 1000 zu 2000 in Betracht gezogene Mitteln nur unwesentlich verbessern. Für die Patienten, die das betrifft (für die "Problemfälle"), ist das aber sehr wesentlich.

Das Problem der Polychreste

Das haben wir schon kurz angesprochen: Es gibt in der Homöopathie eine Reihe von Mitteln, die gut geprüft sind, häufig angewendet werden und für die verschiedensten Erkrankungen (bzw. Symptomenkombinationen) eingesetzt werden können. Im Repertorium finden wir sie bei einer Vielzahl von Symptomen. Wir nennen sie Polychreste (wobei die Abgrenzung der Polychreste von anderen Mitteln fließend ist). Es stellt sich erneut die Frage, ob die Unterscheidung der Polychreste von anderen Mitteln nur dadurch bedingt ist, dass erstere besser geprüft sind und mehr Erfahrung in ihrer Anwendung besteht und potenziell jedes Mittel Polychrest sein könnte, oder ob es tatsächlich Mittel gibt, deren Anwendungsbereich größer ist als der von anderen. Diese Frage kann nicht wirklich beantwortet werden.

Man kann aber feststellen, dass es bei diesem Thema unter den Homöopathen verschiedene Vorlieben gibt. Manch einer zieht es vor, die Polychreste immer besser zu kennen und voneinander zu differenzieren (z.B. D.E.), womit auch eine gewisse Beschränkung einhergeht, andere versuchen, möglichst viele Arzneimittel in die Auswahl einzubeziehen, wobei sie auch einmal Arzneien, die dadurch, dass sie bei sehr vielen Symptomen anwendbar sind und dementsprechend in der Repertorisation sich leicht in den Vordergrund drängen, partiell ignorieren müssen (z.B. P.H).

Das kann auch im Laufe der persönlichen Praxis und Erfahrung wechseln. Die meisten Homöopathen beginnen mit bewährten Indikationen. Es ist sehr einfach, Hypericum für die eingeklemmten Finger zu verwenden, Aconit für den Pseudokrupp-Anfall, Thuja für Warzen[14] und Arnica für

---

[14] Obwohl Thuja fast schon als Spezifikum für Warzen gilt, muss ich (D.E.) sagen, dass ich noch nie eine Warze mit Thuja erfolgreich behandelt habe. Mit anderen Mitteln

stumpfe Traumen. Das funktioniert zumeist gut (merkwürdigerweise besonders bei Anfängern). Im Verlaufe der Zunahme des Wissens kommen dann die Polychreste in den Vordergrund.
Beispielsweise wird der „fortgeschrittene Anfänger" Sulphur überall sehen (es ist ja auch eines der „großen" Mittel, das in der homöopathischen Ausbildung regelmäßig als eines der ersten vorgestellt wird).

> *D.E.: Nach der Vorstellung von Sulphur im A-Kurs ging ich in der Pause in die nahe gelegene Apotheke, kaufte mir Sulphur C30 und schluckte es sofort. Ganz falsch kann das nicht gewesen sein, denn ich habe üble Symptome davon bekommen – von einer Einzelgabe.*

Es ist wirklich etwas daran. Catherine COULTER schreibt:

> *Sulphur ist sozusagen der gemeinsame homöopathische Nenner der Menschheit.*

Dem kann man zustimmen oder nicht. Wenn Catherine COULTER dann aber weiter geht und meint, Sulphur könne den Platz anderer indizierter Mittel einnehmen und dadurch heilen, dann stellt sich natürlich die Frage, ob man dann diese anderen Mittel überhaupt noch braucht, ob Sulphur etwa die Panacee sei.
Natürlich ist Sulphur nicht die Panacee. Aber am Anfang der Ausbildung neigen viele werdende Homöopathen dazu, häufig Sulphur zu verwenden[15].
Später kommt dann eine Phase, in der man mehr Mittel kennt und auch lernt zu differenzieren. Sulphur wird dann eher selten verordnet – sozusagen als Kompensation. Da werden dann eher andere Polychreste inter-

---

hingegen sehr wohl. Man muss wahrscheinlich differenzieren, was eine Thuja-Warze ist und welche Warze ein anderes Mittel erfordert. Man sehe sich nur einmal die betreffende Repertoriumsrubrik an. Da stehen einige Mittel mehr als Thuja. Andererseits hat P.H. mehrfach erfolgreich Warzen mit Thuja zum Verschwinden gebracht, ohne weitere Fragen gestellt zu haben.

[15] HAHNEMANN hingegen hat Sulphur wahrscheinlich am Ende seiner Laufbahn – in Paris – am häufigsten verordnet. Nach den Behandlungsprotokollen (HANDLEY) hat er sehr viele Fälle mit Sulphur begonnen. Das hat gewiss mit seiner Idee der Psora zu tun und damit, dass er wohl Sulphur für das Kernmittel der Psora hielt.

essant. Und schließlich kann sich eine Phase anschließen, in der man von den Polychresten einfach genug hat (vielleicht aus Frustration über ausbleibende Erfolge, vielleicht auch aus der Langeweile, immer die 20 bis 50 gleichen Mittel zu verordnen[16]). Dann wendet man sich den „kleineren" Mitteln zu. Wenn man die diese dann auch kennt, kann man sich dann als richtig guten Homöopathen betrachten. Der narzisstische Gewinn ist enorm. Und wenn diese kleinen Mittel dann auch noch wirken...! Wenn kleine Mittel wirken, ist der Homöopath der Größte!
Manche finden dann zu einem ausgeglichenen Verhältnis zwischen den Polychresten und den anderen Mitteln. Aber wo liegt zwischen den Extremen denn eigentlich das Optimum? Es ist mit unseren Kenntnissen einfach nicht zu ermitteln.

Ein Beispiel:

Vor kurzem wurde im Rahmen einer Online-Supervision der Supervisor von einer Anfängerin gefragt, was sie bei einem Abszess im Rahmen eines entzündeten Atheroms geben könne. Der Supervisor meinte, wegen der nur spärlichen weiteren Informationen nur nach bewährten Indikationen Rat geben zu können. Der bestand in Hepar sulphuris, Myristica sebifera und zur Ausheilung Silicea. Inzwischen hatte aber die behandelnde Ärztin bereits Sulphur gegeben als das einzige Mittel, das eventuell passen könnte und das sie auch vorrätig hatte und deshalb in der Praxis verabreichen konnte.
Es half innerhalb eines Tages. Der Supervisor hatte Sulphur als Polychrest gleich unbewusst aussortiert. Und er hatte – weil er glaubte, die bewährten Indikationen aus dem Kopf zu kennen, das Repertorium gar nicht erst befragt. Es wären ohnehin nur drei Rubriken gewesen. Aber im Nachhinein ist Sulphur ist das einzige Mittel, welches sich durch alle zutreffenden Rubriken zieht. Insbesondere hatte der Supervisor die Rubrik „*Allgemeines – Tumoren – Atherom – eiternd*" nicht aufgesucht, die

---

[16] Der Laie mag an dieser Stelle darüber erschrecken, dass die Mittelwahl solche subjektiven Momente einschließt. Wir bemühen uns natürlich, diese gering zu halten, aber sie existieren dennoch – nicht nur in der Homöopathie. Medizin ist nun einmal keine vollkommen objektive Methode und wird es möglicherweise nie werden. Wir wollen hier noch ein "Hoffentlich!" ergänzen, denn wäre Medizin vollkommen objektiv, könnte sie keine Heil<u>kunst</u> mehr sein.

neben Sulphur nur zwei weitere Mittel enthält. Ketzerisch gedacht bedeutet das aber nicht, dass nicht Hepar sulphuris auch geholfen hätte[17].

Es gibt aber auch die Gegenbeispiele: Man repertorisiert 20 Symptome (oder mehr) und in der Repertorisation stehen Sulphur, Lycopodium, Pulsatilla, Nux vomica, Natrium muriaticum und Lachesis an der Spitze – mit geringen Unterschieden in der Wertigkeit. Das richtige Mittel ist aber z.B. Alumina an 15. Stelle. Man ersieht hieraus nicht nur die bekannte Tatsache, dass die Repertorisation nur ein Notbehelf ist und der mechanisch-mathematischen Auswertung nicht unbedingt zu trauen ist, sondern auch, dass die Polychreste sich ständig in den Vordergrund schieben[18]. Man denke in diesem Zusammenhang auch an die bedeutenden Unterschiede der beiden großen Repertorien "Synthesis" und "Complete".

Eine Frage wäre in diesem Rahmen noch zu beantworten: Wieso war zu HAHNEMANNs Zeiten und auch noch einige Zeit später z.B. Sulphur ein sehr häufig angewandtes Mittel während Sulphur von erfahrenen Homöopathen heute bei weitem nicht mehr so häufig verordnet wird? Sind dafür nur die Vergrößerung des Arzneimittelschatzes und die Veränderung unseres Wissens über die Arzneimittel verantwortlich? Oder gibt es noch andere Gründe?

M.A. zieht für seine Antwort die Tatsache heran, dass auch im allöopathischen Sinne manche Arzneien heute nicht mehr so wirken wie vor etwa 100 Jahren. Z.B. Theobromin: Dass Theobromin heute nicht mehr so wirksam ist, kann man durch die epigenetische Resistenz erklären, die dadurch entstanden ist, dass, verglichen mit der Welt vor 100 Jahren der Gebrauch von Kakao und dessen Produkten (theobrominhaltig) enorm angestiegen ist.

Man kann auch (D.E.) von veränderten sozialpsychologischen Verhältnissen sprechen. Der Individualist Sulphur z.B. könnte heute in der Arbeits-

---

[17] M.A. hat die HAHNEMANNsche Originalprozedur zur Darstellung von Hepar sulphuris "nachgekocht", mit dem Ergebnis, dass es sich um ein Stoffgemisch handelt, in dem sich in der Tat auch noch elementarer Schwefel befindet.
[18] Wenn man das Repertorisieren gut gelernt hat, ist die Gefahr nicht mehr so groß, dass die Polychreste ein falsches Bild erzeugen. Man sollte aber dennoch darum wissen und auch manchmal Mittel verordnen, die in der Repertorisation nicht gerade an der Spitze stehen. Nach wie vor ist die endgültige Entscheidung nicht die des Repertoriums, sondern die der Materia Medica und – vor allem – die der behandelnden Ärztin.

welt nicht mehr so gefragt sein wie das wesentlich anpassungsfähigere Lycopodium.

Das würde dann auch erklären, warum HAHNEMANN in seiner Pariser Zeit so viel Sulphur verordnet hat: Nicht nur, weil er Sulphur für das Hauptmittel der Psora hielt, sondern womöglich auch, weil er selbst ausgeprägter Individualist war – sozusagen als eine Projektion der eigenen Psyche auf seine Patienten.

Damit wollen wir sagen, dass man die Polychreste sicher nicht aus den Augen verlieren sollte, dass aber die Gewichtung unter den Polychresten sich ändert und auch, dass Mittel Bedeutung gewinnen können, die als „kleine" Mittel zählen und auch solche, die vor 100 Jahren als homöopathische Arzneimittel nahezu unbekannt waren.

So hat SCHOLTEN beispielsweise die Lanthanide in die Homöopathie eingeführt – Mittel, die in der Homöopathie noch vor etwa 20 Jahren völlig unbekannt waren. Das könnte auch damit zu tun haben, dass wir mit diesen seltenen Erden (so selten sind sie gar nicht, aber schwierig zu trennen) erst seit nicht allzu langer Zeit in erhöhtem Maße konfrontiert sind, durch ihre steigende Verwendung in moderner Technologie. Dass sie dadurch eine höhere Bedeutung in der Homöopathie bekommen haben, ist aber nun wirklich weitgehend spekulativ und kaum zu belegen.

An dieser Stelle erheben sich zwei weitere Fragen: Die eine ist die Hauptfrage in der Homöopathie: Wie wähle ich für einen Patienten das richtige Arzneimittel? Ein Versuch der Antwort auf diese Frage wird später erfolgen.

Hier wollen wir uns zunächst einer anderen Frage zuwenden, die noch vor der Frage der Wahl aus dem Arzneimittelschatz steht:

Woher wissen wir, dass ein „Etwas" möglicherweise als Arzneimittel geeignet ist? Wie entscheiden wir, was wir prüfen?

Ist gegen jede Krankheit ein Kraut gewachsen und wenn ja, wie finden wir es dann?

Sehen wir vorerst einmal von unserer Vermutung, dass <u>alles</u> Arznei sein kann, ab, denn wenn dem so wäre, würde sich die Frage erübrigen und es bliebe "nur" die Frage übrig, wie ich aus <u>allem</u> das Richtige für den konkreten Patienten herausfinde.

Zwei Kriterien waren schon HAHNEMANN bekannt: Das eine sind Berichte von deutlichen Wirkungen der Ursubstanz bzw. der Urtinktur – also von Wirkungen im materiellen Bereich. Sehen wir uns die Gifte an: Etwas, was so stark wirkt wie ein Gift, ist selbstverständlich in nicht-tödlicher Dosis als Arzneimittel anwendbar – ob nun im Rahmen des Simile-Prinzips oder des Contrarius-Prinzips, bei dem ein Mittel gegeben wird, welches das Gegenteil der vorhandenen Symptome bewirkt. Das gilt für reale und konkrete Gifte wie auch für fiktive Heilmittel: Der Stein (die Panacee, das Aurum potabile) ist deshalb universelles Heilmittel, weil universelles Gift (oder andersherum).

Zum Teil ist bei den Giften auch nachvollziehbar, dass es dosisabhängig eine Wirkungsumkehr geben kann. Das entspräche der alten ARNDT-SCHULZ-Regel bzw. dem neueren (aber ebenfalls umstrittenen) Konzept der Hormesis[19].

Die zweite Quelle, die HAHNEMANN zur Verfügung stand, ist die Volksmedizin, also bereits vorhandene Heilungserfahrungen. Er beschwert sich mehrfach darüber, dass diese Erfahrungen in der ärztlichen Praxis bzw. jener der Apotheker keine Berücksichtigung finden. Lesen wir einen diesbezüglichen Abschnitt zum Mittel Spongia tosta. Wie kommt jemand auf die Idee, gerösteten Meerschwamm als Arzneimittel zu verwenden?

---

[19] Hier muss allerdings erwähnt werden, dass diese Prinzipien nicht vollständig mit der Homöopathie zusammenfallen, da es sich bei ihnen um Wirkungsumkehr handelt, die wohl bei unterschiedlichen Dosen stattfindet, diese aber allesamt im materiellen Bereich liegen. In der Homöopathie kann das anders sein.
Zudem ist das Konzept der dosisabhängigen bzw. potenzabhängigen Wirkungsumkehr in der Homöopathie nicht durchgängig nachweisbar. Zum Beispiel hatte ein Patient ein merkwürdiges Jucken der Kniekehlen, ohne Ausschlag. Das verschwand an dem Tag, als er seinen Wein schwefelte. Die Repertorisation des Juckens ergab tatsächlich im Nachhinein Schwefel als wahrscheinlichstes Arzneimittel. Mit anderen Worten hat die Ursubstanz genauso gewirkt wie eine Potenz.
Dieses Geschehen könnte noch in anderer Hinsicht interessant sein: Bekanntlich erzeugt Schwefelblüte Jucken der Haut. Dieser Patient war aber offenbar darauf recht resistent, bekam durch die Anwendung des Schwefels (im Weinbau) kein Jucken. Man könnte untersuchen, ob Personen, die Resistenz gegenüber den schädlichen Wirkungen anderer Arzneien aufweisen, d.h. die entsprechenden Symptome nicht oder nur in geringem Grade bekommen, auf das betreffende Arzneimittel gut reagieren, wenn sie die entsprechenden Symptome spontan entwickeln.

HAHNEMANN gibt folgende Antwort (im Kapitel über Spongia, Band 6 der "Reinen Arzneimittellehre"):

Da aber die bisherige Arzneikunst nicht wusste, wie den Arzneien noch vor ihrer Anwendung in Krankheiten im voraus anzumerken sey, für welche Krankheits-Zustände sie heilsam seyn würden und seyn müssten, und man sie daher nur blindhin in Krankheiten, und zwar mehre Arzneien zusammen, immer in Gemischen verordnete, so konnte die bisherige Arzneikunst auch keine gewissen Hülfsmittel für langwierige Uebel finden, selbst nicht für die sich gleich bleibenden Krankheiten. In letztern musste sich daher der gemeine Mann selbst Hülfe zu schaffen suchen, konnte es aber freilich nur auf dem endlosen und langweiligsten Wege von der Welt, nämlich durch unablässiges Probiren einfacher Substanzen aller Art, wie sie ihm das Geschick zuführte, wodurch erst nach Millionen vergeblicher Versuche, endlich einmal ein Mittel ihm in die Hände kam, was, da es einmal half, dann allerdings auch jedesmal in dem festständigen, sich immer gleich bleibenden Uebel dienlich seyn musste, so dass man bloss diesem Durchprobiren aller erdenklichen Arznei-Substanzen vom Volke die wenigen, sicher helfenden Mittel für die sich stets gleich bleibenden, das ist, von gleicher Ursache entstehenden und daher festständigen Krankheiten zu danken hat, welche es noch giebt; die alte, sich weise dünkende Arzneischule vermochte es nicht, wie wir sehen.
Sonach mochten wohl Jahrtausende hingegangen seyn, ehe für dieses beschwerliche Uebel, den Kropf, die gemeine Hausmittel-Praxis unter den unzählbaren, vergeblich versuchten Arznei-Substanzen endlich den gerösteten Badeschwamm aufgriff, und als specifisches Heilmittel dafür fand, wenigstens sehen wir ihn als ein solches erst im dreizehnten Jahrhunderte von <u>Arnald von Villanova</u> angeführt.

Hieraus kann man dreierlei lesen:

1) Die Volksmedizin hat etwas zum Arzneimittelschatz beizutragen.

2) HAHNEMANN meint, dieser Beitrag sei durch zielloses Probieren entstanden – woran man gewisse Zweifel hegen kann. Das Vorhaben, durch zielloses Probieren Arzneien zu finden, ist einfach zu gigantisch. Die früheren "Prüfer" müssen Kriterien gehabt haben, Vermutungen, nach denen sie ihre Arzneien ausgewählt haben.

3) Die volksmedizinischen Verordnungen können durchaus später auf wissenschaftliche Weise erhärtet werden. Die Anwendung beim Kropf, die HAHNEMANN erwähnt, findet ihre Berechtigung darin, dass Schwämme recht viel Iod enthalten.

Eine weitere Quelle für die Entscheidung, was als potenzielles Arzneimittel anzusehen sei, stand HAHNEMANN ebenfalls zur Verfügung: die Signatur. Aber er nutzte diese Quelle nicht (jedenfalls nicht bewusst). Vielmehr wehrte er sich im "Organon" vehement gegen sie:

> *Die zweite Quelle für die in der Materia medica angegebnen Tugenden der Arzneien sollte angeblich einen sichrern Grund haben, nämlich die sinnlichen Eigenschaften derselben, woraus man ihre Wirkungen erschliessen wollte; man wird aber sehen, wie trübe auch diese Quelle ist.*
> *Hier erlasse ich dem gewöhnlichen Arzneiwesen die Demüthigung, sie an die Thorheit jener ältern Aerzte zu erinnern, welche nach der Signatur, das ist, nach Farbe und Form, der rohen Arzneidroguen auf ihre Heilkräfte schlossen, die hodenartige Orchiswurzel zur Herstellung der Mannskraft, die Stertmorchel zur Befestigung wankender Erectionen, die gelbe Kurkumey heilsam in der Gelbsucht, und die beim Quetschen einen rothen Saft von sich gebenden, gelben Blumen des Hypericum perforatum für Sanct Johannis Blut, dienlich in Blutungen und Wunden u.s.w. ausgaben; ich erlasse sie den jetzigen Aerzten, obgleich noch Spuren genug von diesem Unsinne selbst in den neuesten Arzneimittellehren mit fortgeführt werden.*

Ja, und natürlich der Zeitgeist. Wenn der Magnetismus en vogue ist, sollte man vielleicht einmal den Nord- und Südpol des Magneten prüfen (was HAHNEMANN getan hat) oder wenn man glaubt, dass Weißbrot und Weizenmehl, Coca Cola und Schokolade gesundheitsschädlich sind, Triticum vulgare, Schokolade und Coca Cola. Oder Stücke der Berliner Mauer, oder einen potenzierten Tausendmarkschein[20].

Für uns Heutige kämen noch ein paar Kriterien hinzu, nach denen wir entscheiden können, wo sich überhaupt eine Prüfung lohnt.
Wir können nach den Inhaltsstoffen gehen. Beispielsweise wissen wir, dass der meskalinhaltige Peyotl-Kaktus (Lophophora williamsii) ein wirksames homöopathisches Arzneimittel darstellt. Also wäre es vernünftig, auch den San-Pedro-Kaktus (Echinopsis pachanoi) zu prüfen und zu erwarten, dass möglicherweise ähnliche Ergebnisse herauskommen (denn auch dieser Kaktus enthält Meskalin)[21].
Oder wir könnten, wenn in einer Pflanzenfamilie Arten mit einer deutlichen Wirkung bekannt sind, auch andere Arten dieser Familie prüfen, erwartend, dass es auch bei anderen Vertretern ähnliche Wirkungen geben könnte, möglicherweise auch unabhängig davon, ob diese anderen Arten gleiche pharmakologisch wirksame Inhaltsstoffe enthalten. Hierauf werden wir zurückkommen.
Daneben könnten wir äußerst viele isolierte bzw. synthetisierte Einzelsubstanzen prüfen, von denen bereits eine biologische Wirkung bekannt ist.

Eigentlich wäre es einfach: Wir prüfen das, von dem wir eine pharmakologische Wirkung der Ursubstanz bzw. Urtinktur entweder schon kennen oder aus verschiedenen Gründen annehmen.
Aber wie kommt man dann auf die Idee, beispielsweise Kochsalz (Natrium muriaticum), Lycopodium, Silicea und Aurum zu prüfen? Natrium muriaticum nehmen wir täglich in Gramm-Mengen zu uns (täten wir es nicht, wären wir bald tot), Lycopodium galt als biologisch inert, weshalb es zum Umhüllen von Pillen verwendet wurde, und ein Teelöffel Sand hat noch niemandem geschadet. Bei Aurum mag es vielleicht etwas anders sein (man wendet es ja auch allöopathisch an), aber von Lachscrêpes mit Blattgold ist wahrscheinlich noch niemand krank geworden. Und doch

---

[20] Es wäre wirklich interessant, wie sich ein potenzierter 500-Euro-Schein in seiner Wirkung von TDM Muelleri unterscheidet (es wäre nicht verwunderlich, wenn ersterer fortschreitende Schwäche hervorriefe). Die Autoren sind aber nicht bereit, die hierzu nötige Investition vorzunehmen.
[21] Auf die Frage der pharmakologisch bedeutsamen Inhaltsstoffe werden wir zurückkommen.

sind die erwähnten Mittel als einige der größten in der Homöopathie bekannt. Oder nehmen wir Causticum Hahnemanni: Die Herstellungsprozedur, wie sie HAHNEMANN beschrieb, mutet ziemlich obskur an. Wie ist er auf die Idee gekommen, dass das ein Arzneimittel sein könnte? Die chemischen Vorstellungen, die er sich dabei macht, sind zum Teil heute obsolet, sind aber nachvollziehbar, wenn man sich auf den Wissensstand seiseiner Zeit begibt.

Man muss bis zu dieser Stelle in der Tat drei Gruppen von homöopathischen Mitteln unterscheiden:

Erstens die Stoffe bzw. Stoffgemische, von denen in der Ursubstanz bzw. Urtinktur eine deutliche biologische Wirkung bekannt oder zu erwarten ist.

Zweitens die, von denen keine solche Wirkung bekannt ist, z.B. weil sie weitgehend unlöslich sind (z.B. Silicea) oder weil sie Nahrungsmittel sind, von denen keine solche symptomerzeugende Wirkung bekannt ist.

Diese wären wieder zu unterscheiden in solche, bei denen durch die Potenzierungsprozedur erwartet werden kann, dass ein stofflicher Aufschluß stattfindet (Lycopodium) und solche, bei denen nach unseren Kenntnissen ein solcher stofflicher Aufschluß nicht zu erwarten ist (z.B. ist Silicea stofflich nichts als Silicea, und wenn man es noch so verdünnt und verreibt). Die Dynamisierung oder Freisetzung besonderer arzneilicher Kräfte durch die Potenzierung ist ein Konzept, für welches wir keine durchgängige Erklärung haben.

Und schließlich jene merkwürdigen Stoffe oder Imponderabilien, bei denen das Potenzierungsvorhaben schon als solches ziemlich außerhalb des Vorstellbaren liegt. Positronium hat eine Halbwertszeit von maximal 142 ns. Es dürfte also schwer fallen, dieses exotische Atom überhaupt in die Reibschale zu überführen[22]. Und ein potenzierter Tausendmarkschein ist stofflich nichts weiter als das Papier und die Farbe, aus denen er besteht, hat aber darüberhinaus auch eine symbolische Bedeutung, die stofflich nicht fassbar ist (man könnte gar über die Unterschiede zwischen einem benutzten und einem unbenutzten Schein nachdenken, etwa darüber, ob ein benutzter Schein nicht auch ein ähnliches Bild wie Cocainum erzeugen könnte). Oder nehmen wir den gezähmten Wanderfalken – Potenz von

---

[22] Wir gehen hier davon aus, dass es sich um das Positronium-Atom handelt. Falls es sich um Positronen, also die Antiteilchen zum Elektron, handelt, wäre es aber ebenso schwierig, sie in die Reibschale zu bekommen.

Blut und Feder –, was sicher keine relevante biologische Wirkung hat, wenn man es zu sich nimmt, womit aber irgendwie die biologischen und Verhaltenscharakteristika des Falken verbunden sein sollen, oder die Milche verschiedener Tierarten, die ebenfalls mit den Charakteristika dieser Tierarten zu tun haben sollen.

Wir wollen hier nicht behaupten, dass mit den Arzneimitteln der zweiten und dritten Gruppe keine Wirkungen verbunden sein können. Der Erklärungsnotstand, in dem wir uns befinden, ist jedoch in diesen beiden Gruppen noch größer als in der ersten. Man ist versucht, den Begriff „Magie" hierfür zu wählen.

Wenn wir nicht ausschließen, dass diese erwähnten Arzneimittel doch eine Wirkung haben und wenn wir sodann von dieser Annahme extrapolieren, müssen wir zu der Schlussfolgerung kommen, dass tatsächlich alles Arzneimittel sein kann. Unser chinesischer Meister hatte recht.

Daraus ergeben sich mehrere Probleme, die schon erwähnt wurden, die aber an dieser Stelle noch einmal zusammengefasst werden sollen.

1) Alle Mittel können wir nicht prüfen. Wenn wir aber meinen, alles könne Arzneimittel sein, dann brauchen wir andere Kriterien für die Mittelwahl. Wenn wir das anerkennen, entfernen wir uns von der HAHNEMANNschen Homöopathie und es ist nicht klar, ob wir das, was wir dann betreiben, noch als Homöopathie bezeichnen dürfen[23].

2) Wenn wir anerkennen, dass alles Arzneimittel sein kann, also alles arzneiliche Potenz hat oder haben könnte, bekommen wir ein weiteres Problem: Wenn es so ist, dass es für jeden kranken Menschen nur ein Mittel gibt (eines der Dogmen der Homöopathie, welches angezweifelt werden sollte) und wenn es so ist, dass es eine unüberschaubare Menge von potenziellen Arzneimitteln gibt, dann gäbe es die Homöopathie nicht mehr oder es hätte sie nie gegeben. Wir könnten dann nämlich nur eine verschwindende Zahl von Heilungserfolgen aufweisen. Dem ist aber nicht so. Es gibt hierfür nur zwei Lösungsmöglichkeiten:

---

[23] Denn der definitive und unverzichtbare Kern der Homöopathie nach HAHNEMANN ist das Simile-Prinzip und erst an zweiter Stelle steht die Verwendung potenzierter Stoffe. Und es geht um das Simile-Prinzip nach HAHNEMANN und nicht um irgendwelche Uminterpretationen desselben. Man darf das natürlich tun, die Frage ist, ab welchem Abstand man das, was man dann tut, nicht mehr als Homöopathie bezeichnen sollte. Wir können diese Frage nicht beantworten.

a) Es ist falsch, dass alles Arzneimittel sein kann. Dem widerspricht, dass, egal, was geprüft wird, immer Symptome bei den Prüfern zu entstehen scheinen. Das verweist uns auf das Problem der Arzneimittelprüfung, welches aber später behandelt werden soll.
Weiter würde diese Annahme bedeuten, dass ein Großteil der möglichen Arzneimittel schon bekannt ist, dass also die Erweiterung des Arzneimittelschatzes nicht ins Unermessliche gehen muss. Das wäre schön, verweist uns aber wiederum auf die schon erwähnte Frage, woher wir wissen können, was ein mögliches Arzneimittel ist.

b) Es ist richtig, dass alles Arzneimittel sein kann, aber das Dogma, dass es für jeden erkrankten Menschen nur ein passendes Arzneimittel gibt, ist falsch. Das würde aber bedeuten, dass man in einem Fall mit verschiedenen Arzneimitteln zum Erfolg kommen kann.

> Ein kleines Beispiel (D.E.):
>
> *Ich habe einen Patienten behandelt, der mit einer Brustprellung kam. Dafür gibt es eine bewährte Indikation: Bellis perennis. Das habe ich in der Apotheke bestellt, dem Patienten aber vorsorglich Arnica gegeben. Am nächsten Tag war Bellis perennis da, aber die Beschwerden waren weg. Nun ja, Bellis Perennis und Arnica stehen sich nicht nur von der Wirkung, sondern auch taxonomisch nahe (gleiche Familie).*

Es könnte auch sein, dass die Nachtschattengewächse, so unterschiedlich wir sie sehen, sich doch so ähnlich sind, dass wir oft (wahrscheinlich nicht immer) eins durch ein anderes ersetzen können.
Wenn das aber so ist, so würden wir Regeln benötigen, nach welchen Kriterien solche Ersetzungen möglich sind. Das ist das Problem der Gruppierung und Hierarchisierung, was hier erst einmal nur berührt werden kann.
Diese Lösungsmöglichkeit würde bedeuten, dass wir den Arzneimittelschatz nicht ins Unendliche erweitern müssen, sondern dass Erweiterungen zwar erlaubt und auch notwendig sind, aber nur an Stellen, die vernünftig begründbar sind. TDM Muelleri würde so wahrscheinlich her-

ausfallen. Immer noch besteht aber das Problem, welche möglichen Arzneimittel überhaupt in den Focus unserer Erwägungen gelangen, d. h. wie diese vernünftige Begründung denn aussehen könnte.

c) Wir sprachen zwar nur von zwei Lösungsmöglichkeiten, denn die dritte erscheint uns als sehr unwahrscheinlich: Was wäre, wenn tatsächlich <u>alles</u> Arzneimittel sein kann <u>und wenn</u> es für jeden Menschen / für jede Krankheit tatsächlich nur <u>ein einziges</u> Heilmittel gäbe? Dann verlöre das Simile-Prinzip als Methode für das Finden dieses Arzneimittels enorm an Bedeutung – und mit ihm die Arzneimittelprüfung. <u>Alles</u> zu prüfen, ist unmöglich. Die Schlussfolgerung ist, dass wir, wenn wir nicht in das von HAHNEMANN bemängelte zielloses Probieren zurückfallen wollen, andere Kriterien für die Arzneimittelwahl benötigen.

d) Oder handelt es sich um ein "Zwischending" zwischen diesen Lösungsansätzen?
Etwa so: Es ist richtig, dass prinzipiell alles aus der Natur als Heilmittel eingesetzt werden kann. Manche Heilmittel erscheinen aber dann doch ziemlich obskur bzw. gibt es gute Gründe, warum sie sich nicht eignen (z.B. Positronium).
Dabei gibt es aber bestimmte Stoffe oder Stoffgemische, die sich bewährt haben, die also häufiger indiziert sind. Sulphur dürfte wahrscheinlich tatsächlich häufiger indiziert sein als Plectranthus fruticosus.
Es könnte auch sein, dass sich ähnliche Mittel gegenseitig vertreten können, wenn auch vielleicht nicht optimal.
Und es könnte sein, dass zusätzlich zum Simile-Prinzip noch andere Verordnungsprinzipien möglich sind und angewandt werden sollten.
Uns ist vollkommen klar, dass – anders als die Lösungsmöglichkeiten a) bis c) diese Lösungsmöglichkeit ziemlich "schwammig" daherkommt. Natürlich ist dem so, aber sie ist auch pragmatisch, denn nur mit solchen Annahmen können wir überhaupt noch praktizieren und wenigstens ansatzweise wissen (zu wissen glauben), was wir tun.

Das führt uns zu dem Problem, das in der Homöopathie als zentral angesehen wird (und natürlich mit der eben gestellten Frage viel zu tun hat):

Bisher haben wir nur davon geredet, wie wir bestimmen können, was aus der gigantischen Menge von Stoffen oder Stoffgemischen als Arzneimittel geeignet sein könnte. Wir müssen aber auch unbedingt davon reden, wie man aus dem Schatz der Arzneimittel – wie groß er denn auch sei – das richtige für einen konkreten Patienten herausfindet.

C) Arzneimittelwahl

> *Weißt du, daß eine Krankheit arsenikalisches Gepräge hat, so zeigt dir das die Kur an, denn Arsenik heilt Arsenik, Anthrax heilt Anthrax, wie Gift nun einmal Gift heilt.*
> Paracelsus

1) Wahl nach den Prüfungssymptomen - die Prüfung und damit verbundene Probleme

Die Prüfung von Arzneimitteln an sich ist natürlich nicht HAHNEMANNs Erfindung. Auch vor ihm war jede Gabe eines möglichen Arzneimittels – egal welches Konzept dahinter stand und ob sie nun am Gesunden oder am Kranken vorgenommen wurde – eine Arzneimittelprüfung.
HAHNEMANN hat drei Dinge verändert und damit die Arzneimittelprüfung als Erkenntnisinstrument in die Medizin eingeführt:

a) Er prüfte am Gesunden (was immer er auch unter dieser Fiktion verstanden haben mag).

b) Er hat das Simile-Prinzip eingeführt – auch wenn es den einen oder anderen Vorläufer hatte.

c) Er hat systematisch geprüft, um sich die Wirkungen der Arzneimittel zu erschließen.

Die Prüfung und das mit ihr verbundene Simile-Prinzip bilden bis heute den Kern der Homöopathie, denn wenn wir die Symptome des Kranken und die des Prüfers in eine Ähnlichkeitsbeziehung setzen wollen, muss es erst einmal (mindestens) einen Prüfer geben.
Trotz dieser zentralen Stellung der Prüfung müssen wir aber hier über einige Probleme berichten, die sich mit der Prüfung verbinden:

a) Nicht verblindete Prüfungen sind eigentlich abzulehnen, insbesondere wenn das Mittel in der Homöopathie bereits bekannt ist. Aber auch bei neuen Prüfungen kann eine gewisse Erwartungshaltung entstehen, wenn die Prüfer wissen, was sie prüfen.

b) Wir berücksichtigen die äußeren Umstände zu wenig. P.H. schreibt folgendes (womit er zweifellos recht hat):

> *Wir notieren Symptome willkürlich während und nach der Einnahme des homöopathischen Mittels, wir notieren aber nicht unsere Tagesabläufe usw. So ist es etwas anderes, ob ich z.B. Spongia während meiner Arbeitszeit oder im Urlaub prüfe. Nehme ich Spongia 10 Tage auf 5000 Metern Höhe werde ich andere Symptome notieren als wenn ich es auf Meereshöhe nehme. Die Prüfung des Mittels auf Teneriffa ist eine andere als die in Unna.*
>
> *Wenn ich frisch verliebt bin und Aurum prüfe, erlebe ich womöglich komplett Unterschiedliches, als wenn ich mich gerade getrennt habe oder mein Hund gestorben ist.*

Das ist eigentlich eine Erweiterung der Forderung, dass die Prüfer gesund sein sollen. Schon diese Forderung ist ziemlich schwer zu realisieren. Wenn man etwa die Gesundheitsdefinition der WHO nimmt (*vollständiges körperliches, psychisches und soziales Wohlbefinden*), so muss man sagen, dass es sich dabei um ein Ideal handelt, das fast einer Wahnidee entspricht. Die Forderung nach gesunden Prüfern auf die Gleichheit der äußeren Umstände auszudehnen, ist zwar vernünftig, aber kaum machbar.

c) Wie können wir uns eigentlich sicher sein, ob ein während der Prüfung aufgetretenes Symptom tatsächlich durch die Prüfung bedingt ist? Es könnte genauso gut aus anderen Gründen entstanden sein. Hinzu kommt, dass wir während der Prüfung gehalten sind, uns genau zu beobachten. Das machen wir aber sonst nicht unbedingt – bzw. tut es nicht jeder in gleichem Maße, insbesondere natürlich, wenn sie oder er gesund ist oder sich gesund fühlt. Sähen wir genauer hin, so würde jeder jeden Tag irgendwelche Symptome an sich beobachten können. Wer kennt es nicht, dass einem am Morgen irgend etwas weh tut - etwa beim Aufstehen das rechte Knie? Das geht oft innerhalb einer halben Stunde wieder weg und wir vergessen es. Hätte man ein Mittel genommen, wäre das auf die Liste der Symptome gekommen, wäre aber nicht vom Mittel erzeugt gewesen.

Ein wenig kann man dieser Problematik entgegenwirken, indem man schon einige Zeit vor der Prüfung anfängt, sich genauer als sonst zu beobachten oder indem man vor der Prüfung Placebo nimmt. Das löst das Problem aber nicht vollständig. Die Knieschmerzen von heute morgen gab es mindestens mehrere Wochen nicht und sie sind trotzdem nicht durch ein Mittel verursacht. Sie kämen, würde man gerade ein Mittel prüfen, gerade deswegen, weil man sie vier Wochen vorher nicht hatte, auf die Liste – fälschlicherweise.

Hinzu kommt, dass wir, wenn wir prüfen, Symptome erwarten, dass es ein narzisstischer Gewinn sein kann, wenn wir von ungewöhnlichen Symptomen berichten können.

Unser Vorschlag (der allerdings aus ethischen und praktischen Gründen kaum zu realisieren sein dürfte), ist, dass die Prüfer nicht nur das Mittel nicht kennen, sondern dass sie nicht einmal wissen, dass sie überhaupt an einer Prüfung teilnehmen. Man könnte etwa während eines Seminars die Wasserflaschen präparieren. Die dann entstehenden Symptome könnten wir schon eher verwenden - wenn wir denn danach fragen dürften.

Eine nicht ganz so extreme Alternative wäre, dass die Gruppe geteilt wird. Die eine Hälfte bekommt ein Jahr lang täglich sogenannte arzneilose Globuli, die andere ebenfalls, mit Ausnahme von 10 Tagen, an denen sie eine Arznei erhalten. Unsere Vermutung, was bei einem solchen Ansatz herauskäme, ist einfach: sehr wahrscheinlich nichts, was sich statistisch verwerten ließe. Das hieße aber wiederum nicht, dass das Arzneimittel etwa nichts bewirkt hätte.

d) Menschen reagieren unterschiedlich. Das kann man auf zwei Weisen sehen. Erstens gibt es Menschen, die auf viele Mittel stark reagieren und es gibt solche, die überhaupt keine Symptome entwickeln. In der Homöopathie wird sogar von „guten" und „schlechten" Prüfern gesprochen. Wessen Symptome sind eigentlich mehr wert: die von „guten" oder die von „schlechten" Prüfern? Es gibt für beide Möglichkeiten Argumente.

Diese unterschiedliche Reaktionsweise ist aber auch noch vom Mittel abhängig. P.H. beispielsweise hat bei den Prüfungen, die wir in unserem Arbeitskreis vorgenommen haben, auf Olibanum sacrum stark reagiert, bei Ferrum und Marble white hingegen kaum. D.E., der eigentlich ein „schlechter" Prüfer ist, reagiert auf Silicea recht stark:

> *Ich reagierte sogar auf Marble white so wie auf Silicea, was ich erst nach entsprechenden Recherchen dadurch erklären konnte, dass der Ausgangsstoff einen hohen Anteil an Siliciumdioxid enthält. Eigentlich habe ich also nicht Marble white, sondern Silicea geprüft. Auf den Calciumcarbonat-Anteil habe ich wahrscheinlich gar nicht reagiert.*

Die Erklärung ist möglicherweise das, was wir als „Überempfindlichkeit auf das Simillimum" bezeichnen. Man kann diesen Begriff ausdehnen: Nicht nur auf das Simillimum reagieren wir stark, sondern auch auf Mittel, die irgendwie in der Nähe liegen – welches Kriterium von „Nähe" wir auch immer verwenden. Es kann zum Beispiel mit dem Miasma zusammenhängen, dem wir zugeordnet werden können. P.H. meint, er reagiere kaum auf psorische, carcinosinische und sykotische Mittel, hingegen auf tuberkulinische stark. Das mag sein, aber es kann auch noch andere Gruppierungen von Mitteln geben. Zur Gruppenbildung in der Homöopathie kommen wir später.

e) Wie oft muss eigentlich ein Symptom beobachtet worden sein, damit dieses in die Materie medica bzw. ins Repertorium aufgenommen wird?
Wenn alle Teilnehmer einer Prüfgruppe von Silicea das Gefühl entwickeln, ein Haar auf der Zunge oder im Rachen zu haben, das aber sonst nicht haben, wäre die Sache klar. Aber wann passiert das schon? Dennoch ist das ein Symptom von Silicea. Wie viele Teilnehmer einer Prüfung von Thuja werden wohl die Wahnidee entwickeln, sie seien aus Glas? Wie viele Prüfer haben das in der Vergangenheit erlebt? Wir wissen es nicht, aber die Vermutung ist klar: einer. Und wie viele Homöopathen haben wohl schon eine Patientin erlebt, die in die Praxis kam und angab, ihr Problem sei, dass sie aus Glas ist? Und doch ist dieses Symptom im Repertorium anzutreffen und es ist sogar eines der bekanntesten Symptome von Thuja.
In der Praxis der Prüfung wird es so sein, dass einige Prüfer aus der Gruppe Symptome entwickeln und andere nicht. Der Grad der Übereinstimmung unter den Prüfern wird dabei recht unterschiedlich sein. Welche Symptome sollen wir also übernehmen und welche nicht? Die Einschränkung auf Symptome, die mehrere Prüfer erlebt haben, wäre problematisch, könnte doch das eine ungewöhnliche Symptom, das nur bei einem Prüfer aufgetreten ist, wirklich vom Mittel verursacht sein!

Wir wollen an dieser Stelle von zwei Prüfungen in unserem Arbeitskreis berichten: In einer Prüfung von Ferrum metallicum hatten etwa zwei Drittel der Prüfer Träume von Gewalt und Krieg. Reicht das, um dieses Symptom in die Materia medica und das Repertorium aufzunehmen? Von der Symbolik passt es recht gut zu Ferrum. Aber kann die Symbolik ein Kriterium sein? Martin BOMHARDTs „Symbolische Materia medica" beispielsweise bejaht das. Aber nicht alle werden dem zustimmen.

Wir haben hier ein Problem der Statistik vor uns. Würden wir die normalen statistischen Kriterien anwenden, so würden wahrscheinlich die meisten Prüfungen „durchfallen". Es sind zu viele Unwägbarkeiten. Waren alle Prüfer gesund? Wie viele haben das Symptom entwickelt? Können wir diese Frage überhaupt beantworten, da doch jeder sein Symptom mit anderen Worten schildert? Und wenn wir von den konkreten Schilderungen abstrahieren, wie oft muss dann ein Symptom aufgetreten sein, da es doch „gute" und „schlechte" Prüfer gibt (siehe oben)?

Wenn wir diese Fragen ernst nehmen, können wir nur die Antwort geben, dass eine statistische Auswertung von Prüfungsergebnissen kaum möglich ist. Es wurde versucht, z.B. bei Okoubaka[24]. Herausgekommen ist, dass es keinen statistisch relevanten Unterschied zwischen den Probanden, die Okoubaka einnahmen und denen, die Placebo einnahmen, gab.

Die zweite Prüfung, von der wir berichten wollen, war eine Prüfung von Spongia. Es gab unter den Teilnehmern verschiedene Symptome. Wir haben versucht, alle diese Symptome zu repertorisieren und Spongia belegte rein rechnerisch den dritten Platz. Interessant dabei ist, dass keiner der Teilnehmer wusste, welches Mittel geprüft wurde, auch der Prüfungsleiter nicht. Der Umschlag von der Apotheke, in dem sich ein Zettel mit dem Namen des Mittels befand, wurde erst nach der Repertorisation geöffnet. Bei einer nur ganz leichten und nachvollziehbaren Korrektur der Repertorisation nach der Öffnung des Umschlags stand Spongia sogar auf Platz eins (letzteres hat natürlich keine Beweiskraft). Ein solches Ergebnis ist doch einigermaßen erstaunlich. Wie groß die statistische Wahrscheinlichkeit ist, dass Spongia auf einem der ersten Plätze landet, wissen wir nicht, man könnte es aber bestimmt ausrechnen und es dürfte ein relativ hohes Signifikanzniveau erfüllt sein.

---

[24] TEUT et al. Trotz der negativen Prüfungsergebnisse ist allerdings Okoubaka bei Reisedurchfall unschlagbar.

f) Warum wollen wir eigentlich nur Gesunde prüfen? Das ist wiederum ein Dogma der Homöopathie, das angezweifelt werden kann.

Zunächst einmal muss wiederholt werde, dass in dieser Beziehung Anspruch und Wirklichkeit weit auseinanderliegen. Wir wissen nicht wirklich, ob die Prüfer gesund sind. Man könnte so weit gehen zu sagen, dass es so etwas wie gesunde Prüfer nicht gibt.

M.A. hat Beispiele genannt, die eine gegensätzliche Auffassung begründen können, obwohl sie aus der Allöopathie stammen. Indirubin etwa ist ein Mittel, welches bei der chronisch myeloischen Leukämie bei etwa 30 % der Patienten eine Heilung bewirken kann. Bei Gesunden bewirkt es aber so gut wie gar nichts. Oder Penicillin. Bei Gesunden würde Penicillin nichts bewirken (sofern keine Allergie vorliegt), aber eine Angina oder Gonorrhoe wird durch Penicillin zumeist geheilt. Könnte es nicht sein, dass auch manche homöopathische Mittel bei Gesunden nichts bewirken und bei Kranken heilen können?

Einen Hinweis darauf, dass auch die Prüfung homöopathischer Arzneimittel an Kranken einen Sinn haben könnte, gibt es – wenn auch indirekt. HERING hat darauf aufmerksam gemacht, dass auch Symptome, die beim Kranken geheilt wurden, aber in der Arzneimittelprüfung nicht aufgetaucht sind, in die Symptomensammlung dieses Arzneimittels aufgenommen werden sollten.

Ein Beispiel: Allium Cepa stellt eine bewährte Indikation bei Phantomschmerz dar. Nun ist es ganz gewiss nicht so, dass man Allium cepa extra bei Patienten mit fehlenden Gliedmaßen geprüft hat, sondern es kann nur so gewesen sein, dass ein Patient mit Phantomschmerz aus anderen Gründen das Mittel bekommen hat und dass im Laufe der Behandlung auch sein Phantomschmerz verschwunden ist (die historische Nachprüfung ersparen wir uns, weil es einfach nicht anders sein kann).

Ja, wir sollten die Mittel (auch) bei Kranken prüfen. Dann wäre aber das Prüfkriterium durchmischt: Es würden nicht nur die Symptome bewertet, die das Mittel erzeugt hat, sondern auch die, die es geheilt hat. Das macht aber nichts. Problematisch ist allein, dass wir kein wirkliches Kriterium haben, welches Arzneimittel wir an welchen Patienten mit welcher Krankheit prüfen sollen.

Hier gibt es (vorläufig) nur zwei Lösungsmöglichkeiten: Entweder wir prüfen nur solche Mittel an Kranken, deren physiologische Wirkung wir

uns vorstellen können bzw. die bereits erwiesen ist oder wir sehen von der Begrenzung ab, immer nur eine Gruppe von Patienten mit einer bestimmten Krankheit einer Arzneimittelprüfung zu unterziehen und lassen stattdessen das klassische Kriterium, dass der Prüfer gesund sein muss, fallen. Er ist ohnehin nicht (vollständig) gesund. Wenn Krankheit eine physiologische oder psychologische Abweichung ist, sind wir sowieso alle krank – oder wir wären alle gleich. Letzteres wäre eine grässliche Vorstellung.
Dass die dritte – eigentlich erfolgversprechendste – Möglichkeit, nämlich alle Mittel bei allen Patienten – oder bei allen Krankheiten – zu prüfen, nicht durchführbar ist, liegt auf der Hand, denn das schaffen wir ja nicht einmal bei den (vermeintlich) Gesunden.
Vernünftig wäre möglicherweise, das Vorgehen der heutigen allöopathischen Arzneimittelstudien modifiziert anzuwenden und in verschiedenen Phasen das homöopathische Arzneimittel an Gesunden und Kranken zu prüfen.

Was sollen wir also von der klassischen Methode des Vergleichs von Prüfungs- und Krankheitssymptomen halten?
Sie ist nicht wirklich standfest. Es sind zu viele Unwägbarkeiten darin. Sollten wir sie deswegen verlassen? Wir sagen Nein. Aber wir sagen auch, dass die Arzneimittelprüfung nicht das einzige Kriterium dafür sein muss, welche Mittel wir verordnen.
Streng genommen verlassen wir mit dieser Forderung den Boden der klassischen Homöopathie. Das macht allerdings gewiss nichts aus, denn die Homöopathie darf sich weiterentwickeln und wir müssen nicht an HAHNEMANN oder KENT oder sonst jemandem hängen. Allerdings sollte Homöopathie auch nicht zur Beliebigkeit entarten. Die Balance zu finden, ist nicht immer ganz einfach.

Es muss nun unsere Aufgabe sein, alternative Möglichkeiten der Arzneimittelwahl aufzuzeigen, wenn wir nun schon einmal der Auffassung sind, dass das Simile-Prinzip problematisch und unzureichend ist.
Das wollen wir auch tun, nur erachten wir es als notwendig, vorher noch etwas zu präzisieren, was gerade schon angedeutet wurde: Was behandeln wir eigentlich: eine Krankheit oder einen Menschen?

Zwischenstück: Krankheiten und kranke Menschen

Bei NASH findet man folgende Anekdote:

> *Ein Arzt in Albany wurde bei einem angeblichen Fall von Lungenschwindsucht zur Konsultation hinzugezogen. Der Fall lag in allopathischen Händen. Nach sorgfältiger Untersuchung des Falles wurde er gefragt: "Nun, was ist Ihre Diagnose, Doktor?" "Stannum" erwiderte der Arzt. Stannum war die Diagnose des Mittels, nicht der Krankheit. Es wurde gegeben und heilte den Patienten.*

Eigentlich ist es sehr lobenswert, wenn Homöopathen sagen, dass ihnen völlig egal ist, wie der Name der Krankheit lautet, an der der jeweilige Patient leidet. Das ist sozusagen ein Gegenpol zu der in der vorherrschenden Medizin oft zu bemerkenden Praxis, dass nur die Krankheit interessiert und nicht der Mensch, der sie hat. „Das Pankreaskarzinom auf Zimmer acht" heißt das dann im Kliniksjargon. Das kann und muss man verurteilen.

Aber brauchen wir die Krankheitsentitäten wirklich gar nicht, sondern nur die Symptome? Fragen wir HAHNEMANN!

Einerseits sagt er, dass man von einer Krankheit nur alle Symptome wegnehmen müsse, um völlige Gesundheit zu erreichen (§ 8 Organon). Dem kann man durchaus widersprechen. Jemand kann jahrelang mit einer chronisch-lymphatischen Leukämie oder mit einem Plasmozytom herumlaufen, ohne irgendwelche Symptome zu haben. Ist er deswegen etwa nicht krank?

Andererseits gibt es Leute, die nicht gern Obst essen – was man natürlich auch noch differenzieren kann, etwa als Abneigung gegen Äpfel. Kann man das allen Ernstes als Symptom bezeichnen? Die Krönung ist wahrscheinlich das im Synthesis-Repertorium verzeichnete "Symptom" „*Liebe – Ehemann; liebt ihren*"[25].

Aber kehren wir zurück zu HAHNEMANN. So einfach, dass nur die Symptome zählen, ist es denn auch nicht. Eigentlich würde er nämlich, statt

---

[25] Das sollte ein ziemlich seltenes Symptom sein, da wir dort nur ein einziges Mittel finden, das außerdem nicht allzu bekannt ist: Limenitis bredowii californica, ein Schmetterling.

sich die Krankheit nur über die Symptome zu erschließen, lieber die ursächliche Natur der Krankheit kennen und behandeln, was er als die *königliche Straße* der Arzneitherapie bezeichnet.

<u>Der erste Weg, die Grundursachen der Uebel hinwegzunehmen oder zu zerstören</u>, war der erhabenste, den sie betreten konnte. Alles Dichten und Trachten der besten Aerzte in allen Jahrhunderten ging auf diesen, der Würde der Kunst angemessensten Zweck.[26]

HAHNEMANN kannte auch Krankheitsentitäten. Damit hat er sogar begonnen. Die Syphilis war eine solche Krankheitsentität, die er kannte. Dafür – wohlgemerkt für diese <u>Krankheit</u> – wusste er ein Mittel: Mercurius solubilis Hahnemanni[27]. Und er hat sogar neue Krankheitsentitäten entdeckt, mit denen wir heute nichts mehr so recht anfangen können: die Sykose und die Psora. Bei der Sykose meinte er, dass zwei auf die Krankheit, nicht auf den Patienten bezogene Spezifica helfen: Thuja und Acidum nitricum. Bei der Psora wird es dann schon schwieriger. Da sind es viele Mittel, die dann wiederum anhand des Simile-Prinzips differenziert werden müssen. Die Behandlung der Psora ist nach unserer Meinung so etwas wie eine Mischung aus Simile-Prinzip und krankheitsspezifischen Arzneien.

Man könnte meinen, dass das Simile-Prinzip bei HAHNEMANN eine Art Notbehelf war. Bekannte Krankheitsentitäten versuchte er, spezifisch zu behandeln, Krankheiten, die er nicht wirklich differenzieren konnte, behandelte er nach dem „Inbegriff der Symptome", wie er im §17 des Organon beschreibt:

Da nun jedesmal in der Heilung, durch Hinwegnahme des ganzen Inbegriffs der wahrnehmbaren Zeichen und Zufälle der Krankheit, zugleich die ihr zum Grunde liegende, innere Veränderung der Lebenskraft – also das Total der Krankheit – geho-

---

[26] Unterstreichung: Die Verf. (im Original kursiv), Zitat aus HAHNEMANN: "Versuch über ein neues Prinzip zur Auffindung der Heilkräfte der Arzneisubstanzen, nebst einigen Blicken auf die bisherigen".
[27] Selbstverständlich muss man anzweifeln, dass mit diesem Präparat die Syphilis nebenwirkungsfrei oder -arm geheilt werden konnte. Aber darum geht es hier nicht, sondern um HAHNEMANNs Gedankengang.

ben wird[11], so folgt, daß der Heilkünstler bloß den Inbegriff der Symptome hinweg zu nehmen hat, um mit ihm zugleich die innere Veränderung, das ist, die krankhafte Verstimmung des Lebensprincips – also das Total der Krankheit, die Krankheit selbst, aufzuheben und zu vernichten.

Man kann sich die Frage stellen, was HAHNEMANN zu Robert KOCH gesagt hätte. Wir glauben, er hätte ihn gemocht, denn er hätte den Geltungsbereich dieses Notbehelfes namens "Simile-Prinzip" kleiner gemacht. Und hätte HAHNEMANN etwa nach der Entdeckung der Antibiotika eine Syphilis weiter mit Mercurius solubilis behandelt?

Wenn manche homöopathischen Puristen bis heute meinen, die Diagnose sei nicht bedeutsam, dann halten wir das für nicht akzeptabel. Wenn wir eine vernünftige Diagnose stellen können (was auch heute nicht immer der Fall ist), dann sollten wir das auch tun. Die Masern sind nun einmal die Masern und nichts anderes.

M.A. sagt, dass es vielleicht möglich ist, eine bestimmte Krankheitsentität mit einem (in diesem Falle allöopathischen) Mittel etwa zu einem Prozentanteil von 30 zu heilen. Ein besseres Mittel sollte mehr Fälle heilen können, die ursprünglichen 30 inbegriffen. Wenn es aber nur andere 30 % heilen kann (zu differenzieren etwa anhand genetischer Marker), dann handelt es sich um verschiedene Erkrankungen. Ob wir das auch wissen können, ist eine andere Frage, denn es besteht ein Unterschied zwischen Krankheitsentitäten, dem unvollkommenen Wissen darüber und den unvollkommenen Worten, die wir schließlich dafür haben.

Das hieße eigentlich, dass es so vieler Mittel bedürfte, wie es Krankheiten gibt. So einfach ist es aber vielleicht doch nicht. Allerdinggs könnte man sagen, dass, wenn es für "Standarderkrankungen" "Standardmittel" gäbe (und es gibt sie auch in der Homöopathie manchmal) und wir diese Erkrankungen sicher erkennen könnten und die Mittel sicher wüssten, uns das die Arbeit sehr erleichtern würde.

Natürlich ist es so, dass dieselbe Krankheit bei verschiedenen Menschen eine unterschiedliche Ausprägung hat. Das ist dann der eigentliche HAHNEMANNsche Bereich – auch dann, wenn mit unserem Wissen verglichen seine Nosologie noch unentwickelt war – oder gerade deswegen.

Und hinzu kommt in unserer Zeit das ganz Individuelle und dass wir im Sinne dieses Individuellen versuchen, von dem Namen der Krankheit wieder Abstand zu gewinnen und die Person in ihrer Gesamtheit zu behandeln – wie immer das bei den einzelnen Vertretern dieser Richtung auch aufgefasst wird (wenn sie überhaupt über ihre Begrifflichkeit nachdenken) und was immer auch "Behandlung der Person und nicht der Krankheit" bedeutet.

Ganz besonders wichtig ist diese Durchmischung von Krankheitssymptomen und individuellen nicht-krankhaften Zeichen (und der miasmatischen Diagnose) natürlich bei chronisch erkrankten Menschen.

Kommen wir aber zurück zur Frage, welche Kriterien neben der reinen Anwendung des HAHNEMANNschen Simile-Prinzips im Sinne der Gesamtheit der Symptome uns sonst noch bei der Arzneimittelwahl helfen können.

2) Die hohe Bewertung von bestimmten Symptomengruppen

Diese findet zum Teil noch innerhalb des HAHNEMANNschen Simile-Prinzips statt. Die bekanntesten Regeln für die hohe Bewertung von bestimmten Symptomengruppen sind die hohe Bewertung von Causae, §153-Symptomen und Gemütssymptomen sowie Modalitäten – aber Causae und Modalitäten sind ja eigentlich keine eigenen Symptome.

a) die „Causae"

"Causa" bedeutet eigentlich "Ursache". Und wenn wir von Ursachen reden, so müssen wir konstatieren, dass die Naturwissenschaft die vier aristotelischen Arten von Ursachen auf eine reduziert hat. Das Konzept einer "Causa finalis" etwa ist in der heutigen Naturwissenschaft praktisch nicht mehr vorhanden, wenngleich der Begriff in der Medizin und insbesondere in ihrer psychologischen Ausprägung durchaus sinnvoll ist.

Wenn wir in der Homöopathie von Causae reden, so haben wir uns heute wahrscheinlich schon weitgehend dem reduzierten Kausalitätsbegriff der modernen Naturwissenschaften angepasst. Das muss zu HAHNEMANNS Zeiten nicht so gewesen sein.

Einerseits haben wir uns diesem Kausalitätsbegriff angepasst, andererseits gehen wir aber manchmal ziemlich sorglos damit um.

Wenn es etwa eine Koinzidenz zwischen einem Lebensereignis und dem Ausbruch einer Krankheit gibt, so muss das nicht bedeuten, dass dieses

eine Ereignis die Ursache für den Ausbruch der Krankheit ist. Wenn es einen lang andauernden psychischen Einfluss vor längerer Zeit gegeben hat, so muss das auch nicht heißen, dass diese Konstellation Ursache für die gegenwärtige Krankheit ist, so suggestiv die psychosomatische ad-hoc-Deutung auch sein mag.
Sehen wir uns ein Beispiel an:

> *Ein Patient erlitt ganz plötzlich eine Glaskörpereinblutung, gefolgt von einer Netzhautablösung. Das geschah in zeitlichem Zusammenhang mit dem Verlust eines engen Freundes. Sollte man die Rubrik „Beschwerden durch – Tod von geliebten Menschen" verwenden? Wir wissen es nicht. Der zeitliche Zusammenhang ist eindeutig, der kausale ist nicht zu ermitteln. Ich würde die Rubrik nur mit Vorbehalt verwenden. Manche würden vielleicht diese Rubrik ins Zentrum stellen und entsprechend hoch bewerten, womöglich sogar fordern, dass das zu gebende Mittel in der Rubrik stehen sollte.*

In diesem Fall kam hinzu, dass es noch mindestens ein seelisches Ereignis gab, das ebenso als Causa in Frage kommen könnte.
Homöopathen haben häufig eine recht oberflächliche Auffassung von Psychosomatik. Das, was damals geschehen ist, wird dann als die Ursache der Krankheit angesehen.
Wer wirklich ernsthaft und seriös Psychosomatik betreibt (in welchem Rahmen auch immer) weiß, dass vorschnelle Deutungen oft falsch sind – und wenn sie falsch sind, dann sind sie meist schädlich für die Patientin.
Wir sollten uns nicht anmaßen, aus einer bloßen zeitlichen Koinzidenz eine Kausalität abzuleiten. Dafür gibt es einfach zu viele andere Randbedingungen.
Kennten wir diese aber alle, dann könnten wir sehr wohl das Spektrum der Umstände (interne wie externe, sofern man das sicher zu trennen weiß) aufzeigen, unter denen eben diese Krankheit bei eben diesem Menschen entstanden ist – und eben hierfür ein passendes homöopathisches Arzneimittel finden. Nur leider wird uns dieses Wissen wohl niemals möglich sein - auf Grund der kognitiven Einschränkungen, denen sowohl der Patient als auch die Ärztin unterliegen.

Kennten wir alle Umstände, könnten wir sie wirklich alle ermitteln, dann wären wir so etwas wie ein LAPLACEscher Arzt und könnten die Zukunft des Patienten vorhersagen[28].

b) Die §153-Symptome

Das hat HAHNEMANN als die wichtigste Symptomengruppe bezeichnet:

> *Bei dieser Aufsuchung eines homöopathisch specifischen Heilmittels, das ist, bei dieser Gegeneinanderhaltung des Zeichen-Inbegriffs der natürlichen Krankheit gegen die Symptomenreihen der vorhandenen Arzneien, um unter diesen eine, dem zu heilenden Uebel in Aehnlichkeit entsprechende Kunstkrankheits-Potenz zu finden, sind die <u>auffallendern, sonderlichen, ungewöhnlichen</u> und <u>eigenheitlichen</u>[29] (charakteristischen) Zeichen und Symptome des Krankheitsfalles, besonders und fast einzig fest in's Auge zu fassen; denn <u>vorzüglich diesen, müssen sehr ähnliche, in der Symptomenreihe der gesuchten Arznei entsprechen</u>, wenn sie die passendste zur Heilung sein soll.*

Zwei Probleme sehen wir hierbei. Das erste ist ein praktisches: Patienten berichten nicht selten von Symptomen, die dem HAHNEMANNschen Kriterium entsprechen, aber diese lassen sich leider nicht immer – vielleicht sogar in der Minderzahl – im Repertorium bzw. der Materia medica auffinden. Das kann man natürlich als Argument dafür sehen, dass wir den Arzneimittelschatz durch Prüfung erweitern sollten. Was wieder zu der oben abgehandelten Frage führt, welche Mittel wir prüfen sollten.

Das zweite Problem besteht in der Frage, wie zuverlässig die aus der Prüfung stammenden §153-Symptome sind. Sicherlich kommen sie selten vor – in der Prüfung wie unter Patientinnen. Das könnte tatsächlich aus homöopathischer Sicht dafür sprechen, dass sie wichtig sind. Ein Symptom, das ein Prüfer noch nie hatte, aber unter der Mitteleinwirkung bekommen hat, könnte wahrscheinlicher durch das Mittel verursacht sein als eines,

---

[28] Das ohne die Mithilfe des "Gevatters Tod" zu können (oder zu glauben, es zu können), ist eine große Versuchung, der wir nicht erliegen wollen. Wir kennen aber Homöopathen, die dem Patienten sagen: "Ich werde Sie heilen." Zum Glück ist das recht selten.
[29] Unterstreichung: die Verf. (im Original kursiv), unter Weglassung der Fußnote Nr. 110 des Originals

das er vorher schon hatte. Es könnte jedoch auch unabhängig vom Mittel entstanden sein.

Wenn sich jedoch §153-Symptome bei verschiedenen Prüfern und Prüferinnen wiederholen, so sollte das doch eher für die homöopathische Relevanz sprechen. Statistisch auswertbar ist aber dieser Unterschied kaum, denn wir müssten eine Zahl einführen, die die Wahrscheinlichkeit ausdrückt, dass ein Symptom spontan auftritt. Bei Kopfschmerzen mag diese Wahrscheinlichkeit hoch sein, bei der Wahnidee, aus Glas zu sein, eher gering. Eine Zahl hierfür haben wir aber nicht zur Verfügung. Schlechte Chancen für Statistik!

Dennoch sollten wir dabei bleiben, die §153-Symptome hoch zu bewerten – wenn sie der Patient denn hat und wenn wir sie denn im Repertorium oder der Materia medica finden können.

An dieser Stelle muss noch ein weiteres Thema behandelt werden:

Zwischenstück: Die Fehlinterpretation HAHNEMANNS durch KENT

Hier müssen wir den §153 weiter zitieren:

> *Die allgemeinern und unbestimmtern: Eßlust-Mangel, Kopfweh, Mattigkeit, unruhiger Schlaf, Unbehaglichkeit u.s.w., verdienen in dieser Allgemeinheit und wenn sie nicht näher bezeichnet sind, wenig Aufmerksamkeit, da man so etwas Allgemeines fast bei jeder Krankheit und jeder Arznei sieht.*

In seiner Interpretation des Organon macht KENT hieraus Folgendes (am Beispiel der Masern):

> *Wir werden gleich sehen, daß die gewöhnlichen Symptome jene sind, die Sie bei Masern erwarten. Masern ohne Ausschlag wäre seltsam. Das wäre eigentümlich. Wir wissen, daß das Ausbleiben des Ausschlags eine auffällige Sache ist, die Komplikationen anzeigt; es ist etwas Besonderes. Entweder sind es keine Masern, oder der fehlende Ausschlag weist auf einen ernsten Verlauf[30].*

---

[30] Es dürfte nicht in allen Fällen leicht sein, bei fehlendem Hautausschlag die Masern nach rein klinischen Kriterien zu diagnostizieren - wenn dann womöglich auch keine

Was pathognomonisch ist, ist gewöhnlich, weil es gewöhnlich bei der Krankheit ist...

KENT („Prinzipien...")

Auch wenn KENT hier HAHNEMANN interpretiert, unterscheidet er sich doch erheblich von ihm. Wenn für HAHNEMANN diejenigen Symptome gewöhnlich (und daher nicht sonderlich beachtenswert) sind, die man mehr oder weniger bei <u>allen</u> Krankheiten antrifft, sind KENT auch diejenigen Symptome nicht sehr wichtig, die typisch (pathognomonisch) für <u>eine bestimmte</u> Krankheit sind. Diesen Unterschied sollten wir nicht vernachlässigen, denn bis heute hat sich diese Auffassung fortgepflanzt, so finden wir etwa bei FREI die Auffassung, bei der Behandlung von ADHS hätten die typischen Symptome von ADHS eine untergeordnete Bedeutung. Zwar gilt auch hier, dass das Besondere wichtiger ist als das Gewöhnliche, aber gegenüber dem Durchschnitt von allen Gesunden und allen Kranken ist sehr wohl auch das Masern-Exanthem etwas Besonderes und daher in die Mittelwahl einzubeziehen, ebenso wie die typischen Symptome jener Krankheit, die man als ADHS bezeichnet. Das Ganze hat natürlich damit zu tun, dass KENT im klinisch-diagnostischen Denken sehr viel weiter fortgeschritten ist als HAHNEMANN. Wir sind hingegen weiter fortgeschritten in der Labor- und bildgebenden Diagnostik. Möglicherweise haben wir aber gerade dadurch noch größere Probleme, uns die HAHNEMANNsche Frage zu stellen: Was hat die Krankheit in unserem Patienten verändert, für den Patienten fühlbar verändert?

KENT, der mehr in Krankheitsentitäten denkt als HAHNEMANN, sieht das, was an den Krankheitssymptomen besonders (nicht pathognomonisch für die Krankheit) ist, als entscheidend an. Und er meint, dass eben das Ausdruck der Individualität des Kranken ist (denn die Krankheit ist die gleiche, die Masern bleiben die Masern, auch ohne Hautausschlag). Mit anderen Worten kommt das, was bei der Arzneimittelwahl insbesondere zu berücksichtigen ist, nicht von der Krankheit, sondern vom kranken Individuum. KENT ist damit der Vater des Konstitutionsgedankens.

Wir wollen natürlich nicht rechten zwischen KENT und HAHNEMANN, aber es scheint uns wichtig zu bemerken, dass schon zwischen HAHNEMANN

Koplikflecken zu sehen sind, erscheint mir die Diagnose nahezu unmöglich. Andererseits waren die früheren Ärzte viel bessere klinische Diagnostiker als wir es heute sind.

und KENT eine bedeutende Veränderung der Homöopathie vonstatten gegangen ist – fast unbemerkt, weil KENT sich ja ausdrücklich auf HAHNEMANN bezieht, dennoch aber eine eindeutige Fehlinterpretation vornimmt. Er ist nicht der letzte geblieben.
Was bedeutet das aber für die heutige Homöopathie? Wenn von HAHNEMANN zu KENT eine Veränderung der Homöopathie stattgefunden hat (und das, was wir heute gemeinhin als „klassische" Homöopathie bezeichnen, bezieht sich vor allem auf KENT), sollte es legitim sein, dass es auch von KENT zu heute Veränderungen in der Homöopathie gibt.
HAHNEMANNS Weisung *Macht's nach, aber macht's genau nach!* sollte nicht als Absolutum gesehen werden. Man mag den Veränderungen folgen wollen oder nicht. Aus den unterschiedlichen Meinungen dazu sollte sich eine offene Diskussion entwickeln hinsichtlich dessen, was beibehalten werden sollte und dessen, was einer Veränderung bedarf.

3) Die klinische Erfahrung

Sie taugt natürlich nur zur Erweiterung der Symptomenliste, nicht zum Finden neuer Mittel, es sei denn, wir würden anfangen, an Kranken neue Mittel einfach nur auszuprobieren. Aber für die Erweiterung der Symptomenliste ist sie wichtig und insbesondere zur Festlegung der Relevanz eines in der Prüfung aufgetretenen Symptoms. Ein Symptom, das wohl in der Prüfung aufgetreten ist, das aber noch nie geheilt werden konnte, ist selbstverständlich von geringerer Relevanz als eines, das ziemlich regelmäßig geheilt werden kann, ob es nun in der Prüfung aufgetreten ist oder nicht. Das Repertorium vergibt seine Grade nach diesem Prinzip. Aus den häufig geheilten Symptomen bzw. Krankheiten haben sich schließlich die sogenannten „bewährten Indikationen" entwickelt, bei denen das Simile-Prinzip weitgehend hinter die klinische Erfahrung zurücktritt.
Aber es geht bei der Erfahrung nicht nur um geheilte Symptome, sondern es gibt auch Erfahrungs-Beobachtungen, die beinhalten, dass Menschen, die ein bestimmtes Mittel brauchen, bestimmte Eigenschaften gemeinsam haben. Das müssen nicht nur krankhafte sein, sondern es können auch solche darunter sein, die keiner Heilung bedürfen und auch nicht verändert werden können und sollen.
Wenn häufig festgestellt wird, dass Pulsatilla-Frauen (also solche, die auf Grund ihrer klinischen Symptome Pulsatilla erfolgreich verordnet beka-

men), blond und blauäugig sind, wird man irgendwann aussagen können, dass Pulsatilla-Frauen oft blond und blauäugig sind. Und mehr als das: Das Kriterium der Haar- und Augenfarbe wird irgendwann als Hinweis auf Pulsatilla verwendet werden können – im Sinne von Induktion und Deduktion.

Solche Beobachtungen sind selbstverständlich daran gebunden, dass man möglichst viele Patienten mit dem entsprechenden Mittel erfolgreich behandelt hat. Sie sind insbesondere in der heutigen Homöopathie sehr verbreitet, aber sie finden sich vereinzelt auch schon in HAHNEMANNs Schriften, z.B. in den „Chronischen Krankheiten", im Kapitel „Nitri acidum":

> *Man wird finden, dass diese Arznei mehr für Kranke von strafferer Faser (Brünette), aber weniger für die von schlaffer Faser (Blondine) wohlthätig wirkt.*

Das weiß HAHNEMANN nicht aus der Prüfung! Das <u>kann</u> er nicht aus der Prüfung wissen! Dabei gehen wir von der Annahme aus, dass Nitricum acidum (potenziertes Nitricum acidum selbstredend) die Haarfarbe nicht ändern kann. Jedenfalls haben wir das bisher noch nicht beobachtet.

Die Frage ist, wie viele weiße Schwäne wir gesehen haben müssen, um sagen zu können, dass alle Schwäne weiß sind – oder auch nur, dass Schwäne sehr wahrscheinlich weiß sind[31].

---

[31] Gemeint ist natürlich das Induktionsproblem, formuliert von David HUME und an eben diesem Beispiel von den Schwänen erläutert von Karl POPPER. Und es erinnert auch an unser Eingangsmotto von BRECHT. Wann sind wir berechtigt, etwas auf der Tafel stehenzulassen? Paul FEYERABEND stellt sich die entgegengesetzte Frage: Wann sind wir berechtigt, etwas, was an der Tafel steht, endgültig auszulöschen?
Homöopathie versucht gern, diesem Problem aus dem Weg zu gehen, indem sie sich als deduktiv gibt – dem Simile-Prinzip als universellem Heilgesetz folgend. Das ist natürlich Illusion. Auch Homöopathie ist induktiv <u>und</u> deduktiv. Und jedes induktive Vorgehen hat eben dieses "Schwäne"-Problem, welches nicht lösbar ist, es sei denn, es handele sich um eine vollständige Induktion. Wohl könnte man theoretisch alle Schwäne dieser Welt vorzeigen (praktisch nur alle Schwäne dieser Welt, derer man habhaft werden kann) und, wenn sich kein schwarzer darunter befindet, schlußfolgern, dass es auf dieser Welt keinen schwarzen Schwan gibt. Aber immer noch könnte der nächste Schwan, der um die Ecke kommt, schwarz sein. In diesem Fall wäre der geniale Ausweg, von der bisher immer wieder bestätigten Hypothese ausgehend, alle Schwäne seien weiß, zu behaupten, dass der schwarze Vogel, der auf dem Wasser schwimmt, eben kein Schwan sei. Definitionsgemäß.

Sehr schnell werden solche Beobachtungen unzulässig verallgemeinert. Gerade bei unserem Beispiel Pulsatilla haben wir in der Praxis nämlich alle möglichen Haar- und alle möglichen Augenfarben gesehen.
Es füttert natürlich unseren Narzissmus, wenn wir beim Hereintreten des Patienten in die Praxis schon wissen, welches Mittel er benötigt – oder es bereits ahnen. Wir sollten aber dennoch bescheiden bleiben.

4) Die Gemütssymptome

Gemütssymptome sind einerseits Teil des Simile-Prinzips, insofern homöopathische Arzneimittel Gemütssymtome verursachen können, andererseits sind Gemütssymptome auch Teil einer Verordnungsweise, die sich jenseits des Simile-Prinzips befindet.
Wenn wir HAHNEMANN recht verstehen, sollten Gemütssymptome in erster Linie jene sein, die durch die Krankheit entstanden sind und nicht solche, die vor der Krankheit schon bestanden (woran wir uns heutzutage selten halten). Gleichwohl gibt es aber bei HAHNEMANN auch schon kleine Hinweise für eine psychische Typologie, die für die Arzneimittelwahl interessant sein könnte.

Darüber, welche Gemütssymptome durch die Prüfung und durch die Krankheit entstehen, brauchen wir nicht weiter zu reden. Hierfür gilt das Gleiche wie für alle anderen Symptome innerhalb des Anwendungsbereiches des Simile-Prinzips: Ein Gemütssymptom, welches in der Prüfung eines Mittels entstanden ist, kann bei einem Patienten, der dieses spontan im Rahmen seiner Krankheit entwickelt, durch eben dieses Mittel geheilt werden.
Aber das ist nicht alles, was über Gemütssymptome zu sagen ist. Wir können auch von psychischen „Symptomen" reden, die nichts mit der aktuellen Krankheit zu tun haben, sondern nichts weiter als persönliche psychische Eigenschaften sind, deren Krankheitswert zweifelhaft ist.
Die letzteren sind etwas problematisch. Zwar werden sie in zunehmendem Maße innerhalb der Homöopathie mit einem hohen Stellenwert verwendet, um zum richtigen Mittel zu finden, aber nicht immer mit der Absicht, diese Eigenschaften auch zu verändern. Manche Menschen sind einfach „milde" (z.B. Pulsatilla), andere "wollen kämpfen" (z.B. Nux vomica). Das mag auch nicht immer so sein, aber es gibt die Tendenz hierzu. Daraus folgt zweierlei:

Erstens ist es von geringem Wert zu wissen, dass Pulsatilla meistens "milde" ist und Nux vomica meistens kämpferisch. "Meistens" kann auch bedeuten, dass das in 2/3 oder 3/5 der Fälle so ist.
Das hieße dann, dass einzelne Persönlichkeitseigenschaften (sofern sie relativ "normal" sind) in einer auf Induktion beruhenden Arzneimittelwahl relativ bedeutungslos wären. Erst das Gesamtbild (bzw. der *Inbegriff* davon) könnte womöglich die Sicherheit der Arzneiwahl erbringen.
Zweitens wäre es vermessen, an diesen nicht krankhaften Persönlichkeitseigenschaften etwas ändern zu wollen. Zum Glück geht das auch nicht grundlegend – es ist aber manchmal möglich, problematischen Charaktereigenschaften ihre „Spitze" zu nehmen. Manche Patienten kommen gerade deswegen. Andererseits finden wir aber auch in Prüfungen vorübergehende Veränderungen bestimmter Verhaltensweisen, so könnte etwa ein kämpferischer Mensch durch die Prüfung von Pulsatilla vorübergehend milder werden. Es handelt sich also um beides: Prüfungssymptome und Erfahrungssymptome.
Es gibt Homöopathen, die ihre Arzneimittelwahl in erster Linie auf diesen psychischen Eigenschaften begründen, weil sie einen grundlegend psychosomatischen Ansatz haben: Wenn es stimmt, dass so ziemlich alle Krankheiten auch einen psychischen Aspekt haben oder zumindest teilweise sogar aus psychischen Ursachen entstehen, so ist es vernünftig, auch bei diesen psychischen Ursachen anzusetzen.

5) Psychodynamik

Damit gehen wir noch einen Schritt weiter: Meist wird die Persönlichkeit, die einem Mittel entsprechen soll, im Ist-Zustand beschrieben (GAWLIK, COULTER, BAILEY und viele andere tun das). Man kann aber noch weiter zurückgehen und fragen, wie es zur Entwicklung eines Arzneimittelbildes gekommen ist und diese spezifische Entwicklungsgeschichte auch zur Arzneimittelwahl verwenden. Das ist der Ansatz von D.E.
Wenn man eine Anzahl von Natrium-muriaticum-Menschen mit diesem Mittel erfolgreich behandelt hat und von ihnen allen (oder fast allen) eine Geschichte von emotionalen Verletzungen gehört hat, von Verletzungen, die gerade dann erfolgt sind, wenn sie ihre Emotionen geäußert haben und wenn sie sich danach mit dem Vorhaben, nicht weiter verletzt zu werden, emotional zurückgezogen haben, dann kann man das bei zukünftigen Patienten als Indiz für Natrium muriaticum nehmen.

Man muss hier kritisch (und selbstkritisch) bemerken, dass wir hier erstens wieder das Problem der weißen und schwarzen Schwäne haben. Bei Natrium muriaticum mag es noch gehen, da gibt es genügend Patienten, um solche Gemeinsamkeiten herauszufinden. Aber wie ist es beispielsweise mit Agaricus? Kann man, darf man eine Psychodynamik von Agaricus annehmen? Mit wenigen Patienten? Mit 100, mit 10, mit einem? Darf man das Kriterium, dass die angenommene Psychodynamik zu den aktuellen psychischen Symptomen passt und im psychosomatischen Sinne auch zu den körperlichen Symptomen passen könnte, dass das Ganze also in sich stimmig ist, verwenden? Wo beginnt Spekulation? Oder anders gesagt: Welche Einzelbeobachtung hat die Potenz der Allgemeingültigkeit? Wir wissen es nicht sicher.

Psychodynamik hat mit dem Werden von Mittelbildern zu tun, weshalb natürlich nur die Erfahrung, nicht aber die Prüfung als Quelle dieser Kenntnisse gelten kann[32].

Man kann noch einen Schritt weiter gehen: Der Therapeut kann sich fragen, was der jeweilige Patient in ihm selbst auslöst. Das lässt sich am besten wieder an einem Beispiel erklären: Natrium muriaticum wie Thuja neigen dazu, ihre Gefühle und Gedanken zu verstecken; es gibt einen strengen Filter, der entscheidet, was sie sagen und was nicht. Das Gefühl, welches dieses „Verstecken" in mir (D.E.) auslöst, ist aber bei Thuja geradezu gegensätzlich zu Natrium-muriaticum-Menschen, die auch ihre Gefühle verstecken. Natrium muriaticum macht mich regelmäßig neugierig, welche rauschenden Feste in dieser Burg hinter der Zugbrücke womöglich gefeiert werden, was dieser Mensch an interessanten Gedanken und Strukturen besitzen könnte. Bei Thuja will ich eigentlich lieber nichts davon wissen, da denke ich an „Leichen im Keller". Kann auch das, was ein Patient in uns auslöst, zur Arzneimittelwahl verwendet werden? Ich (D.E.) glaube daran. Aber es gibt dabei natürlich ein großes Problem: Was ein Patient bei Dieter auslöst, kann bei Patrick unter Umständen anders sein. Jeder Homöopath wird damit zu seinem eigenen Messinstrument.

---

[32] Das ist vielleicht nicht ganz richtig. Erstens kann die Prüfung gewisse Verhaltensweisen, Gedanken und Gefühle, die schon überwunden schienen, reaktivieren und zweitens kann ein Patient, den wir womöglich eigentlich wegen ganz anderer Dinge behandelt haben, durch die Wirkung des insgesamt passenden Mittels einen psychischen Entwicklungsschritt machen. Und schließlich wird eine vermutete Psychodynamik auch bestätigt, wenn sich nach der Gabe des Mittels etwas ändert – natürlich nicht an dem, was war, denn das können wir nicht ändern, sondern an der Haltung dem gegenüber.

Das aber bedeutet, dass dieses Wissen nicht mehr vermittelt werden kann, dass es vielmehr jeder selbst erfahren muss und dadurch jeder von neuem beginnen muss – und zwar bei sich selbst.

All diese psychischen Aspekte halten wir bei der Arzneimittelwahl für wichtig – oftmals für entscheidend wichtig. Wir möchten aber davor warnen, sie erstens unkritisch anzuwenden und zweitens auch davor, sie zu früh anzuwenden. Gerade diese Aspekte benötigen eine Menge Erfahrung. Und diese ist nur zum Teil vermittelbar. Selbsterfahrung gehört auch dazu und dazu muss man bereit sein.

Vor allem entfernen wir uns bei dem Einbezug aller dieser Arten von Gemütssymptomen endgültig aus dem Bereich von statistischer Nachprüfbarkeit. Mehr noch: Die Person des Homöopathen kommt mit ins Spiel, so wie etwa in der Psychotherapie, wenn auch womöglich nicht in gleichem Maße. Aber das, was wir als "Objektivität" bezeichnen, und dem wir im Rahmen von Reproduzierbarkeit und überhaupt wissenschaftlicher Sicherheit so großen Wert beimessen, ist an dieser Stelle verloren gegangen (wenn auch, wie wir vielleicht an späterer Stelle – nicht mehr in dieser Schrift – ausführen werden, nur scheinbar).

6) Der "Genius" des Arzneimittels

Man kann die Symptome einzeln und zusammenhanglos auflisten, wie wir es in der Repertorisation tun. Aber schon HAHNEMANN hat nicht nur Symptomreihen gegeneinander gehalten, sondern er hat die Formulierung vom *Inbegriff der Symptome* geprägt. Dieser Begriff scheint uns zu bedeuten, dass es um mehr geht als nur um die Einzelsymptome.

Das "Deutsche Wörterbuch" hält für den „Inbegriff" folgende Erklärung bereit:

> *das was innerhalb seiner etwas anderes begriffen, umschlossen hält, summa, complexio, comprehensio*

Der "Duden" sagt folgendes:

> *vollkommene, reinste, absolute Verkörperung von etwas [Begrifflichem]; in einer Person verkörperte, vollkommene Ausprägung eines Typs o. Ä.*
> *höchster, reinster Begriff von etwas; Wesen*

Beide Formulierungen bedeuten eindeutig, dass der „Inbegriff der Symptome" über die einzelnen Symptome hinausgeht, dass die Symptome nur etwas umschreiben – eben den Inbegriff. Und von dort ist es bis zum Genius nicht mehr weit.

Ob nun Genius (welchen Begriff unseres Wissens Norbert ENDERS das erste Mal innerhalb der Homöopathie gebraucht hat) oder Inbegriff (oder "Essenz", wie es VITHOULKAS bezeichnet): Wir halten es für falsch, das so zu formulieren, dass man einfach die wichtigsten Symptome zusammenfasst in einer kurzen und prägnanten Formulierung. Der Genius ist vielmehr etwas, was über diese konkreten Symptome hinausgeht, so etwas wie ein "Container" für die Symptome, in dem sie möglichst alle Platz haben sollten. Einige Symptome mögen sich mit einem anderen Container überschneiden, aber die Container selbst können ziemlich klar einem Mittel zugeordnet werden (falls es sie überhaupt gibt und die Symptome nicht einzeln und beziehungslos "draußen" herumliegen).

Dabei gibt es nach unserem Erachten drei Probleme:

Erstens erfordert die Formulierung von so etwas wie einem Genius große Erfahrung mit der Anwendung dieses Mittels, das heißt, dass man erst nach jahrelanger (oder gar jahrzehntelanger) Erfahrung mit einem Mittel in die Lage kommt, selbst für sich (und womöglich auch für andere) so etwas wie einen Genius zu formulieren. Hat man nicht so viel Erfahrung, wird man gern die Formulierung eines anderen übernehmen. Dagegen ist natürlich prinzipiell nichts einzuwenden, aber es beeinträchtigt doch irgendwie den kritischen Blick und begünstigt die Entwicklung von homöopathischen „Schulen" und das „Guru"-Prinzip[33]. Das kann durchaus gefährlich werden.

Das zweite Problem wollen wir als Warnung formulieren: Der Genius darf nicht alles sein. Der Genius ist eine Abstraktion (der Inbegriff) von den konkreten Symptomen. Diese konkreten Symptome zu Gunsten des Genius zu vernachlässigen, wäre eine einseitige und falsche Homöopathie. Genius und konkrete Symptome sind wie Kette und Schuss!

---

[33] Mit "Guru" meinen wir hier nicht einen wirklichen Guru, was ja nichts weiter als ein Lehrer ist, sondern einen narzisstisch geprägten Lehrer (oder gar Pseudo-Lehrer), der glaubt oder vorgibt, alles zu wissen, der keine anderen Ansichten als die eigenen gelten lässt und der narzisstischen Gewinn aus der großartigen Darstellung seiner Person zieht.

Das dritte Problem ist, dass die Destillation eines Genius aus der Erfahrung heraus und daraus folgend seine Formulierung auch den erfahrensten Homöopathen nicht für alle Mittel möglich ist, sondern vielleicht für 10-20 % (was schon optimistisch geschätzt ist). Und diese sind dummerweise auch noch die gleichen, von denen wir sowieso schon ziemlich viele Symptome kennen.

Was ist aber mit den anderen möglichen Mitteln, von denen wir keinen Genius kennen und von denen auch nicht allzu viele Prüfungssymptome bekannt sind? Können wir auch diese mit anderen Methoden als dem Simile-Prinzip irgendwie erfassen?

Es gibt einen möglichen Ausweg (oder sogar mehr als einen):

7) Gruppierung der Mittel

> *Wenn einer den Menschen einteilte in Seele, Leib, Haar und Kleider, so würde dir die Albernheit einer solchen Lehrart bald auffallen, ob du gleich nicht leugnen könntest, daß sich an dir alle diese Teile befinden.*
> Goethe ("Wilhelm Meisters theatralische Sendung")

Krankheiten lassen sich gruppieren, Patienten lassen sich gruppieren und Mittel lassen sich gruppieren. Alle drei Gruppierungen haben natürlich miteinander zu tun. Es gibt recht viele solcher Ansätze.

Man kann etwa hinsichtlich einer gewissen Ähnlichkeit in Bezug auf den „Inbegriff der Symptome" gruppieren. Da kommen sich z.B. Natrium muriaticum, Sepia, Staphisagria, Carcinosinum usw. nahe.

Oder man kann von der Ähnlichkeit der Ausgangsmaterialien ausgehen. Das würde uns bei den Mitteln aus dem Pflanzen-und Tierreich zur Taxonomie führen, bei den Mitteln aus dem Mineralreich zu chemischen und kristallologischen Ähnlichkeiten und bei den Elementen letztendlich zum Periodensystem.

Hinsichtlich der taxonomischen Ähnlichkeiten mag als Beispiel das der Nachtschattengewächse angeführt werden. Bei Belladonna, Hyoscyamus und Stramonium gibt es ganz gewiss viele Ähnlichkeiten im homöopathischen Arzneimittelbild (wie auch bei den Inhaltsstoffen). Dulcamara, Tabacum und Mandragora sind (sowohl von den pharmakologisch wirksamen Inhaltsstoffen als auch vom homöopathischen Arzneimittelbild her) schon etwas weiter entfernt, aber immer noch ähnlich. Man kann das bei anderen taxonomischen Gruppierungen ebenfalls nachvollziehen.

Einerseits können uns diese Gruppierungen bei der Arzneimittelwahl helfen, andererseits können sie aber die zur Wahl stehenden Mittel auch einschränken.

a) Gruppierung anhand der zentralen Symptome

Das ist eine Gruppierung, die ausschließlich innerhalb der Homöopathie existiert, nicht von Vergleichen mit anderen Gebieten abhängt. Und man sollte sie nicht mit dem Genius verwechseln.

Nehmen wir an, das zentrale Symptom, das ein Patient vorträgt, sei Unruhe. Wir können nun die spezifischen Bestimmungsstücke dieser Unruhe abfragen, wir können darüberhinaus auch ihren Causae und weitergehenden ursächlichen Konstellationen fragen, nach Begleitsymptomen, von Kopf bis Fuß alles abfragen oder wir können es machen wie NASH. Für NASH gibt es drei große Unruhemittel: Aconit, Arsenicum album und Rhus toxicodendron. Zwischen den Charakteristika dieser drei Mittel wäre dann feiner zu differenzieren. Eine solche Gruppierung hat etwas für sich: Sie ist einfach. Die Repertoriumsrubrik „Ruhelosigkeit" enthält 700 Mittel. Diese Gruppierung ist nicht mehr fassbar. Die von NASH sehr wohl. Würden wir all das wissen, was in diesem kleinen Buch von NASH steht, wären wir schon ganz gute Homöopathen – solche mit einem begrenzten Wissen und einem begrenzten Mittelschatz, aber wir könnten einen ansehnlichen Teil der Patienten erfolgreich behandeln.

Letztendlich ist die ganze Repertorisation nichts weiter, als verschiedene solche Gruppierungen gegeneinander zu halten und dann zu sehen, welches Mittel in all diesen Gruppierungen steht.

Wir haben aber bereits gesehen, dass die Vereinfachung der Homöopathie à la NASH heute nicht mehr ausreichend ist und dass durch die Vielfalt von Mitteln und Symptomen die Homöopathie-internen Kriterien mit dem Simile-Prinzip im Zentrum nicht mehr ausreichen, dass wir also die Lehre nicht mehr rein halten können. Eine Gruppierung der Mittel, die uns weiterhelfen kann, muss auch also Kriterien verwenden, die nicht der Homöopathie entstammen. Beginnen wir dabei mit der basalen Klassifikation der unbelebten Materie, die wir kennen (vom Zoo der Elementarteilchen einmal abgesehen, weil diese in der Homöopathie kaum verwendbar sind – Higgs-Bosonen sind wahrscheinlich nicht einmal rar, aber nur selten rein erhältlich).

b) Das Periodensystem

Wir schrieben oben von der Erwartung, dass man beispielsweise vom San Pedro-Kaktus ähnliche Wirkungen wie vom Peyotl-Kaktus erwarten sollte, weil sie beide Meskalin enthalten. Wir schrieben auch davon, dass sich die Wirkungen der beiden Korbblütler Arnica und Bellis perennis tatsächlich ziemlich ähnlich sind (auch wenn Arnica bei weitem das bekanntere Mittel ist).

Man kann entsprechende homöopathische Ähnlichkeiten im Periodensystem der Elemente vermuten. Das Periodensystem heißt ja Periodensystem, weil chemische Eigenschaften der Elemente mit steigender Ordnungszahl regelmäßig (eben periodisch) wiederkehren.

Bestimmte Elemente bilden also Gruppen mit ähnlichen chemischen Eigenschaften. Das ist dadurch bedingt, dass die chemischen Eigenschaften durch die Elektronenkonfiguration insbesondere der äußeren Schalen bedingt sind und diese Elektronenkonfigurationen der äußeren Schalen nach definierten physikalischen Gesetzmäßigkeiten in jeder Gruppe ähnlich sind, auch wenn die Gesamtzahl der Schalen innerhalb der Gruppe unterschiedlich ist.

1 H																	2 He
3 Li	4 Be											5 B	6 C	7 N	8 O	9 F	10 Ne
11 Na	12 Mg											13 Al	14 Si	15 P	16 S	17 Cl	18 Ar
19 K	20 Ca	21 Sc	22 Ti	23 V	24 Cr	25 Mn	26 Fe	27 Co	28 Ni	29 Cu	30 Zn	31 Ga	32 Ge	33 As	34 Se	35 Br	36 Kr
37 Rb	38 Sr	39 Y	40 Zr	41 Nb	42 Mo	43 Tc	44 Ru	45 Rh	46 Pd	47 Ag	48 Cd	49 In	50 Sn	51 Sb	52 Te	53 I	54 Xe
55 Cs	56 Ba	57 La	72 Hf	73 Ta	74 W	75 Re	76 Os	77 Ir	78 Pt	79 Au	80 Hg	81 Ti	82 Pb	83 Bi	84 Po	85 At	86 Rn
87 Fr	88 Ra	89 Ac	104 Rf	105 Db	106 Sg	107 Bh	108 Hs	109 Mt	110 Ds	111 Rg	112 Cn	113 Uut	114 Fl	115 Uup	116 Lv	117 Uus	118 Uuo

So kann etwa die äußere Schale nur maximal 8 Elektronen enthalten, danach muss eine neue Schale besetzt werden, die dann die äußere ist. Es ist noch etwas komplizierter, aber das Prinzip ist auch bei den Details genauso klar definiert. Somit bilden die Elemente mit steigender Ordnungszahl (=Protonenzahl) nicht einfach ein immer weiter gehendes Band, sondern gewissermaßen eine Tabelle mit Zeilen (Perioden) und Spalten (Gruppen[34]).

In der Abbildung auf der vorigen Seite sind die Hauptgruppenelemente, weiß, die Nebengruppenelementegrau dargestellt. Lanthanide und Aktinoide sind hier weggelassen.

Da sind sich zum Beispiel die Elemente der ersten Hauptgruppe (z.B. Natrium und Kalium) chemisch sehr ähnlich: Sehr reaktionsfreudig, an Luft schnell oxidierend und heftig auch mit Wasser reagierend. Auf der anderen Seite sind auch die Halogene der siebenten Hauptgruppe sehr reaktionsfähig, die Elemente der achten Hauptgruppe hingegen lassen sich nicht gern auf chemische Reaktionen mit anderem Elementen ein.

Bleiben wir einmal bei Natrium und Kalium. Wenn beide ähnlich heftig reagieren und auch in ähnlicher Weise, dann könnte man doch annehmen, dass sie auch in ihrer homöopathischen Wirkung (als Salze beispielsweise der Kohlensäure) einiges gemeinsam haben. Und tatsächlich kann man solche Gemeinsamkeiten im (geprüften) Arzneimittelbild finden. Man kann dann extrapolierend folgern, dass auch ungeprüfte oder unzureichend geprüfte Elemente oder Salze der ersten Hauptgruppe, da sie ähnliche chemische Eigenschaften haben, ebenso ähnliche homöopathische Eigenschaften haben sollten.

Hier kommt dann die zweite Dimension ins Spiel: die Perioden. Jan SCHOLTEN (1997) hat sich daran gemacht, das zu systematisieren. Bei ihm ändern sich gewisse Eigenschaften in den beiden Dimensionen der Gruppen und der Perioden. Das wendet er vor allem auf die psychischen Eigenschaften an. Und schließlich können sich in den Verbindungen der Elemente diese Eigenschaften auch kombinieren, was er „Gruppenanalyse" nennt (SCHOLTEN 1993).

Bevor wir auf diese Gruppierung weiter eingehen, sei noch etwas bemerkt: SCHOLTEN verändert dabei das Periodensystem.

---

[34] Die Gruppen kann man in Haupt- und Nebengruppen, Lanthanide und Actinoide unterteilen, wobei die Nebengruppen Untergruppen der zweiten Hauptgruppe darstellen und die Lanthanide und Actinoide Untergruppen der ersten Nebengruppe.

Hier das Periodensystem nach SCHOLTEN, wobei die Lanthanide und Actinoide weggelassen sind, wie auch in der vorigen Abbildung. Bor und Aluminium bewegen sich in SCHOLTENs Fassung von der dritten Hauptgruppe in die erste Nebengruppe, Kohlenstoff und Silicium von der vierten Hauptgruppe in die achte Nebengruppe.

1 H																	2 He
3 Li	4 Be	5 B										6 C			7 N	8 O	9 F	10 Ne
11 Na	12 Mg	13 Al										14 Si			15 P	16 S	17 Cl	18 Ar
19 K	20 Ca	21 Sc	22 Ti	23 V	24 Cr	25 Mn	26 Fe	27 Co	28 Ni	29 Cu	30 Zn	31 Ga	32 Ge	33 As	34 Se	35 Br	36 Kr
37 Rb	38 Sr	39 Y	40 Zr	41 Nb	42 Mo	43 Tc	44 Ru	45 Rh	46 Pd	47 Ag	48 Cd	49 In	50 Sn	51 Sb	52 Te	53 I	54 Xe
55 Cs	56 Ba	57 La	72 Hf	73 Ta	74 W	75 Re	76 Os	77 Ir	78 Pt	79 Au	80 Hg	81 Tl	82 Pb	83 Bi	84 Po	85 At	86 Rn
87 Fr	88 Ra	89 Ac	104 Rf	105 Db	106 Sg	107 Bh	108 Hs	109 Mt	110 Ds	111 Rg	112 Cn	113 Uut	114 Fl	115 Uup	116 Lv	117 Uus	118 Uuo

SCHOLTEN versäumt es, uns für diese Veränderung eine Begründung zu geben. Wir vermuten auch, woher dieses Versäumnis kommt: Daher, dass es keine solche Begründung geben <u>kann</u>. Das Periodensystem ist physikalisch definiert und es kann daher keine Gründe außerhalb der Physik geben, um es zu verändern. Und Gründe innerhalb der Physik gibt es nicht. Das heißt nichts anderes, als dass diese Veränderungen abzulehnen sind.

Das, was SCHOLTEN hier tut, kann man damit vergleichen, dass jemand meint, man solle besser 1-2-3-4-7-5-6-8-9-10 zählen, aber dafür keine Begründung vorweisen kann. Die angebliche Erfahrung taugt an dieser Stelle nicht als Argument.

Kommen wir aber zu SCHOLTENs eigentlichem Anliegen: dem Gruppieren von psychischen Eigenschaften parallel zu den Dimensionen des Periodensystems.
Innerhalb der Perioden (in der Abbildung des Periodensystems von oben nach unten Nr. 1 bis 7) sieht er Bezüge zu bestimmten Themen, Sinnesorganen, Geweben, Altersstufen usw. Hier sei eine entsprechende Tabelle

wiedergegeben – mit der Bemerkung, dass die Thematik der sieben Serien bei SCHOLTEN natürlich viel differenzierter ausgearbeitet ist.

Serie	Thema	Alter	Raum	Sinnesorgan	Gewebe
Wasserstoff	Sein	Ungeboren	Ohne Raum	Geruchssinn	
Kohlenstoff	Ich	Kind	Körper	Tastsinn?	Haut
Silicium	Andere	Jugendlicher	Haus		Bindegewebe
Eisen	Arbeit	Erwachsener	Dorf	Muskel	Blut
Silber	Idee	Mittleres Alter	Stadt, Land	Sprache	Nerven
Gold	Leiden	Reifes Alter	Land, Welt	Sehen	Knochen
Uranium	Magie	Senium	Universum	Intuition	Knochenchenmark

In diesen „Serien" (Perioden) gibt es aber von Gruppe zu Gruppe eine Entwicklung, die SCHOLTEN als "Stadien" bezeichnet – wobei jedes Stadium dem Fortschreiten von einer Gruppe zur nächsten entspricht: In der Abbildung des Periodensystems von links nach rechts.

Mit einzelnen Stichworten können diese Stadien wie folgt gekennzeichnet werden. Natürlich sind diese Stichworte eine sehr verkürzte Darstellung.

Stadium 1 (Gruppe 1, Hauptgruppe 1):   Anfangen
Stadium 2 (Gruppe 2, Hauptgruppe 2):   Ortsbestimmung
Stadium 3 (Gruppe 3, Nebengruppe 1):   Vergleichen
Stadium 4 (Gruppe 4, Nebengruppe 2):   Gründen
Stadium 5 (Gruppe 5, Nebengruppe 3):   Vorbereiten
 Stadium 6 (Gruppe 6, Nebengruppe 4):   Beweisen
Stadium 7 (Gruppe 6, Nebengruppe 5)   Üben
Stadium 8 (Gruppe 8, Nebengruppe 6):   Durchsetzen
Stadium 9 (Gruppe 9, Nebengruppe 7):   Erfolg in Sicht
Stadium 10 (Gruppe 10, Nebengruppe 8):   Herr und Meister

Stadium 11 (Gruppe 11, Nebengruppe 9):   Konservieren
Stadium 12 (Gruppe 12, Nebengruppe 10):   Uneinigkeit
Stadium 13 (Gruppe 13, Hauptgruppe 3):   Rückzug
Stadium 14 (Gruppe 14, Hauptgruppe 4):   Formell
Stadium 15 (Gruppe 15, Hauptgruppe 5):   Verlust
Stadium 16 (Gruppe 16, Hauptgruppe 6):   Erinnerung
Stadium 17 (Gruppe 17, Hauptgruppe 7):   Ende Loslassen
Stadium 18 (Gruppe 18, Hauptgruppe 8):   Ruhe

Das ist in sehr groben Zügen die Basis, auf der SCHOLTEN sein System der Homöopathie der Elemente aufbaut[35].

Mit anderen Worten stellt SCHOLTEN ein zweidimensionales System von vorwiegend – aber nicht nur – psychischer Entwicklung auf. Solche Versuche sind natürlich nicht unbekannt, wobei es Stufen (Sprünge) gibt und innerhalb dieser Stufen wiederum kontinuierliche Entwicklungen. Denken wir nur etwa an Ken WILBER, Sri AUROBINDO, Jean GEBSER, Teilhard de CHARDIN und viele andere, die über Bewusstseins- und Persönlichkeitsentwicklung geschrieben haben – allerdings nicht in Zusammenhang mit dem Periodensystem.

Dass es Sprünge gibt und innerhalb der Grenzen dieser Sprünge mehr oder weniger kontinuierliche Entwicklungen, würde zu dem System von SCHOLTEN passen. Bei ihm kommt aber etwas hinzu: Er legt sein zweidimensionales Modell auf das ebenfalls zweidimensionale Periodensystem. Damit ist er an jene sieben Zeilen und 18 Spalten gebunden. Und er muss das irgendwie anpassen. Das kann natürlich gelingen. Aber würde man spontan und ohne diese Vorlage tatsächlich auf sieben Serien und achtzehn Stadien gelangen?

---

[35] Zu erwähnen ist noch SCHOLTENs Änderung der Nomenklatur des Periodensystems. Die Perioden benennt er in "Serien" um und die Gruppen in "Stadien". Warum er diese Namensänderung vornimmt, erschließt sich uns nicht. Zwischen den Haupt- und Nebengruppen macht SCHOLTEN keinen Unterschied, wohl aber zwischen den Nebengruppen und den Lanthaniden / Actinoiden. Auch der Grund hierfür bleibt uns unklar.
Ebensowenig erschließt sich uns, warum er den "Serien" den Namen eines der Elemente aus diese Serie gibt und warum er gerade dieses Element zur Namensgebung wählt. Die dritte Serie/Periode hätte z.B. auch hinsichtlich der homöopathischen Gebräuchlichkeit statt nach Silicium auch nach Natrium, Phospor, Schwefel, Chlor benannt werden können, was nach unserer Ansicht sogar zum von SCHOLTEN angegebenen "Thema" passen würde. Ok, Silicea passt natürlich besser zum Thema "Bindegewebe" als etwa Natrium.

Weiter vernachlässigt SCHOLTEN, dass es zwischen der zweiten Hauptgruppe und der ersten Nebengruppe einen Bruch gibt, der physikalisch begründet ist und sich chemisch auswirkt. Dieser Bruch sollte sich auch in den zugeordneten psychologischen Begriffen wiederfinden. Das ist aber nicht der Fall.

Zwischenstück: "Faust" als Aurum-Persönlichkeit und SCHOLTENs Auffassung von Aurum

Nehmen wir als Beispiel eine Fiktion: einen Menschen, den wir von der klassischen homöopathischen Analyse her sehr wahrscheinlich Aurum zuordnen können[36]: den Faust des Anfangs der Tragödie. Und sehen wir, ob das mit SCHOLTENs Systematik zusammenpasst (SCHOLTEN 1997).
Gold ist in der sechsten Serie (Periode) und im 11. Stadium (9. Nebengruppe). Nach SCHOLTEN heißt das, dass es sich um eine Person handelt, die im reifen Alter ist (was stimmt, Faust ist am Anfang in den Fünfzigern). Es geht weiter um Leiden (was stimmt, wenn man etwa seinen ersten Monolog ansieht). Sehen wir SCHOLTENs "Goldserie" näher an: Da steht:

> *Auf dieser Ebene ist Macht das zentrale Thema. Es geht um die Macht über andere, die Führung. Dazu gehört ein Gefühl von Verantwortlichkeit für andere.*

Wenn wir den ersten Monolog weiter lesen, so scheint es, dass Faust gar nicht so an der Macht hängt. Diese hatte er als Magister und Doktor, aber davon ist er enttäuscht. Aber immerhin <u>war</u> Macht wahrscheinlich auch für ihn ein Thema.
Sehen wir uns SCHOLTENs Beschreibung der "Goldserie" weiter an:

> *Das eingenommene Land hat sich noch weiter ausgedehnt bis zu einem ganzen Staat oder sogar der ganzen Welt. Die Betrachtungsweise eines Königs muß viel weiter gehen als die eines Bäckers. Der König muß ein Gebiet gut überblicken können, um seine Politik bestimmen zu können.*

---

[36] GAWLIK 1990, ELENDT 2008

Das könnte immerhin auch zu dem Faust des fünften Aktes passen. Sogar wörtlich hinsichtlich der Ausdehnung des Landes. Allerdings passt Aurum schon für den Faust des Anfangs.

Das Sehen als weiteres Thema? Man ist natürlich versucht, zwei Dinge damit in Zusammenhang zu bringen. Das erste ist die bekannte Stelle im ersten Monolog:

> *Schau' alle Wirkenskraft und Samen*   384
> *und tu' nicht mehr in Worten kramen.*

Allerdings ist damit wohl nicht das übliche Sehen gemeint, sondern so etwas wie eine metaphysische Schau, die dann nach SCHOLTEN wahrscheinlich doch eher der siebten Serie zuzuordnen wäre.

Und natürlich kann man zweitens mit dem Thema des Sehens auch jene Stelle nahe dem Schluss in Verbindung bringen, in der Faust durch die Einwirkung der Sorge erblindet. Aber wie bereits gesagt, ist Aurum bereits am Anfang Fausts Mittel.

Von der Serie her könnte also Gold zu Faust passen, wenn auch nicht in allen Eigenschaften.

Sehen wir uns die Stadien an. Faust als Aurum würde dann zum Stadium 11 gehören, überschrieben mit „Konservieren". Lesen wir wieder SCHOLTEN:

> *Hier handelt das Thema von "behalten". Sie wollen das, was aufgebaut ist, behalten, instandhalten. Sie haben ein starkes Verantwortungsgefühl, mehr als andere Metalle. Im allgemeinen sind sie konservativ bis steif, stellen ihre Angelegenheiten nicht zur Diskussion. Sie wollen, was sie erreicht haben, festhalten. Und darüber hinaus halten sie sich an die Arbeitsregeln.*

Das scheint uns auf den Faust des Anfangs so gar nicht zuzutreffen, denn im Gegenteil ist er dabei, sich von dem, was er aufgebaut hat, zu verabschieden, weil er es als unzureichend erkannt hat. Wir wollen nicht alle Charakteristika dessen, was SCHOLTEN zu seinem Stadium 11 sagt, diskutieren, aber es geht in die gleiche Richtung: Faust ist über das hinaus und dennoch nach der klassischen Analyse Aurum zuzuordnen.

Aber halt: Da begegnet ihm doch sein Alter Ego, die merkurialische Trickster-Figur Mephistopheles. Und Mercurius steht ebenfalls in der sechsten Serie, aber eine Stelle weiter rechts, gehört also zum Stadium 12. Könnte Faust dadurch, dass er eben nicht mehr fest hält, was er erreicht hat, ein neues Stadium erreicht haben – in Form seines Alter Ego?

Es scheint, dass das nur zum Teil zutrifft. SCHOLTEN schreibt, dass man auch in diesem Stadium immer noch an der Macht hängt, sogar dazu tendiert, das alles zu übertreiben. Faust hingegen gibt, als er mit Mephistopheles geht, alles Vorherige auf. Sicher gewinnt er eine neue Art von Macht und sicher ist er sehr misstrauisch gegen seinen neuen Weg, der ihm von Mephistopheles suggeriert wird. Aber das Hängen am Alten kann man ihm nun wahrlich nicht unterstellen.

Summa summarum kann man eine teilweise Übereinstimmung mit dem klassischen Arzneimittelbild von Aurum – hier illustriert an „Aurum-Fall" Faust – mit der Systematisierung von SCHOLTEN konstatieren, aber eben nur eine teilweise Übereinstimmung. Man muss aber fordern, dass, wenn man, wie SCHOLTEN versucht, mit Hilfe seiner Systematisierung von bekannten und geprüften Arzneimitteln (im Falle von Aurum sogar eines Polychrestes) auf weniger bekannte und ungeprüfte Arzneien zu schließen, doch der Ausgangspunkt, die geprüften Arzneimittel, hinsichtlich des Arzneimittelbildes passen sollten. Und das ist in diesem Beispiel nur teilweise der Fall.

Ende des Zwischenstücks und weiter mit dem Thema "Periodensystem"

Zusammenfassend ist die Systematisierung, wie sie SCHOLTEN vornimmt, ein Versuch, die Fülle der möglichen Arzneimittel in eine gewisse Ordnung zu bringen – zunächst bezüglich der Elemente und Mineralien. Allerdings enthält dieses System aber erhebliche spekulative Elemente und – leider – auch erhebliche Fehler.

Und vor allem verfährt SCHOLTEN zum Teil nach dem Prinzip "Was nicht passt, wird passend gemacht", was nicht angemessen ist.

Rajan SANKARANs Sicht des Periodensystems

Auch SANKARAN (2009) versucht, gewisse homöopathisch zuordenbare Eigenschaften mit den Dimensionen des Periodensystems in Deckung zu bringen. Ihn interessieren hier – anders als SCHOLTEN – die Miasmen, deren er 10 kennt. Deckungsgleichheit kann also auch hier in beiden Dimensionen des Periodensystems nicht erzielt werden, weshalb auch seine Darstellung etwas Gewolltes hat. Auf SANKARAN werden wir später zurückkommen.

ZIPPERMAYR und das Periodensystem

Schließlich sei noch ZIPPERMAYR erwähnt, der ebenfalls eine Systematisierung anhand des Periodensystems versucht.
ZIPPERMAYR lässt wie SCHOLTEN und SANKARAN die Unterschiede zwischen den Haupt- und Nebengruppen unberücksichtigt, führt aber innerhalb der Perioden eine weitere Unterteilung ein. Er schreibt vom „Oktaven"-Aufbau des Periodensystems. In der Tat könnte man diese Formulierung für die zweite und dritte Periode verwenden, die tatsächlich acht Elemente enthalten. Die späteren Perioden enthalten aber achtzehn Elemente (wenn man einmal – eigentlich ungerechtfertigterweise - von den Lanthaniden und Actinoiden absieht).
Das Problem löst er dergestalt, dass er in jeder Periode zwei „Oktaven" annimmt. Nun geht das aber auch nicht auf, da es sich ja um 18 Elemente handelt und nicht 2 x 8=16. Das „löst" er auf folgende Weise: Am Ende jeder Periode steht bekanntlich ein Edelgas. Das ist für ZIPPERMAYR gleichzeitig das Ende der zweiten „Oktave" innerhalb einer Periode. Am Ende der ersten „Oktave" sollte also auch etwas Edles stehen: ein Edelmetall.
Das heißt, die erste „Oktave" innerhalb einer Periode geht von der ersten Gruppe bis zur achten (bzw. bis zur sechsten Nebengruppe). Die zweite „Oktave" geht von der elften bis zur achtzehnten.
Daraus entstehen zwei merkwürdige Konsequenzen: Wenn die erste „Oktave" der dritten Periode mit einem Edelmetall endet (was ZIPPERMAYR meint), dann ist dieses Edelmetall Eisen. Nun gut. Wenn dem so ist, dann sollte ZIPPERMAYR sich befleißigen, den Begriff des Edelmetalls neu zu definieren (was er aber unseres Wissens nicht tut). Eisen scheint uns nicht so sehr edel zu sein. Es rostet.
Die zweite Konsequenz ist, dass in der Mitte zwischen den beiden „Oktaven" noch zwei Elemente übrig bleiben. Diese deklariert ZIPPERMAYR als „Zwischentakt" und gleichfalls als Edelmetalle. In der dritten Periode sind

das dann Kobalt und Nickel. Absurderweise wären dann aber Silber und Gold keine Edelmetalle mehr, da beide am Anfang der zweiten „Oktave" stehen.

Nicht nur ist die Unterteilung in zwei „Oktaven" und einen „Zwischentakt" physikalisch-chemisch durch nichts begründet[37] (und das Periodensystem ist nichts als physikalisch-chemisch begründet – eigentlich reicht sogar die physikalische Begründung aus), sondern diese Unterteilung führt auch zu absurden Konsequenzen, weshalb wir keinen Anlass sehen, weitere Kommentare zu diesem System abzugeben[38].

c) Taxonomische Gruppierung innerhalb der Lebewesen

Wir sprachen schon davon, dass sich die drei „großen" Nachtschattengewächse Belladonna, Hyoscyamus sehr ähnlich sind, so ähnlich, dass man sie unter Umständen leicht verwechseln kann. Das haben wir zunächst so interpretiert, dass es damit zu tun haben könnte, dass sie ähnliche pharmakologisch wirksame Inhaltsstoffe haben. Ebenso hatten wir erwähnt, dass die Korbblütler Bellis perennis und Arnica ähnliche Indikationen aufweisen.

Man kann auf die Idee kommen, homöopathische Arzneimittel, die aus den zwei großen Reichen des Lebenden stammen, nach ihrem Ort in der taxonomischen Ordnung zu gruppieren. Das würde in der Erwartungshaltung geschehen, dass homöopathische Arzneimittel, die sich taxonomisch nahe sind, auch in ihrer homöopathischen Wirkung ähnlich sind, ein Gedanke, der auf den ersten Blick ziemlich nahe liegt, aber womöglich von etwas Wunschdenken geprägt ist: Es wäre einfach schön, wenn die Ähnlichkeiten der Mittelwirkung, die innerhalb der einen oder anderen Pflanzenfamilie bestehen, generell vorhanden wären. Man könnte sozusa-

---

[37] Es gibt einen anderen Versuch des Umgangs mit dem Periodensystem unter Verwendung von "Oktaven". Er stammt von Alex PETTY, hat aber ganz andere Zielsetzungen. Dass sich ZIPPERMAYR nicht auf diesen Versuch bezieht, erhellt daraus, dass er PETTY nicht zitiert. Insofern braucht dieser andere Versuch hier nicht näher dargestellt zu werden.

[38] Man könnte allenfalls – in Anlehnung an eine zeitgenössische Bemerkung über NIETZSCHEs musikalische Fähigkeiten – formulieren, ZIPPERMAYRs Bemerkungen zum Periodensystem seien Notzucht an der Urania.

gen in der taxonomischen Ordnung aufsteigen, bis man zu einer Pflanzenfamilie[39] kommt und schließlich die Art wählen kann.

Was ist eigentlich Taxonomie? Es ist der Versuch, durch Einteilung und Namensgebung eine gewisse Ordnung in die vielen verschiedenen Lebensformen zu bringen. Nein, das ist nicht richtig. Taxonomie ist der Versuch, diese Ordnung zu finden. Wir bringen sie nicht hinein, sondern wir entdecken sie.

Nur so kann man das Genie eines LINNÉ ausreichend würdigen. Ihm stand nur das zur Verfügung, was im Äußeren der Lebewesen zu sehen war, was sinnlich wahrnehmbar war. Er hätte auch damit beginnen können, die Pflanzen in solche mit roten, grünen und blauen Blüten einzuteilen und damit Ordnung hinein zu bringen. Das hat er nicht getan, sondern er hat zielsicher die Merkmale gefunden, an denen sich die Ordnung nach Verwandtschaft festmachen lässt[40]. Und siehe da: Es stimmt. Seine Ordnung geht ziemlich parallel mit den Abstammungslinien, die man bei der Analyse der nicht-codierenden RNA findet. Die Erscheinung repräsentiert das Wesen, womit ein Schluß von den äußeren Eigenschaften auf das Wesen möglich wird - wozu auch die verwandtschaftliche Stellung innerhalb der Natur gehört. Das ist eine durchaus problematische, aber nicht von vornherein abzulehnende Schlussweise.

Es stellt sich die Frage, ob diese Ordnung auch auf die Eigenschaften der homöopathischen Mittel anwendbar ist.

Der zweite hierfür erforderliche Schluss, jener von der Taxonomie zu den Wirkungen als Heilmittel, ist ebenso problematisch wie der gerade erwähnte erste. Aber er wird verwendet. Hierfür gibt es innerhalb der Homöopathie etliche Beispiele.

Nehmen wir noch einmal die Nachtschattengewächse. Diese sind durch äußere Ähnlichkeiten in eine Familie zusammengefasst, aber sie sind sich auch in ihrem Gehalt an Tropan- und anderen Alkaloiden ähnlich. Atropin (ein Hyoscyamin-Racemat) finden wir in Atropa Belladonna, in

---

[39] Ähnliches gilt natürlich auch für das Tierreich. Der Unterschied besteht darin, dass für den Laien in der Taxonomie bei den Pflanzen Unterschiede insbesondere zwischen den Familien und Gemeinsamkeiten in ihnen wahrgenommen werden können, während es bei den Tieren eher um die Klassen geht.

[40] Man könnte auch sagen, dass er den "Inbegriff" dessen erkannt hat, was entscheidend ist. Man denke in diesem Zusammenhang über die weiter oben erwähnte Formulierung vom "Inbegriff" bei HAHNEMANN nach!

Mandragora, in Hyoscyamus niger, in Datura Stramonium und etlichen andere Nachtschattengewächsen.

Was ist es um die Nachtschattengewächse Kartoffel und Tomate, die der Nahrung dienen? Unreife Tomaten und durch zu viel Licht grün werdende Kartoffeln enthalten Solanin und können durchaus schwach giftig wirken. Da haben wir eine chemische Gemeinsamkeit von vielen Nachtschattengewächsen: Sie enthalten Alkaloide. Nun ist das aber einerseits kein Privileg der Nachtschattengewächse und andererseits sind Tropanalkaloide wohl in Belladonna, Hyoscyamus und Stramonium zu finden, Dulcamara, Tomaten und Kartoffeln enthalten aber Solanin, was eine ganz andere chemische Verbindung mit ganz anderen Wirkungen ist.

Die Ähnlichkeit hinsichtlich der pharmakologisch relevanten Inhaltsstoffe ist also nur eine teilweise und stimmt nicht vollkommen mit der genetischen und morphologischen Ähnlichkeit innerhalb der Taxone überein. Lassen wir das aber dennoch zunächst so stehen.

Da gibt es Seminare und Bücher über die Nachtschattengewächse, die Doldenblütler, die Korbblütler, die Schlangen, die Spinnen usw. Sie alle gehen davon aus, dass die taxonomische Stellung auf die homöopathische Anwendung schließen lässt, dergestalt, dass auf jeder Hierarchieebene Gemeinsamkeiten zwischen den einzelnen Vertretern existieren.

Ein Beispiel: Den Korbblütlern ist im homöopathischen Sinne gemeinsam, dass die Menschen, die ein Mittel aus dieser Familie brauchen, meinen, sie seien stark und die Herren über ihr Geschick. Krankheit etwa hat in diesem Denken keinen Platz.

Die Frage ist, wie diese Zuschreibung entstanden ist. Da kennen wir das berühmte Symptom, dass Menschen, die Arnica brauchen, dann, wenn sie sehr krank sind, den Arzt wegschicken mit der Begründung, sie seien nicht krank. Taraxacum ist unbekümmert, Bellis perennis ist froh, wenn es donnert und blitzt (*das alles kann mir nichts tun*), Chamomilla lässt keine Annäherung und Berührung zu, insbesondere im Krankheitsfalle und ist ebenfalls unbesonnen, Calendula hat die Angst, es werde etwas Schreckliches geschehen, Espeletia grandiflora hat große Probleme mit dem Älterwerden. Als Gemeinsamkeit könnte man versuchsweise formulieren, dass sie sich eigentlich stark und unbesiegbar fühlen, dass es aber einen Feind (den Tod) gibt, der sich ihnen nähert und den sie nicht in ihre Nähe lassen wollen.

Als Aufgabe der Homöopathie könnte man ansehen, diese Gemeinsamkeiten herauszufinden und von diesen Gemeinsamkeiten ausgehend, eine Differenzierung der einzelnen Vertreter der jeweiligen Hierarchieebene (bei den Pflanzen zumeist der Familie) vorzunehmen. Die Frage ist, ob und ab wann man von den gefundenen Gemeinsamkeiten einiger Vertreter einer Hierarchieebene (hier den Compositae) extrapolieren darf und meinen, diese gefundenen Eigenschaften seien allen Vertretern dieser Hierarchieebene gemeinsam. Aber das ist das uralte Induktionsproblem, das wir wohl auch nicht lösen werden.

Wenn wir diese Ähnlichkeiten nach dem „Drei-Größen-Satz" betrachten, so würde sich noch ein dritter Schluß ergeben[41]:
Wenn man von der äußeren Gestalt auf innere Verwandtschaft schließen kann (wie Linné) und wenn man von der taxonomischen Ähnlichkeit (z.B. innerhalb einer Familie) auf die Ähnlichkeit als Heilmittel schließen kann, dann könnte man auch von der äußeren Gestalt auf die Wirkung als Heilmittel schließen. Zwar wäre diese Schlussweise eine falsche Anwendung des Drei-Größen-Satzes, indem dieser statische Satz auf Schlussweisen übertragen wird, aber tatsächlich gibt es diese Schlussweise. Das möchten wir aber erst später diskutieren.
Hier wollen wir noch ein wenig auf SCHOLTENs bzw. SANKARANs gigantisches Vorhaben eingehen, das Pflanzenreich im homöopathischen Sinne zu systematisieren, d.h. aus der vorliegenden taxonomischen Systematik Schlüsse über die homöopathische Wirkung zu ziehen, also etwas ganz Ähnliches wie das, was sie mit dem Periodensystem versucht haben. Der Unterschied besteht natürlich darin, dass das Periodensystem weitaus weniger Entitäten hat als das Pflanzenreich.

Jan SCHOLTEN und die Taxonomie

Jan SCHOLTEN verfolgt mit seinem Pflanzenbuch ein äußerst ehrgeiziges Projekt: Er möchte das taxonomische System so anwenden, dass auch ohne Prüfung (die ja schon wegen der schieren Menge der prüfbaren Spe-

---

[41] Der „Drei-Größen Satz" („Wenn zwei Größen einer dritten gleich sind, dann sind sie untereinander gleich") ist ein Gleichheitssatz. Ihn auf die Ähnlichkeit zu übertragen, ist ziemlich problematisch.

cies nicht leistbar wäre[42]) sich durch die Stellung der jeweiligen Art in der Systematik erschließt, für welche menschliche Kondition bzw. Krankheit sie als Heilmittel eingesetzt werden kann.

Es ist nicht so, dass ein solches Unterfangen von vornherein zum Scheitern verurteilt wäre. Immerhin kennen wir – aus der Prüfung und aus der Erfahrung – Ähnlichkeiten z.B. der Nachtschattengewächse unter sich, der Korbblütengewächse unter sich und der Doldengewächse unter sich. Es wäre schön, wenn es eine generelle Systematik gäbe und nicht nur das Wissen um partikuläre Ähnlichkeiten von Arzneimittelbildern der verschiedenen Vertreter einer Familie.

Man könnte tatsächlich hergehen und diese Pflanzen hinsichtlich ihrer taxonomischen Hierarchie gruppieren. Wenn Nachtschattengewächse gewisse Eigenschaften gemeinsam haben, so vielleicht auch Nacktsamige. Zu erschließen, was das Gemeinsame ist und wie sich die einzelnen Vertreter der jeweiligen Gruppe voneinander unterscheiden, wäre tatsächlich eine lohnende Aufgabe, die aber aus praktischen Gründen jenseits der homöopathischen Arzneimittelprüfung angesiedelt sein muss. Die Frage ist, nach welchen Bestimmungsstücken wir uns diese Gemeinsamkeiten und Unterschiede erschließen.

Jan SCHOLTEN hat da Erfahrung vom Periodensystem her, indem er die tatsächlich periodisch wiederkehrenden Eigenschaften in den zwei Dimensionen des Periodensystems mit psychischen Eigenschaften und Entwicklungen von Personen, die das betreffende Element (bzw mineralische Kombinationen von Elementen) in homöopathischer Form benötigen, in Beziehung setzt.

Die im Pflanzenreich vor ihm liegende Aufgabe ist natürlich ungleich größer.

SCHOLTEN versucht, diese Aufgabe zu lösen, indem er die Systematik des Periodensystems auf das Pflanzenreich legt.

Unseres Erachtens verbinden sich damit zwei Probleme. Das eine hat mit der enorm unterschiedlichen Zahl der Entitäten zu tun. Wenn wir beim Periodensystem von exakt 118 Elementen in den sieben Perioden[43] reden,

---

[42] Es wird sich im Verlaufe unserer Betrachtungen zeigen, dass der Grund für die Schwierigkeiten eines solchen Vorhabens nicht nur in der Zahl der zu untersuchenden Arten liegt.

[43] Zu erwähnen ist dabei, dass man das Periodensystem als potenziell unendlich ansehen kann. Es könnte eine achte oder auch eine tausendste Periode geben. Ob sich mt der rein rechnerischen Möglichkeit auch eine Existenz verbindet, ist allerdings fraglich,

ist die Zahl der Arten im Pflanzenreich natürlich um ein paar Zehnerpotenzen höher. Man kann also das Periodensystem nicht deckungsgleich auf das Pflanzensystem legen.[44] SCHOLTENS Lösung ist eine fraktale (er nennt sie selbst so). Das bedeutet, dass auf verschiedenen Hierarchieebenen des Pflanzenreiches die begrenzten Entitäten des Periodensystems immer wiederkehren.

Das zweite Problem ist die Unterschiedlichkeit der Systeme:

Das Periodensystem ist ein echt zweidimensionales System, in dem in diesen zwei Dimensionen bestimmte Eigenschaften periodisch wiederkehren (deshalb heißt es Periodensystem). Das System der Pflanzen ist ein eindimensionales, aber hierarchisch gegliedertes und verzweigtes System, in dem es auf jeder Hierarchieebene Ähnlichkeiten gibt[45]. Zwei auf solche Weise unterschiedlich strukturierte Systeme einfach übereinander zu legen, erscheint uns als ziemlich problematisch.

SCHOLTEN probiert da eine Art Zahlenmystik, indem er die sieben Perioden und die sieben Hauptgruppen (in Wirklichkeit sind es natürlich acht) bzw. die achtzehn Gruppen in der vierten und fünften Periode und die zweiunddreißig Gruppen (Lanthanide und Actinoide inbegriffen) in der sechsten und siebenten Periode regelmäßig wiederkehren lässt.

Der wichtigste Kritikpunkt an SCHOLTENs Pflanzenbuch ist aber ähnlich zu dem, was wir an seiner Auffassung vom Periodensystem schon kritisiert hatten: Er verändert die Taxonomie!

SCHOLTEN schreibt zu "seiner" Taxonomie einen bezeichnenden Satz:
Die resultierende Klassifikation ist erst nach langen Überlegungen entstanden und berücksichtigt die Erkenntnisse der Taxo-

---

haben doch Elemente nach dem Uran zum Großteil eine Lebensdauer, die nur Sekundenbruchteile währt. Allerdings gibt es die Hypothese von Stabilitätsinseln bei schwereren Elementen als den bisher bekannten.

[44] Wer - etwa während der Beschäftigung mit der traditionellen chinesischen Medizin - einmal versucht hat, die chinesischen 5 Wandlungsphasen mit den westlichen 4 Elementen in Beziehung zu setzen, wird wissen, was für Probleme ein solches Übereinanderlegen mit sich bringt.

[45] Eigentlich gibt es eine solche Hierarchie auch innerhalb des Periodensystems. So sind etwa die Nebengruppenelemente den entsprechenden Elementen der zweiten Hauptgruppe hierarchisch untergeordnet und die Lanthanide und Actinoide den entsprechenden Elementen der ersten Nebengruppe. Interessanterweise beachtet SCHOLTEN aber gerade diese Hierarchie nicht.

nomie, Homöopathie, Logik und der Kasuistik in einer Zusammenschau. [...] Wir haben in der Botanik noch keine Entsprechung für die Atomzahl.[46]

Sicher ist es richtig, wenn SCHOLTEN schreibt, dass das gesamte taxonomische Gebäude noch nicht abgeschlossen ist und dass es in begrenztem Maße noch zur Diskussion steht. Es stimmt, dass es noch nicht so klar definiert ist wie das Periodensystem.
Wenn man jedoch weiß, dass SCHOLTEN auch am klar definierten Periodensystem Veränderungen vorgenommen hat, für die es keine Begründungen geben kann, dann fragt man sich, was er mit einem System für Unsinn anrichten kann, dass in kleinen Teilen nicht so klar definiert ist.
Um es ganz klar zu sagen: Es gibt zwei Kriterien für die Systematik der Pflanzen: Die Morphologie und die Abstammung. Das Ziel ist, dass beide Kriterien widerspruchsfrei sind. Es wird oft, aber nicht immer erreicht.
Wenn man weitere Kriterien einführt, wird das Ganze noch unübersichtlicher und sehr wahrscheinlich chaotisch.

Wenn SCHOLTEN die homöopathische Wirkung als weiteres Kriterium für die Klassifizierung bzw. Kladierung einführt, was er tatsächlich zugibt, dann ist das, was dann geschehen kann, am besten durch ein Beispiel ausgedrückt, welches wir "Scholten-Syllogismus" nennen wollen (wissend, dass es sich hier eben um keinen Syllogismus handelt, sondern um eine logische Verirrung):

Prämisse 1: Kartoffeln sind Hackfrüchte.
Prämisse 2: Kartoffeln sind Nachtschattengewächse.
Prämisse 3: Möhren sind Hackfrüchte.
Konklusion: Möhren sind Nachtschattengewächse.

Soviel zum Einbezug der Logik in die Klassifizierung der Pflanzen.
Und die Kasuistik? Es erschließt sich uns nicht, wieso homöopathische Fallstudien die Taxonomie verändern könnten. Wenn ein Rotholzgewächs bei einem Patienten, der Belladonna-ähnliche Symptome zeigt, angewandt wird und tatsächlich eine Heilung erfolgt, rechtfertigt das nicht,

---

[46] Was immer SCHOLTEN auch mit der "Atomzahl" meint... die Ordnungszahl? Das Atomgewicht? Die Avogadro-Konstante? Wir wissen es nicht.

dass diese Pflanze künftig als Nachtschattengewächs bezeichnet wird. Die Heilung könnte damit zu tun haben, dass diese Pflanze ebenfalls Tropanalkaloide enthält. Dadurch wird sie aber nicht zu einem Nachtschattengewächs. Das wäre Unsinn.

Es gibt aber noch mehr zu sagen. Sehen wir uns zunächst die taxonomische Hierarchie am Beispiel der Einordnung von Solanum dulcamara an (wobei im taxonomischen Sprachgebrach die umfassenderen Taxone als "unten" bezeichnet werden und die spezifischeren als "oben" – also umgekehrt wie hier grafisch dargestellt):

Ohne Rang	Eucaryonta
Ohne Rang	Chloroplastida
Ohne Rang	Charophyta
Ohne Rang	Phragmoplastophyta
Ohne Rang	Streptophyta
Reich	Plantaae
Abteilung	Tracheophyta (Gefäßpflanzen) Bryophyta (Laubmose)
Unterabteilung	Spermatophytina (Samenpflanzen)
Klasse	Magnoliopsida (Bedecktsamer)
Ohne Rang	Kerneudikotyledonen Eudikotyledonen Monokotyledonen
Unterklasse	Asteriden

81

Unterklasse	Asteriden
Subunterklasse	Euasteriden I Euasteriden II
Ordnung	Solanales
Unterordnung	-
Familie	Solanaceae
Unterfamilie	-
Tribus	-
Subtribus	-
Gattung	Solanum
Art	Solanum dulcamara

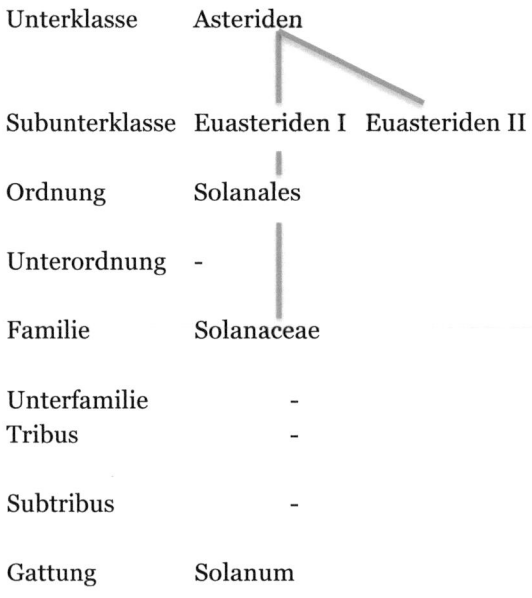

Das ist ein Auszug aus der gegenwärtig gültigen taxonomischen Tabelle. Diese ist veränderbar, aber nur unter Angabe von guten Gründen, Morphologie und Abstammung betreffend – ausschließlich Morphologie und Abstammung, denn so ist der Konsens. Es geht eben nicht um rote, grüne und blaue Blüten und auch nicht darum, welche Pflanzen welche pharmakologisch wirksamen Inhaltsstoffe haben, und schon gar nicht darum, welche Pflanze in homöopathischer Potenz bei Patienten geholfen hat.
An dieser Stelle müssen wir nochmals SCHOLTEN zitieren:

> *Die Tracheophyta sind Teil der Bryophyta, daher sollten die Bryophyta auf eine höhere Ebene gebracht werden, zum Beispiel auf die eines Unterreiches.*

Sehen wir einmal davon ab, dass SCHOLTEN hier "oben" und "unten" verwechselt. Im oben abgedruckten Auszug des taxonomischen "Baumes" sind die Bryophyta auf der gleichen Ebene wie die Tracheophyta.

Die morphogenetische Systematik der Laubmoose ist erst 2009 von W.
FREY fertig gestellt worden. Bei den auffallend diskreten und äußerst zahlreichen unteren Taxonen hat sich bis heute noch niemand an die genetische Kladierung gewagt. Anders ist es bei den Bedecktsamern. Die hier umfangreiche genetische Kladierung vollzieht sich taxonspezifisch und ordnet generell keine Taxone phylogenetisch um.

SCHOLTEN behauptet also prinzipiell, dass man die Bryophyta (Laubmoose) eine Kategorie höher stehend (er meint aber tiefer = falsches Taxonomieverständnis) als Unterreich der Tracheophyta (Gefäßpflanzen) ansehen sollte, das diese ja aus vorletzteren entstanden sind.
SCHOLTENs Änderung der Taxonomie wird in der folgenden, etwas differenten (insofern hier eine neue Hierarchiestufe eingeführt wurde, die des Unterreichs) Darstellung deutlich gemacht:

taxonomische Kategorie	Eucaryotengruppe 1	Eucaryotengruppe 2	Eucaryotengruppe 3
ohne Rang:			Diaphoretickes
ohne Rang:			Archaeplastida
ohne Rang:		Chloroplastida	Chloroplastida
ohne Rang:		Charophyta	Charophyta
ohne Rang:	Phragmoplastophyta	Phragmoplastophyta	Phragmoplastophyta
ohne Rang:	Streptophyta	Streptophyta	Streptophyta
Reich:	Pflanzen (Plantae)	Pflanzen (Plantae)	Pflanzen (Plantae)
Unterreich:	Landpflanzen	SCHOLTEN Landpflanzen	Armleuchteralgen
Abteilung:	Gefäßpflanzen (Tracheophyta)	Laubmoose (Bryophyta)	LEWIS und MCCOURT, 2010
Unterabteilung:	Samenpflanzen (Spermatophytina)	SCHIMP.	
Klasse:	Bedecktsamer (Magnoliopsida) BRONGN.		

Man könnte in SCHOLTENS Sinne auch folgende Vermutung aussprechen:

Das Reich der Pflanzen steht auf einer niedrigeren Entwicklungsstufe als das Tierreich. Das bedeutet, dass sich die Tiere aus den Pflanzen entwickelt haben. Die Affen stehen auf einer niedrigeren Entwicklungsstufe als die Menschen. Also haben sich die Menschen aus den Affen entwickelt.

Biologisch gesehen ist beides Unsinn, ebenso wie SCHOLTENs Behauptung, die Tracheophyta hätten sich aus den Bryophyta entwickelt. Wäre SCHOLTENs Annahme haltbar, so hätten wir keinen Entwicklungsbaum, sondern ein Entwicklungsband.

Man kann mutmaßen, welche Ursachen SCHOLTENs falsches Verständnis hat und nebenher auch, woher die Verwirrung durch die Vielfalt der Pflanzen gegenüber der angeblich taxonomisch systematisch gegliederten Tieren bei SANKARAN entsteht.
Betrachtet man die Pflanzen, so ist auch jemand ohne professionelle Taxonomie-Ausbildung durchaus in der Lage Pflanzenfamilien zu erkennen und zu differenzieren. Bei den untere Kategorien (unterhalb Ordnung) ist das nicht so leicht möglich. Bei den Tieren wird er schon ab der Klasse unterscheidungsfähig, erst recht ab den Ordnungen.
Z.B. weiß mit den Insektenordnungen (Schmetterlinge, Käfer usw.) jeder etwas anzufangen. Mit den Ordnungen der Pflanzen (Mohnartige, Lilienartige usw.) kann kein Dilettant etwas anfangen (Mohn- und Tulpenblüte ähneln sich z.B. sehr – dazu gehören Tulpen noch in eine andere Unterklasse – Einkeimblättrige - Monokotyledonen). Die Unterscheidungsfähigkeit gelingt dem gebildeten Laien erst ab den Familien (Tulpen, Lilien).
Ein Entomologe mit botanischem Interesse sieht das unter Umständen umgekehrt, d.h. die Tiere verwirren ihn durchaus mehr als die systematisch erscheinenden Pflanzen.
Wir müssen uns aber klar werden, dass bei den Pflanzen ein klares Ordnungsprinzip besteht. Die Botaniker würden uns nämlich (zu Recht) auslachen, wenn wir ihr System mit Kriterien, die sich jenseits der gültigen Kriterien befinden, verändern wollen. Sie würden das als Willkür empfinden. SCHOLTEN hätte bei botanischen Taxonomen keine Chance[47].

---

[47] Der Leser könnte an dieser Stelle vermuten, dass dieser Ausschluss von anderen Kriterien als Genotyp und Phänotyp in der Systematik der Pflanzen ein ähnlicher Vorgang ist wie der Ausschluß von anderen Untersuchungsmethoden als den Doppelblindversuch aus der medizinischen Methodik - eine Tatsache, die Homöopathen gern bemängeln. Das kann man aber nicht gleichsetzen. Letzteres ist der Ausschluss von bestimmten Erkenntnisinstrumenten, während ersteres die Definition von Kriterien ist, nach denen ein System aufgebaut ist. Man kann das natürlich tun, aber dann muss man

Wir sehen ein weiteres Problem:
Einerseits versucht SCHOLTEN, die Taxonomie als Instrument zu nutzen, mit dem er neue Informationen über die homöopathische Wirkung von Arzneimitteln erhalten kann. Das halten wir für einen nachvollziehbaren und guten Weg. Wenn er aber dabei die Taxonomie verändert, so finden wir das problematisch. Noch problematischer wird es, wenn diese Veränderungen darin bestehen, dass er homöopathische Kriterien in die Taxonomie einführt. Es könnte dazu führen, dass man das, was man in das System hineinsteckt, auch wieder als Antwort erhält. Das wäre dann aber eine Illusion.

Als Zusammenfassung zu SCHOLTENs Pflanzenbuch müssen wir sagen, dass wir die dort wiedergegebenen Grundthesen überwiegend ablehnen. Damit meinen wir nicht, dass wir einzelne oder alle auf diese Weise gewonnene Arzneimittelbilder ablehnen, sondern wir kritisieren die Art und Weise, <u>wie</u> sie ermittelt wurden.

SANKARAN und die Taxonomie

SANKARAN zieht immerhin nicht aus, die Taxonomie vom Standpunkt der Homöopathie aus zu verändern, sondern er hält sich weitgehend an das Gegebene. Er nutzt ohne Anmaßung eine gegebene Gruppierung. Das finden wir sehr schön.

---

die Kriterien, nach denen man das tut, sehr gut begründen. Es bleibt jedem unbenommen, ein anderes System nach anderen Kriterien aufzustellen, aber dann darf er sich eben nicht auf das bestehende berufen.
Man kann die Kartei einer Bibliothek, die nur auf den Buchtiteln aufgebaut ist, sachgerecht erweitern durch die Angabe der Verfassernamen (so etwas ist in der Systematik der Pflanzen geschehen, als zu den morphologischen Kriterien eines LINNÉ die genetischen Kriterien kamen). Sofern aber gefordert wird, als Ordnungskriterium die Farbe des Einbandes anzugeben, so ist das selten sachgerecht, auch wenn es Menschen geben mag, die sich Bücher nach diesem Kriterium anschaffen. Die Farbe des Einbandes ist einfach kein inhaltliches Kriterium, und wenn sich eine Bibliothek entschieden hat, nur inhaltliche Kriterien anzuwenden, so haben solche ästhetische Kriterien dort nichts zu suchen. Es ist in Ordnung, die Pflanzen nach Kriterien von Floristen zu gruppieren. Das reicht aber nicht, um das taxonomische System zu verändern und niemand würde das erwarten. Mit den in die Taxonomie hereingetragenen homöopathischen Kriterien ist es genauso.

SANKARANs Interesse ist wohl auch, homöopathische Gemeinsamkeiten von Taxonen (insbesondere Pflanzenfamilien) herauszufinden und sich damit zu erschließen, wie die bislang ungeprüften Arten wirken könnten.
Er geht dabei aber einen Schritt weiter als SCHOLTEN. Während SCHOLTEN weitgehend über Symptome spekuliert, wird (an einer bestimmten Stelle im Kontakt mit dem Patienten) für SANKARAN ein Bild wichtig, ein Bild, das man ohne weiteres mit der Signaturenlehre in Verbindung bringen könnte – auch wenn SANKARAN diesen Vergleich überhaupt nicht mag.
Darüber kann man immerhin reden. Das wollen wir aber an dieser Stelle nicht tun, denn SANKARANs Methode wird weiter unten erneut zum Thema werden.

Unsere Haltung zur taxonomischen Begründung der Homöopathie (bzw. der Mittelwahl)

Das wollen wir zunächst als Frage formulieren:

Wenn es so ist, dass die Mitglieder einer taxonomischen Hierarchieebene nicht nur morphologische und genetische Marker gemeinsam haben, sondern sich auch in ihrer (allöo- oder homöopathischen) Wirkung ähneln, so muss die Frage gestellt werden, worauf denn diese ähnliche Wirkung beruht.

Die pharmazeutisch wirksamen Hauptinhaltsstoffe können für diese Gemeinsamkeiten einer Pflanzenfamilie[48] nicht allein verantwortlich sein, da jene nicht in allen Mitgliedern einer Familie vorkommen. Beispielsweise enthalten die Nachtschattengewächse Atropa belladonna, Hyoscyamus niger und Datura stramonium Tropanalkaloide, Solanum dulcamara hingegen nicht.
Von Arnica montana sind pharmakologisch wirksame Inhaltsstoffe bekannt. Bellis perennis aus der gleichen Familie enthält hingegen kaum pharmakologisch relevante Stoffe. Dennoch ist die homöopathische Wirkung der beiden Korbblütler ziemlich ähnlich.

---

[48] Wir gehen hier davon aus, dass es solche Gemeinsamkeiten der Wirkungen von verschiedenen Vertretern eine Pflanzenfamilie wirklich gibt und es sich nicht nur um eine Illusion handelt (was gleichwohl nicht auszuschließen ist).

Andersherum ist der Gehalt an pharmakologisch relevanten Haupt-Inhaltsstoffen Hierarchie-übergereifend, wofür wir zwei Beispiele geben wollen:
1) Ganz andere Pflanzenfamilien als die Nachtschattengewächse, wie z.B. Rotholzgewächse enthalten wiederum Tropanalkaloide. Diese gehören der Abteilung Eurosiden I an und sind in der Taxonomie ziemlich weit von den Nachtschattengewächsen entfernt – auch für den Laien kaum zu verwechseln. Tropanalkaloide sind weiterhin in Windengewächsen, Silberbaumgewächsen, Rhizophoragewächsen und einigen Wolfsmilchgewächsen enthalten.
2) Chinin ist nicht nur Inhaltsstoff von Chinchona und Remija sondern es ist ein typisches Ptomain (sog. Leichengift) im Gammelfleisch[49].

Was kann dann für die Wirkung der homöopathischen Potenzen verantwortlich sein?
Die pharmakologische Wirkung einer Pflanze kann durch einen einzigen Inhaltsstoff bedingt sein oder durch eine pflanzenspezifische Wirkstoffkombination. Es kann sogar sein, dass die Wirkung der pflanzenspezifischen Wirkstoffkombination ähnlich ist zu der eines Haupt-Wirkstoffes, den sie gar nicht enthält. Auf alle Fälle kann sich die Wirkung eines isolierten Wirkstoffes von der phytotherapeutischen Wirkung unterscheiden. Und die homöopathische Wirkung kann noch einmal anders sein.
Beispiel: Reines Strychnin wirkt gleich, ob man es nun aus Strychnos nux vomica oder Strychnos ignatii isoliert. Pflanzenextrakte aus den beiden Pflanzen dürften auch ziemlich ähnlich wirken (ähnlich zwischen beiden Pflanzenextrakten und zum Strychnin), aber es dürfte auch Unterschiede geben. Die homöopathische Wirkung von Ignatia und Nux vomica ist meist klar zu unterscheiden, obwohl auch in der Homöopathie gewisse Ähnlichkeiten bekannt sind.
Die Frage ist, warum auch Pflanzen einer Familie (oder einer anderen Hierarchieebene), die unterschiedliche Wirkstoffe enthalten oder gar keine pharmakologisch relevanten Stoffe, in der homöopathischen Wirkung ähnlich sind.
Hierzu muss man sich die Frage stellen, was denn eigentlich der Grund ist, dass Pflanzen in Familien zusammengefasst werden können. Für

---

[49] Interessanterweise wird das homöopathische Arzneimittel Pyrogenium ebenfalls aus verfaultem Fleisch hergestellt. Laut BOERICKE und CLARKE ist es ein Mittel gegen Fieber, BOERICKE meint sogar, gegen chronische Malaria.

LINNÉ waren es typische morphologische Ähnlichkeiten. Für uns sind es auf der Ebene des Phänotyps unterschiedliche Strukturproteine, hinter denen dann eine unterschiedliche Genexpression steht. Könnten es etwa diese Gemeinsamkeiten sein, die die ähnliche homöopathische Wirkung ausmachen, auch wenn sie für die pharmakologische Wirkung nicht verantwortlich sind?
Wenn es so wäre, dann könnte uns das womöglich einen Zugang zum schwierigen Begriff der Signatur eröffnen.

d) Die chronischen Miasmen

Wie sprechen von dem, was HAHNEMANN als „Chronische Krankheiten" bezeichnet hat. Das Miasma ist für HAHNEMANN der eher geistartig zu denkende Einfluss, der diese chronischen Krankheiten verursachte. HAHNEMANN kannte zunächst zwei davon: die Syphilis und die Feigwarzenkrankheit (Sykose). Er glaubte, diese beiden Krankheiten durch krankheitsspezifische Heilmittel heilen zu können. Bei der Syphilis war das Mercurius solubilis, bei der Sykose waren es Thuja und Acidum nitricum. Nur für den Rest der Krankheiten brauchte er das Simile-Prinzip.

Nach HAHNEMANNS eigenen Angaben („Die chronischen Krankheiten") gab es aber bei der bloßen Anwendung des Simile-Prinzips Enttäuschungen. Diese Methode war nicht ausreichend (was auch wir Heutige uns hinter die Ohren schreiben sollten). Er überlegte dann, woran das liegen könne und kam auf die Idee, dass es eine dritte chronische Krankheit geben müsse, die nach der Behandlung mit einem Spezifikum schrie. Er glaubte, diese Krankheit in der Psora (bzw. Krätze) identifizieren zu können (wobei seine Vorstellung breiter war als das, was man heute unter der Krätze versteht). Leider war es ihm nicht möglich, ein einzelnes oder wenige Arzneimittel als Spezifika für die Behandlung der Psora zu identifizieren, so dass er all die Mittel, die er in den „Chronischen Krankheiten" beschrieben hat, als Antipsorika auffasste (sein liebstes Antipsorikum blieb indes dennoch Sulphur). Und um aus diesen vielen antipsorischen Arzneien auswählen zu können, brauchte er wiederum das Simile-Prinzip.

HAHNEMANNS Miasmenlehre blieb nach seinem Tode nicht die, die sie ursprünglich gewesen war. Es kamen nicht nur weitere Miasmen hinzu, sondern der Begriff der Miasmen selbst veränderte sich. Manche fassen bis heute die Miasmen als spezifische Infektionen auf – nach dem Modell von Syphilinie und Sykose (wobei die Assoziation der Sykose mit dem, was wir heute als Gonorrhoe bezeichnen, fragwürdig bleibt).

Andere haben sich vom Begriff der spezifischen Infektion verabschiedet und sehen in den Miasmen eher grundsätzlich verschiedene Reaktionsformen des Organismus.

Und diesen verschiedenen Reaktionsformen kann man wiederum homöopathische Arzneimittel zuordnen. Das ist nicht eindeutig, indem manche (oder alle) Arzneimittel Aspekte aller Miasmen haben sollen.

Aber insgesamt ist durch die Zuordnung der Arzneimittel zu den Miasmen eine grundlegende Gruppierung der Mittel gegeben. HAHNEMANN selbst hat den Anfang dazu gemacht. Das heißt, dass wir, sofern wir das Miasma erkennen, in dem sich der Patient bzw. die Krankheit befindet, nur eine Auswahl aller Arzneimittel betrachten müssten.

Hinzu kommt laut der Miasmendynamik, wie sie von GIENOW beschrieben wurde, dass es nicht nur innerhalb der einzelnen Miasmen Stadien gibt, sondern dass sich auch ein Miasma aus einem anderen entwickeln kann. Das würde bedeuten, dass zur Ausheilung der Krankheit eine Abfolge von Mitteln erforderlich sein könnte, die für verschiedene Miasmen passen. In diesem Zusammenhang sind auch SANKARANs Miasmatik (mit 10 Miasmen) und die von ELENDT (2004, 5 Miasmen) interessant.

Es können hier nicht alle Verästelungen der Miasmenlehre verfolgt werden, auf alle Fälle bietet uns die Miasmenlehre eine Möglichkeit, die Arzneimittel zu gruppieren, womöglich sogar in dynamischer Weise. Und das ist ein Zugewinn zum bloßen Simile-Prinzip mit seiner bloßen Nebeneinanderstellung von Symptomen ohne inneren Zusammenhang.

Zur Bestimmung des Miasmas gibt es dann wieder Symptomenreihen (die sich auch noch von Autor zu Autor unterscheiden). Insgesamt ist die Verwirrung in der Homöopathie beim Thema der Miasmen am größten. Bei allem Durcheinander können aber die Miasmen vielleicht doch hilfreich zur Eingrenzung des zu gebenden Mittels ein.

e) Astrologie und andere Gruppierungen

Es gibt auch die Zuordnung der Arzneimittel zu astrologischen Konstellationen. Damit können und wollen wir uns – wie mit einigen anderen Zuordnungen - in Ermangelung entsprechender tiefgründiger Kenntnisse und auch wegen unserer Skepsis hier nicht befassen.

f) Zusammenfassung des Themas „Gruppierung" und vorläufige Zusammenfassung zum Thema der Mittelwahl

Wahrscheinlich kann durch die systematische Gruppierung eine gewisse Hilfe zur Arzneimittelwahl gegeben werden. Je nach zugrunde liegendem System ist diese aber in unterschiedlichem Maße mit Fehlern behaftet. Wir haben zeigen können, dass die Gruppierung anhand des Periodensystems der Elemente große Probleme mit sich bringt. Die Gruppierung anhand der Pflanzenfamilien liegt zwar nahe, aber ist ebenso mit Problemen behaftet. Vom Tierreich haben wir hier gar nicht erst geredet, und andere Gruppierungen erscheinen uns noch zweifelhafter.

Wir müssen an dieser Stelle festhalten, dass alle Kriterien, die wir bisher als möglicherweise zur Arzneimittelwahl geeignet genannt haben, fehlerbehaftet sind.
Erstens ist unklar, aus wie vielen Arzneimitteln wir vernünftigerweise auswählen sollten.
Wir wiederholen hierzu: Es gibt zweifellos mehr potenzielle Arzneimittel als die gegenwärtig bekannten. Und es gibt unter den bisher bekannten sehr viele, deren Potenzial noch lange nicht ausgeschöpft ist, die womöglich ebenfalls Polychrest sein könnten, wenn wir sie nur besser kennten.

Zweitens ist das grundlegende Auswahlprinzip – das Simile-Prinzip - fehlerbehaftet. Diese Fehler wurden oben detailliert erwähnt.

Drittens ist auch der Genius als Entscheidungskriterium fehlerbehaftet, denn der Genius entfernt sich von den experimentell ermittelbaren Eigenschaften eines Mittels, ist somit ein intellektuelles Konstrukt.

Mit anderen Worten steht die Homöopathie auf tönernen Füßen. Jedoch können, wenn sie richtig gestaltet sind, auch tönerne Füße halten.
Steht nicht auch unsere ganze wissenschaftliche Weltsicht auf tönernen Füßen? Seit der Kopenhagener Deutung und der BELLschen Ungleichung drängt sich das förmlich auf. Und das betrifft die (scheinbar!) „härteste" aller Naturwissenschaften, die Physik[50]!

---

[50] Es wird uns immerhin von der Physik nahegelegt, den Objektbegriff aufzugeben, der doch nach KANT notwendige Bedingung von Wissen ist.

8) Sankaran I

Rajan SANKARAN ist zweifellos einer der bedeutendsten lebenden Homöopathen. Was an ihm besonders schätzenswert ist, dass er um die Fragwürdigkeit der verschiedenen methodischen Ansätze in der Homöopathie weiß und das auch sehr deutlich macht. Sein Vorhaben ist, verschiedene Ansätze zu vereinen und dadurch größere Sicherheit in der Arzneimittelwahl zu bekommen.

Es kann sein, dass man nur durch die Art und Weise, wie eine Patientin die Praxis betritt, durch ihren Händedruck, durch ihr Sprechen und ihr ganzes anderes Verhalten erkennt, dass sie etwa Natrium muriaticum braucht. Es kann sein, dass wir dann nicht ein einziges repertorisierbares Symptom brauchen und dennoch den Genius von Natrium muriaticum erkennen.

Es kann auch sein, dass wir keinen solchen Genius erkennen, dass wir uns vielmehr durch den Dschungel von konkreten Symptomen und ihrer Bewertung hindurchkämpfen müssen, um am Ende vom Repertorium eine Reihe von Mitteln „ausgespuckt" zu bekommen, unter denen wir dann anhand der Materia medica unsere Entscheidung treffen, ohne eine Ahnung zu haben, ob das Mittel vom „Genius" her passt.

In der weitaus größten Anzahl der Fälle wird es sich um eine Mischung von beidem handeln. Das ist den meisten Homöopathen aus eigener Erfahrung bekannt, auch wenn sie womöglich nicht den Begriff „Genius" verwenden[51].

Man nimmt eine Anamnese auf und hat dabei schon eine Mittelidee, man schreibt dann nach HAHNEMANNscher Forderung alle Symptome auf (so, wie sie die Patientin schildert, nicht in interpretierender Weise!), repertorisiert sie (nicht nach HAHNEMANN, denn der hatte noch kein Repertorium), man schlägt bei einigen Mitteln nach. Und am Schluss? Wer entscheidet?

---

[51] Wäre es anders, so hätten wir – je nach Charakter – zwei Möglichkeiten. Die eine wäre, den Patienten an den Computer zu setzen und ihn eine größere Anzahl von Fragen beantworten zu lassen. Diese Maschine braucht dann noch zwei Sonderausstattungen: Einen Schlitz zum Einführen der Kreditkarte und eine Klappe, aus der der Patient dann das Arzneimittel entnehmen kann. Die andere Möglichkeit wäre der Auftritt als Heiler im wallenden Gewand: „Ich weiß, was mit Dir los ist, und ich werde dich heilen!" Beides birgt gewisse Probleme in sich.

Lycopodium kann das nicht sein, eher schon Natrium muriaticum, oder vielleicht Staphysagria? Und dann wäre noch an das kleine Mittel Plectranthus fruticosus zu denken, das im Ausdruck der Repertorisation an zehnter Stelle steht, wovon ich aber noch nie etwas gehört habe. Ok, ich entscheide mich für…

Wir, die Therapeuten selbst, entscheiden natürlich – nach einer Mischung von Symptomen und Genius. Und vielleicht noch nach einer oder ein paar Zutaten mehr…

SANKARAN bezieht in seine Arzneimittelwahl eine dritte Größe ein, die er „System" nennt.
Damit ist zunächst so etwas wie eine Taxonomie gemeint. SANKARANS erste Frage im Rahmen dessen, was er als „System" bezeichnet, ist, welchem Reich der Natur der Patient (bzw. sein Heilmittel) zugeordnet werden kann – dem Mineralreich, dem Pflanzenreich oder dem Tierreich[52].

Er hat Kriterien entwickelt, wie man einen Patienten einem dieser drei Reiche zuordnet. In extremer Reduktion (von ihm selbst vorgenommen) sind das die folgenden drei Muster:

Mineralien: *Struktur*
Pflanzen: *Empfindsamkeit*
Tiere: *Überleben*[53]

Kritisch muss zunächst hierzu bemerkt werden, dass wir alle empfindsam sind, nötigenfalls um das Überleben kämpfen und eine gewisse innere und äußere Struktur haben und brauchen. Insofern könnte man da lediglich quantitative Präferenzen herausstellen. SANKARAN (so weit wir ihn richtig verstehen) geht aber weiter: Er versucht, auf die tiefste (auf die tiefste noch erreichbare) Ebene der Krankheit oder Störung des Patienten zu kommen. Er nennt das die Ebene der vitalen Empfindung. Wenn es dort eine deutliche Präferenz für ein bestimmtes Reich gibt, dann solle man das Arzneimittel aus eben diesem Reich wählen.

---

[52] Das ist nur die wichtigste Einteilung. Daneben gibt es noch die Nosoden und die Imponderabilien.
[53] SANKARAN 2013

Das halten wir für nachvollziehbar (sofern man einmal von nicht immer ganz eindeutigen Grenzen zwischen diesen drei Reichen absieht).

Wenn man dann nach SANKARAN die Einordnung in eines der drei Reiche hat, kann man weiter differenzieren und womöglich auf eine Familie oder gar eine Art kommen. Dazu dienen SANKARAN alle Beobachtungen während des Anamneseprozesses. Handgesten nehmen dabei beispielsweise einen hohen Stellenwert ein - insbesondere, wenn es um das Tierreich gehen könnte.

Die Frage ist, nach welchen Kriterien man denn dann die Zuordnung zu den differenzierteren hierarchischen Ordnungen der Taxonomie vollziehen will.

Da nimmt SANKARAN Zuflucht zu den Miasmen und zu etwas, was man als Signaturenlehre bezeichnen kann. Er ist sich dessen auch durchaus bewusst – er weiß, dass seine Methode gern als Signaturenlehre bezeichnet wird und er wehrt sich dagegen:

> *Wir werden oft beschuldigt, Signaturenlehre zu betreiben, aber wer das behauptet, blickt nur sehr oberflächlich auf unsere Arbeitsweise. Ich lehre nicht, jemandem Zebra zu geben, bloß weil er ein gestreiftes T-Shirt trägt. Das Verständnis der Reiche wird nur angewendet, wenn die Anamnese eine Tiefe erreicht hat, bei der all die verschiedenen Dimensionen der Krankheit als Ausdruck einer inneren dynamischen Störung verstanden werden können.*
> SANKARAN: "Synergie homöopathischer Ansätze", S. 41

Wir sind hingegen der Meinung, dass sehr wohl die SANKARAN-Methode so etwas wie die Signaturenlehre beinhaltet. Es ist nicht das einzige, aber doch ein bedeutendes Element der SANKARAN-Methode.

Das führt uns dahin, den Begriff der Signatur etwas näher zu untersuchen – auch in seiner Beziehung zur Taxonomie.

9) Die Signatur

> *Bei euch, ihr Herrn, kann man das Wesen*
> *Gewöhnlich aus dem Namen lesen*
> Faust, 1331

Bevor wir zum Begriff der Signatur kommen, müssen wir noch einmal zum Begriff der Ähnlichkeit zurückkehren. Was ist eigentlich Ähnlichkeit? Eigentlich ist diese Frage schnell beantwortet, wenn man bei Wikipedia nachsieht:

> ***Ähnlichkeit*** *ist die Übereinstimmung in einer oder mehreren, nicht aber allen Eigenschaften.*
> *Der Begriff bezeichnet eine Beziehung (Relation) zwischen zwei oder mehreren Gegenständen (im weitesten Sinn), die in Hinsicht auf eine oder mehrere, nicht aber alle Eigenschaften (Merkmalen). [...] Der Grad der Ähnlichkeit bemisst sich nach dem Verhältnis der gemeinsamen zu den unterscheidenden Eigenschaften. Sind keine unterscheidenden Eigenschaften festzustellen, spricht man von Gleichheit bzw. Identität.*

Wenn dem so ist, dann ist sich wohl alles ähnlich! Eine gemeinsame Eigenschaft reicht. Man ist erinnert an zahlreiche Witze, die mit einer Frage beginnen: "Was ist der Unterschied zwischen..." Die Antwort betont dabei entweder tatsächlich den Unterschied oder sie konstatiert, es gebe keinen Unterschied, was dann mit einer einzigen gemeinsamen Eigenschaft begründet wird.

Smaragd und Kopfsalat sind sich ähnlich, denn beide sind grün. Tomaten und Rubin sind sich ähnlich, denn beide sind rot. Kopfsalat und Tomaten sind sich ähnlich, denn beide sind Pflanzen. Smaragd und Rubin sind sich auch ähnlich, denn beide sind Mineralien. Auf einer tieferen Ebene ist aber der Rubin dem Saphir (und gewissen Sorten von Schleifpapier) wesentlich ähnlicher als sowohl der Tomate als auch dem Smaragd, denn sowohl der Rubin als auch der Saphir als auch der Korund auf dem Schleifpapier bestehen hauptsächlich aus Aluminiumoxid.

Man muss also von Graden der Ähnlichkeit reden und von Bestimmungsstücken, welche eine ähnliche Eigenschaft wichtiger erscheinen lassen als eine andere ähnliche Eigenschaft. Die weitgehende chemische Identität von Saphir und Rubin etwa ist wichtiger als die farbliche Ähnlichkeit von Rubinen zu Tomaten oder Taubenblut (das wiederum schließt nicht aus, dass die farbliche Ähnlichkeit von Rubinen zu Taubenblut als Qualitäts- und Preiskriterium gilt). Man könnte womöglich formulieren, dass, je näher die Ähnlichkeit dem inneren Wesen (was immer das auch ist) der in Frage stehenden Gegenstände liegt, umso bedeutender diese Ähnlichkeit ist. Ähnlichkeiten lediglich auf der Ebene von einzelnen Eigenschaften der Erscheinung sind weniger bedeutend. Und doch scheint eine Beziehung - eine Entsprechung - zwischen den (oberflächlichen) sinnlich wahrnehmbaren Eigenschaften und dem (tiefen) nicht sinnlich wahrnehmbaren Wesen zu bestehen. LINNÉ hat es schafft, sich dieses Wesen von außen her zu erschließen. LINNÉs Klassifikation ist keine willkürliche wie die nach roten, grünen und gelben Teekannen, sondern sie repräsentiert das Wesen!

Man kann noch etwas weiter differenzieren:

1) Es gibt Ähnlichkeiten, die sich auf Kausalitäten gründen. Wenn ich einen Garten umackere, wird das Ergebnis ähnlich aussehen, egal, was da vorher wuchs (von Bäumen einmal abgesehen).
2) Es gibt aber auch Ähnlichkeiten, die nicht auf Kausalitäten gründen (oder jedenfalls nicht auf Kausalitäten, die uns bekannt sind). Es handelt sich um Ähnlichkeiten auf der Erscheinungsebene.
a) Die Alchimisten dachten, dass sie, wenn sie alle Eigenschaften des Goldes künstlich zusammenbrächten, das Endprodukt nichts anderes als Gold sei. Und sie hatten in gewisser Weise Recht: Wenn alle Eigenschaften des künstlichen Goldes identisch mit dem natürlichen Gold wären, dann gäbe es keine Unterscheidungsmöglichkeit und es wäre in diesem Sinne als Gold zu betrachten – bis zu dem Moment, in dem eine Eigenschaft entdeckt würde, die künstliches und natürliches Gold unterscheidet.
Die Analogie in der Homöopathie ist, dass ich nichts weiter tun brauche, als alle Eigenschaften (alle Symptome) der Krankheit hinwegzunehmen und es bleibt nichts als Gesundheit - außer, wir würden noch eine Eigenschaft der Krankheit erkennen, die die Differenzierung von Gesundheit erlaubt (etwa die Leukozytenzahl bei einer asymptomatischen Leukämie).
Wenn wir es ursächlich sehen, ist die Krankheit, die HAHNEMANN durch Chinarinde bekam, nicht Malaria (Wechselfieber) gewesen. Aber die beiden Krankheiten waren sich ähnlich auf der Ebene der Erscheinungen (nur ähnlich, nicht identisch!). Der (gewagte) Schluss ist es nun, aus der Ähnlichkeit der Erscheinungen heraus die Ähnlichkeit des Wesens zu vermuten. Im genannten Beispiel hieße das, dass die Krankheit, die

HAHNEMANN durch Chiningebrauch erlitt, auch in ihrem Wesen ähnlich war wie die Malaria (und wären sie ähnlich im Gegenteil). Das ist freilich abenteuerlich. Wie auch immer: Wir müssen konstatieren, dass es sich beim HAHNEMANNschen Ähnlichkeitsgesetz um eine Ähnlichkeit auf der Ebene der Erscheinungen - der Symptome - handelt.

Es kann aber auch noch andere Ähnlichkeiten geben:

b) Die Ähnlichkeit zwischen den Symptomen und der äußeren Erscheinung der (z.B.) Pflanze

Das wäre sozusagen eine Abkürzung, die, wenn sie möglich wäre, das leidige Problem der Arzneimittelprüfung lösen könnte. Aber wie kann man eine solche Form der Ähnlichkeit begründen, wo kann man sie festmachen?
HAHNEMANN hat jedenfalls diese Form der Ähnlichkeit vehement abgelehnt, wie wir oben (S.33) bereits zitiert haben. Man kann jedoch anzweifeln, ob es sich bei dieser Form von Ähnlichkeit tatsächlich "nur" um eine Ähnlichkeit auf der Basis der *sinnlichen Eigenschaften* handelt.
Eine solche Ähnlichkeit auf der Ebene der Erscheinungen (mit vermuteter dahinterstehender Ähnlichkeit des Wesens) finden wir geschichtlich schon lange und es ist womöglich die primäre Art der wissenschaftlichen Verarbeitung dessen, was den Menschen so begegnet ist. Ja, wir sagen ausdrücklich „wissenschaftlich", denn es wird mit dieser Herangehensweise tatsächlich Wissen geschaffen. Ob dieses Wissen der Realität entspricht (was immer Realität auch sein mag), ist eine andere Frage. Man sehe sich nur die in einem engeren (ausschließlich kausal orientierten) Sinne wissenschaftlichen Ergebnisse der Geschichte an und was aus ihnen geworden ist. Vielleicht haben ja sogar die durch die Signatur gewonnenen Erkenntnisse ein längeres Haltbarkeitsdatum...

c) die Hierarche- übergreifende Ähnlichkeit

SWEDENBORG dachte etwa, dass alles, was auf Erden stattfindet, auch eine Entsprechung in den himmlischen Gefilden hat. Die Ähnlichkeit bei Jacob BÖHME und PARACELSUS ist ebenfalls eine, die die Ebenen übergreift.

Das kann man dann sogar als metaphysische Ähnlichkeiten auffassen. Selbst der Fast-Vernichter der Metaphysik, KANT, gibt solche Entsprechungen, solche Analogien zu. In den „Prolegomena zu einer jeden künftigen Metaphysik, die als Wissenschaft wird auftreten können" macht er eine solche Entsprechung/Ähnlichkeit zwischen dem Menschlichen und dem Göttlichen auf, die man fast homöopathisch nennen könnte (und die sehr deutlich macht, wieso sich HAHNEMANN auf KANT bezog):

> *Ich werde sagen: die Kausalität der obersten Ursache ist dasjenige in Ansehung der Welt, was menschliche Vernunft in Ansehung ihrer Kunstwerke ist. Dabei bleibt mir die Natur der obersten Ursache selbst unbekannt: ich vergleiche nur ihre mir bekannte Wirkung (die Weltordnung) und deren Vernunftmäßigkeit mit den mir bekannten Wirkungen menschlicher Vernunft, und nenne daher jene eine Vernunft, ohne darum eben dasselbe, was ich am Menschen unter diesem Ausdruck verstehe, oder sonst etwas mir Bekanntes ihr als ihre Eigenschaft beizulegen.*

Das bezeichnet KANT als Erkenntnis nach der Analogie, wobei das nicht *eine unvollkommene Ähnlichkeit zweier Dinge, sondern eine vollkommene Ähnlichkeit zweier Verhältnisse zwischen ganz unähnlichen Dingen bedeutet.*
Das wiederum stellt in Frage, ob man KANT mit der Signaturenlehre in Verbindung bringen kann. Wahrscheinlich eher nicht. Eher schon mit dem Simile-Prinzip.
Zur Hierarchie-übergreifenden Ähnlichkeit gehört auch die Namensmagie. Es gibt die Legende, dass es einmal eine Sprache gegeben habe, in der alle Dinge und Gegebenheiten dieser Welt ihren wahren Namen hatten – in jüdischer Überlieferung der Name, den Adam den Dingen dieser Welt gegeben hat und der mit dem Wesen dieser Dinge übereinstimmt. Gut, dieser wahre Name lässt sich durch Übereinkunft ersetzen durch irgend einen beliebigen Namen, z.B. „Katheter" durch „Goaldron" oder „Kastanienwurzel" durch „Bronferkild". Das wäre ein bloßes Zeichen und als solches lediglich Konvention. Jeder wüsste, was gemeint ist. Oder würde doch Wissen verloren gehen?

So ist der Nachtschatten eigentlich der Nachtschaden, eine Krankheit, die, wie ihr Name sagt, nachts auftritt (Pavor nocturnus) und bezeichnenderweise in der Volksmedizin durch die Pflanze namens „Nachtschatten" geheilt werden kann[54].

Der Name steht sozusagen für den Gegenstand (wenn es denn der wahre Name ist), er ist fast identisch mit dem Gegenstand und nicht autauschbar.

Für die Homöopathie hat diese Art von Namensmagie noch eine weitere Bedeutung. Sie findet sich zum Beispiel in der Scheu, den Patienten den Namen des gegebenen Mittels zu nennen. Das mag praktische Gründe haben. Eine Arsenicum-album-Persönlichkeit könnte etwa in entsprechenden Büchern nachschlagen und bei der nächsten Konsultation in eine Diskussion eintreten, dass doch dieses Mittel auf gar keinen Fall passen könne. Es gibt da einige denkbare Komplikationen pragmatischer oder psychologischer Art. Aber diese erklären die Scheu vor der Namensnennung nicht völlig.

Hinzu kommt etwa, dass ICH es bin, der dieses Mittel verordnet, der als einziger den geheimen Namen kennt und damit Macht über das Mittel wie über die Patientin hat. Zauberei. Der Herr über den Namen ist der Herr über den Gegenstand (was für Frauen selbstverständlich analog gilt).

Und manchmal geschehen merkwürdige Dinge... Man hat sich abgemüht, hat schon drei oder vier Mittel gegeben, macht eine Folgeanamnese, setzt sich noch mal zwei Stunden hin und dann... Ja! das ist ein Plectranthus-fruticosus-Fall!!! Am nächsten Morgen ruft die Patientin an und sagt, seit gestern abend seien alle Beschwerden weg. Hm...

Wenn die Namensmagie schon eine gewisse Bedeutung in der Homöopathie hat, so wollen wir nicht das eigentliche Zentrum der Signatur vernachlässigen: Die Ähnlichkeit hinsichtlich der Erscheinungen – wohlgemerkt nicht zwischen den Symptomen des Prüfers und denen des Patienten, sondern zwischen den Symptomen des Patienten und der Erscheinung des Mittels. Und da sind wir dann wieder bei SANKARAN.

10) SANKARAN II

In der Tat ist die Signaturenlehre ein wichtiger Bestandteil von SANKARANs Herangehen. Sie ist ein Teil dessen, was er unter „System" versteht.

---

[54] HÖFLER

Der in der Hierarchie oberste Teil des Systems ist die Gruppierung nach den Naturreichen. An diesen Anfang müssen sich aber dann noch weitere hierarchische Entscheidungen anschließen, bei denen es aber unter Umständen schwierig wird, mittels des Genius und der konkreten Symptome zu differenzieren. Von welchem Prozentsatz der möglichen Mittel besitzen wir denn überhaupt Informationen? Und von welchem Prozentsatz ausführliche Informationen?

Die Kriterien für diese Entscheidungen scheinen im Bereich des „Systems" (SANKARAN) zumeist dem Ähnlichkeitsprinzip via Signatur zu folgen. SANKARAN wehrt sich (wie oben bereits gesagt) aber gegen diese Zuschreibung, er würde der Signaturenlehre folgen.

Er hat gewiss damit recht, dass er nicht nur der Signaturenlehre folgt. Er hat wahrscheinlich auch damit recht, dass die Signaturenlehre erst dann Anwendung findet, wenn man in der Anamnese und Analyse des Patienten auf eine bestimmte tiefe Ebene gelangt ist, die er als die Ebene der vitalen Empfindung bezeichnet (hier müssen wir einmal davon absehen, dass es schwierig ist, zu begreifen, was mit der vitalen Empfindung gemeint ist).

Wir möchten zwei Beispiele vortragen, die nicht von SANKARAN stammen:

> 1) Eine Patientin hatte eine Art von aggressiven Durchbrüchen. Sie wurde gefragt, was sie denn empfinde, wenn ihr Zorn hochkoche (SANKARANs Ebene der vitalen Empfindung). Sie antwortete, sie möchte eigentlich spucken und austreten.
> Sie erhielt Lac lama (Lama-Milch) und es ging ihr besser.

> 2) Eine Patientin klagte über starke Unterleibsbeschwerden. Der Therapeut versuchte, sie zu der Ebene der vitalen Empfindung[55] zu bringen. Das gelang, und auf dieser Ebene schilderte sie die Beschwerden als das Gefühl, als ob sie einen glühenden Draht im Unterleib hätte. Sie erhielt Tungstenium – Wolfram, woraus die wohl bekanntesten glühenden Drähte bestehen: in der Glühbirne. Dieses Mittel half ihr hervorragend und bleibend..

---

[55] SANKARAN unterscheidet verschiedene Ebenen, in denen sich die Ähnlichkeit zum Arzneimittel realisieren sollte. Hier ist aber nicht der Raum, um das detailliert darzustellen.

11) Die "Zebra-Methode"

Wir erwähnten oben, dass SANKARAN sich von der Signatur distanziert, indem er schreibt, er würde keinem Patienten ein Mittel geben, das aus einem Zebra gewonnen ist, nur weil dieser Patient ein gestreiftes T-Shirt trage. Dem möchten wir an dieser Stelle ausdrücklich zustimmen.

Aber so verrückt es ist: Man hat schon auf Seminaren gehört, dass Lachesis-Persönlichkeiten dazu neigen, Schuhe oder andere Accessoires aus Schlangenhaut (oder auch Imitat) zu tragen. Und es schien sogar etwas daran zu sein - bis zu jenem Zeitpunkt, als Schlangenleder-Imitate zur Mode wurden[56].

Man könnte jemandem, der sich einen Nagel eingetreten hat, im Sinne der Zebra-Methode Ferrum geben statt die bewährten Indikationen Ledum und Hypericum anzuwenden.

Man könnte einer Patientin, die einen Traum hatte, in dem es um Sprengstoff ging, Glonoinum geben (merkwürdigerweise hatte sie auch pulsierende Kopfschmerzen).

Man könnte jamandem, dem ein Dachziegel auf den Kopf gefallen ist und der seitdem im Koma liegt, Silicea und Alumina geben, weil das die Hauptbestandteile von Ton sind.

Ein Teil dieser Beispiele sind Fiktion, ein anderer Teil ist tatsächlich so geschehen (und mit Erfolg behandelt worden). Alle diese Beispiele eignen sich aber gut dafür, sich über die Homöopathie lächerlich zu machen. Wir gehören auch zu denjenigen, die manchmal dazu neigen.

Aber: Haben wir nicht gerade mit dem Lama und Wolfram zwei reale Patientenfälle erwähnt, bei denen die Verordnung mindestens genauso "verrückt" war? Und haben wir nicht berichten können, dass diese Medikation geholfen hat - nicht etwa ein bisschen, sondern durchgreifend und dauerhaft? Und wir könnten noch mehr berichten, etwa von der heilenden Wirkung von Stromboli Lava (KÜHLE).

Was ist es also um die Zebra-Methode? Vom Standpunkt der am wissenschaftlichen Weltbild geschulten Vernunft kann man nur lächeln oder schallend lachen über ein solches Verfahren (bzw. die Einweisung der Autoren in eine psychiatrische Klinik anregen). Auch konventionell arbeitende Homöopathen können sich ähnlich verhalten. Dennoch gibt es das

---

[56] Man könnte noch einen Schritt weiter gehen und diese Mode dadurch erklären, dass der Zeitgeist sich zeitweise in die Richtung von Lachesis entwickelt hat.

unangreifbare Argument, dass diese Behandlung doch geholfen habe. Und dieses Argument sollte man ernst nehmen, auch wenn es die Frage des "Wie" nicht beantwortet..

Wenn diese verrückte Methode aber tatsächlich hülfe, so würde das einige Veränderungen in unserem vom Kausalnexus getragenem Weltbild nötig machen oder wir müssten annehmen, dass es nicht das gegebene Mittel war, was geholfen hat. Auch das würde aber bedeutende Veränderungen im Weltbild zur Folge haben. Daher neigen die meisten dazu, diese Einzelfälle als Zufälle oder als Placebo-Effekte zu bezeichnen.

Und es erhebt sich eine weitere Frage: Wenn wir die Signatur in unsere Arzneimittelwahl mit einbeziehen, nach welchen Regeln soll das geschehen?

12) Noch einmal: Die Signatur

Um Signatur zu begreifen, müssen wir wissen, dass bis zum Anfang des siebzehnten Jahrhunderts die Ähnlichkeit die Hauptquelle der Erkenntnis war. Michel FOUCAULT spricht von den verschiedenen semantischen Formulierung der Ähnlichkeiten des sechzehnten Jahrhunderts und hebt vier heraus:

Die *convenentia* als die Ähnlichkeit, die sich durch den Ort ergibt. Dinge, die nebeneinanderstehen sind sich ähnlicher als entfernte oder sie können sich leichter anähneln, in die Richtung der Ähnlichkeit verändern.

Die zweite Form ist die *aemulatio*, die nicht auf den gleichen Ort bezogen ist.

> *In der aemulatio gibt es so etwas wie den Reflex oder den Spiegel; in ihr antworten die in der Welt verstreuten Dinge aufeinander...*
> *Durch diese Beziehung der aemulatio können die Dinge sich von einem Ende des Universums zum andern ohne Verkettung oder unmittelbare Nähe nachahmen.*[57]

Die dritte Ähnlichkeitsform ist für FOUCAULT die Analogie:

---
[57] FOUCAULT, S. 49

> *In dieser Analogie überlagern sich die convenientia und aemulatio. Wie die aemulatio stellt die Analogie die wunderbare Gegenüberstellung der Ähnlichkeiten durch den Raum hindurch sicher, aber sie spricht wie die convenentia von Anpassungen, Verbindungen und von einem Gelenk. Ihre Kraft ist immens, denn die Ähnlichkeiten, die sie behandelt, sind nicht jene sichtbaren und massiven der Dinge selbst; es genügt, daß es die subtileren Ähnlichkeiten der Verhältnisse (rapports) sind.*[58]

Und die vierte Ähnlichkeitsform ist die Sympathie. Man kann sie sich als eine Kraft vorstellen, die die Dinge einander nahe bringt und anähnelt. Die Tendenz dabei geht zur Identität - weshalb es notwendig ist, dass ihr eine Gegenkraft, die Antipathie zur Seite steht.

Man kann sich diese Ähnlichkeiten als unabhängig vom Menschen vorstellen. Der Mensch ist in der Lage, sie zur Erkenntnis zu benutzen, was jedoch voraussetzt, dass er sie erst einmal als Ähnlichkeiten wahrnimmt.

Und dafür dienen die Signaturen, Zeichen, die diese Ähnlichkeiten offenbaren, sichtbar werden lassen. GOETHEs "offenbares Geheimnis" fällt einem da ein. Durch die Betrachtung der Signatur wird die Ähnlichkeit offenbar - und eigentlich erst dadurch wirklich, *denn die Welt der Ähnlichkeit* - wie FOUCAULT schreibt - *kann nur eine bezeichnete sein.*

Wenn wir Signaturen zur Mittelwahl benutzen wollen, müssen wir also lernen, sie zu erkennen und durch die Signatur die Ähnlichkeit zu erfassen. Von der Oberfläche her erschließen wir uns mittels der Signatur das Wesen, während die moderne Wissenschaft in die Dinge hineinschauen will und dabei herauszufinden trachtet, wie alles in Kausalketten funktioniert.

13) Das, was fehlt...

> *Zuvörderst möchte es darauf ankommen, sowol die Arten in ihrer Besonderheit und Standhaftigkeit als auch das Leben in seiner Alleinheit und Beweglichkeit unwiderruflich anzuerkennen. Sodann, aber nicht ohne diese Bedingung, wäre ein Pflanzensystem nach dem Typus der Metamorphose, eine Geschichte des Pflanzenlebens nach dem Typus des Systems zu versuchen. Beide*

---

[58] FOUCAULT, S. 51

dienten einander zu symbolischer Bezeichnung dessen, was der Verstand in die Natur nicht hineintragen, was die Natur dem Verstand nicht enthüllen kann Auch müssten beide im genauesten Gleichgewicht auftreten, äußerlich zwar geschieden, doch innen von demselben Geiste so ganz durchdrungen, daß jedes im andern seinen Grundstein wie Schlußstein fände.
Ernst MEYER in einer zeitgenössischen Rezension von GOETHES naturwissenschaftlichen Schriften

Wir kommen damit zu den drei Kriterien zurück, die SANKARAN für die Mittelwahl aufgestellt hat:

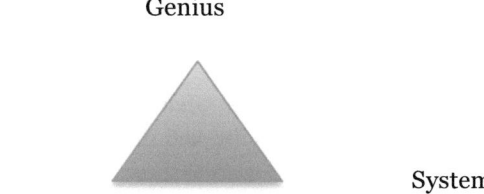

Genius

Symptom   System

Das System ist das der Taxonomie, ergänzt durch die Signatur. Genius und Symptome stehen einander gegenüber wie Kette und Schuss. Was ist aber das ergänzende Gegenüber des "Systems"? In der Tat hat uns GOETHE aus der Entfernung von etwa 200 Jahren die Antwort gegeben: Das Fehlende ist die Metamorphose. Wenn wir die Metamorphose in die Homöopathie hineinbringen, kommt in die drei Dimensionen von SANKARAN eine vierte, die etwas mit Zeit zu tun hat: eine Entwicklungsgeschichte des Mittelbildes. Man kann von Miasmen reden oder von Psychogenese und Psychodynamik oder einfach von Causae[59].

Wir schlagen also einen Quaternio von Gegebenheiten, die für die Mittelfindung wichtig sind, vor:

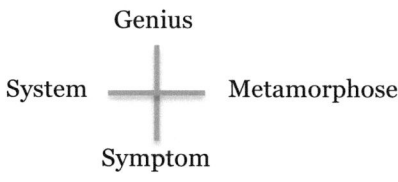

Genius

System ——— Metamorphose

Symptom

---

[59] Selbstverständlich anerkennen wir, dass auch SANKARAN etwa Causae wichtig sind. In seiner grafischen Darstellung berücksichtigt er aber diese vierte Dimension nicht.

Mit diesen vier Gegebenheiten sollten eigentlich die Dinge, die wir zur Arzneimittelwahl brauchen, vollständig sein. Das, was sich gegenüber steht, verhält sich jeweils wie Kette und Schuss, und diese beiden zweidimensionalen Webstücke sind auch noch miteinander verwoben.

14) Was immer noch fehlt

Dieser Quaternio macht den Eindruck, als könnten wir ihn ganz objektiv beobachten und aus dieser objektiven Beobachtung unsere Arzneimittelwahl vollziehen. Aber sehen wir uns an, wie es um diese Objektivität tatsächlich bestellt ist:

a) Die Symptome des Patienten sind selbstverständlich subjektiv. Wir müssen sie aber dennoch als objektive Gegebenheiten betrachten, denn sie wären ja auch da, wenn wir nichts von ihnen wüssten. In der ursprünglichen Homöopathie ergibt sich die Objektivität in paradoxer Weise aus dem Vergleich der subjektiven Prüfungssymptome und der subjektiven Patientensymptome. Aber das hat Grenzen.
Beispiel: Wenn ich zu Prüfungszwecken Nux vomica nehme und mir wird daraufhin so kalt, dass selbst die Luftzirkulation unter der Decke stört und mir später eine Patientin begegnet, der eben dieses Symptom berichtet, so spricht das sehr für Nux vomica. Nur wird es selten geschehen, dass ein Patient wirklich eine identische Beschreibung wählt. Es ist also oft Übersetzungsarbeit nötig. Diese setzt natürlich voraus, dass wir uns die Symptome des Patienten so aufschreiben, wie er sie angibt, sonst wüssten wir ja nicht einmal, was wir genau übersetzen wollen.

> *Im Rahmen dieses Beispiels gab es eine Patientin, die angab, sie müsse beim Liegen im Bett die Arme ganz eng an den Körper drücken, um nicht zu frieren. Das wurde versuchsweise in das genannte Nux-vomica-Symptom übersetzt und da sie auch andere Symptome hatte, die für Nux vomica sprachen, erhielt sie dieses Mittel und es half.*

Diese Übersetzungsarbeit entfernt sich von der Objektivität! Und es kann von der Übersetzung noch weiter gehen zu Deutung, Interpretation und Spekulation, womit es noch schwieriger und noch subjektiver wird. Ganz ausschließen können wir also das Subjektive im Arzt nicht - und es wäre wahrscheinlich auch nicht gut, wenn wir es könnten und täten.

b) Wie steht es um den „Genius" hinsichtlich Objektivität? Nun ja, der Genius ist ein Destillat aus Prüfungssymptomen und klinischer Erfahrung, welches in hohem Maße subjektiv geprägt ist. KENT können wir so interpretieren, dass der Genius gar eine Projektion ist. Und das ist, soviel wir wissen, eine ziemlich subjektive Angelegenheit.

c) Das System

Wir sagten, dass das, was SANKARAN als "System" bezeichnet, gewissermaßen aus zwei Teilen besteht: aus der Taxonomie und aus der Signatur. Signatur hat etwas mit Ähnlichkeit zu tun und Ähnlichkeit ist die Grundlage der Taxonomie.

Die Frage ist, wie es dem Einzelnen gelingt, die Signatur zu erkennen und zu nutzen. Dazu sind die Fähigkeiten sehr unterschiedlich. Wir meinen, dass das nicht beliebig ist, sondern dass es darum geht, das, was wirklich wichtig ist, zu schauen. Vielleicht so, wie LINNÉ es gekonnt hat. Aber nicht die Zebra-Methode! Das ist Beliebigkeit. Und mit dieser Beliebigkeit bzw. mit der unterschiedlichen Fähigkeit zum Schauen der Signatur kommt selbstverständlich ein hohes Maß an Subjektivität in die Homöopathie hinein. Diese Problematik wird im nächsten Kapitel erneut angesprochen werden.

d) Die Metamorphose

Wenn es um die Genese eines Zustandes geht, sei es ein psychischer Zustand oder auch ein körperlicher, so bewegen wir uns auf dem Gebiet der Psychosomatik oder überhaupt der Psychologie. Der größte Fehler, den man dort machen kann, ist, objektive Deutungen zu versuchen (sie sind immer falsch). Vielmehr sollten wir mit der Patientin gemeinsam versuchen, den inneren Zusammenhang der Entwicklung und ihren Sinn zu erforschen. Auch das ist eine höchst subjektive Angelegenheit.

Was also? Illustriert dieser Quaternio nun objektive oder subjektive Gegebenheiten? Blicken wir auf ihn oder sind wir mit in ihm?
Wenn man das, was wir meinen, grafisch darstellen wollte, hieße das, dass senkrecht zu dem Quaternio noch eine andere Linie durch dessen Mittelpunkt verläuft, eine Linie zwischen Ich und Du.

15) Was immer noch fehlt

Dafür fehlen uns leider die Worte. Dennoch glauben wir, dass noch etwas fehlt.

Aber um beim Sagbaren zu bleiben, müssen wir feststellen, dass Homöopathie zumindest in der Arzneimittelwahl (und wie wir vorher gesehen haben, auch bei der Prüfung oder weitergehend der Entscheidung, welches Arzneimittel denn geprüft werden soll) eine ziemlich subjektive Angelegenheit ist.

Auf den ersten Blick wären das schlechte Karten in der Frage der Wissenschaftlichkeit. Aber man könnte auch anzweifeln, dass sich Wissenschaft und Subjektivität gegensätzlich ausschließen. Dem wollen wir an dieser Stelle nicht weiter folgen.

Aber es ergibt sich wieder einmal eine neue Frage:

D) Kann man Homöopathie eigentlich lernen?

Wem die Natur ihr offenbares Geheimnis zu enthüllen anfängt, der empfindet eine unwiderstehliche Sehnsucht nach ihrer würdigsten Auslegerin, der Kunst.
GOETHE

Ja, natürlich kann man Homöopathie lernen. Da gibt es doch die A-D-Kurse, die zur Zusatzbezeichnung „Homöopathie" führen und da gibt es die zwei Zusatzkurse, die zum Diplom des Zentralvereins führen, da gibt es verbindliche Weiterbildungsrichtlinien und all das. Die Signaturenlehre ist kein Teil dieser Weiterbildung, weshalb man (u.a.) immerhin auf die Idee kommen kann, der Homöopath sei derjenige, der vollkommen objektiv die Symptome der Patientin mit denen der Prüferin vergleicht, vergessend, dass die Voraussetzung bereits subjektiv ist.
Warum gibt es denn dann eigentlich Arbeitskreise, Supervision und Intervision? Was sonst noch muss man lernen? Wir müssen lernen, wie wir mit dieser Subjektivität umgehen – mit unserer eigenen und der des Patienten. Und das dauert ein kleines Weilchen. Unser Arbeitskreis besteht jetzt seit 19 Jahren und es sind einige Teilnehmer von Anfang an dabei – bis heute. Das heißt ja wohl, dass diese die Homöopathie bis heute noch nicht gelernt haben – den Moderator übrigens inbegriffen. Dabei haben wir bis vor kurzem von der Integration dessen, was SANKARAN als „System" bezeichnet (also taxonomische Gruppenbildung und Signatur), abgesehen.
Bei letzterem wird dann die Frage, wie man das denn lernen soll, noch drängender.

An dieser Stelle möchten wir zu dem Beispiel jener Patientin mit dem Gefühl von einem glühenden Draht im Bauch zurückkehren.
Obwohl uns das Herangehen in diesem Fall sehr interessant erscheint, kann man doch auch Kritik üben. Die Kritik von M.A. ist, dass man, wenn man die Signatur ernst nehmen wolle, bitte nicht einfach Tungstenium nehmen solle, sondern das Tungstenium aus einer gebrauchten Glühlampe.
Die Kritik von D.E. besteht darin, dass es dieser Patientin offenbar nicht um eine Lichtempfindung im Bauchraum ginge, die mit Wärme verbunden ist und was tatsächlich für eine Glühlampe sprechen könnte, sondern wahrscheinlich eher um die Empfindung von Hitze, wie sie von einem

glühenden Draht erzeugt wird. D.E. fällt dazu eher ein Heizdraht ein als eine Glühlampe. Und der besteht nicht aus Wolfram, sondern aus Nickelin, Mangalin oder Konstantan, speziellen Heizdrahtlegierungen. P.H. kann die Verordnung aber auch begründen, indem mit dem Wolfram der Glühlampe ja durchaus auch Wärmeentwicklung verbunden ist
Wir wollen hier betonen, dass es schwierig ist zu entscheiden, wer von uns denn nun mit seiner Assoziation Recht hat. Es sei denn, wir wollten den Heilungserfolg mit dem Rechthaben verbinden, was wir doch ausschließen wollten.
M.A. meint, dass man, wenn man die Signaturenlehre einbeziehen will, sich um größtmögliche Genauigkeit bemühen sollte. Aber was ist, wenn es bei aller Genauigkeit einfach verschiedene Interpretationsmöglichkeiten gibt, verschiedene Assoziationen bei verschiedenen Homöopathen? Der Arzt, der Tungstenium gab, kann im vorliegenden Beispiel für sich reklamieren, dass in diesem Falle Tungstenium geholfen hat, dass es also offenbar das richtige Mittel war. Es ist allerdings nicht auszuschließen, dass auch eines der Heizdraht-Materialien geholfen hätte, und womöglich wäre der Effekt einer zerschlagenen Glühlampe noch besser gewesen. Wir wissen es einfach nicht.

Gibt es also so etwas wie eine „objektive" Signatur oder liegt die Signatur im Auge des Betrachters? Die Frage ist nicht leicht zu beantworten. Einerseits ist das, was wir als Signatur ansehen, eine objektive Eigenschaft, andererseits ist es ein Zeichen: für den Betrachter.
Und wie erkennen wir, welche Eigenschaft die Signatur darstellt? Entspricht jenes Gefühl von einem glühenden Draht im Bauch Tungstenium oder einer der Heizdrahtlegierungen? Oder beidem? Hätte man bei dem Lama-Fall auch die Speikobra verwenden können?
Wir beginnen mit einer oder mehreren Assoziationen. Woher wissen wir, welche richtig ist? Oder ist es die gesamte Gestalt, die entscheidend ist? Und nach welchen Regeln erfassen wir diese?

Wir wollen ein Beispiel geben, aus dem Buch "Die Religion der Arznei". Die Rede ist von der Signatur bzw. der Gestalt der weißen Zaunrübe, Bryonia alba:

> *Lassen wir nun auch den vollen Sommer zu Worte kommen in einer sehr ausgesprochenen Pflanzengestaltung, der Zaunrübe,*

> *Bryonia alba. Das Gewächs ist völlig haltlos. Zur Unterstützung seiner rankenden Zweige ist es auf Raine, Zäune und Hecken angewiesen. Damit setzt sich die Pflanze schon in Widerspruch zu dem Stütz- und motorischen Bewegungsapparat des menschlichen Organismus, Knochen, Gelenken und Muskeln. Die Zaunrübe überzieht die Hecken mit reicher Blattentfaltung, immer bemüht, sich überall festzuheften, ihre Unterlage mit Verkümmerung und Erstickung bedrohend. Die große atmende Oberfläche sowohl, als auch die Ausbreitung über einen lebenden Träger, der in Licht- und Luftnot gerät, verbürgt starke Wirkung auf die Atemwerkzeuge: Bedrohung der Lungen und der Atemmuskeln. Die starke Wasserverdunstung durch den Blatt- und Stengelapparat bedeutet Durst und Schweiß, der ekelhafte feindliche Geschmack der Pflanze zeigt starke Durchkreuzung der Verdauungstätigkeit.[60]*

Oder nehmen wir das, was wohl jeder Anfänger im A-Kurs lernt: Aconitum napellus ist der Sturmhut. Dem entspricht der stürmische Beginn der Krankheiten, für die Aconit gut ist.

Was haben wir da vor uns? Die blumige Ausschmückung eines vorgegebenen tieferen Verständnis von Naturzusammenhängen? Ein wildes Drauflosassoziieren?[61] Eselsbrücken? Spinnerei? Oder die tatsächliche Erfassung von Gestalt und Signatur und damit von Ähnlichkeiten, die jenseits des HAHNEMANNschen liegen, aber dennoch für die Arzneimittelwahl nützlich sein können? Und woher können wir wissen, ob wir mit diesen Assoziationen richtig liegen oder ob wir spinnen?

Ist womöglich Homöopathie Kunst und keine Wissenschaft?

> *Die Künste sind das Salz der Erde; wie dieses zu den Speisen, so verhalten sich jene zu der Technik.*
> Goethe

---

[60] SCHLEGEL, S. 137f
[61] Beim Drauflosassoziieren sollte man immerhin bedenken, das durch das Assoziationsexperiment tatsächlich Gestalten des Unbewussten sichtbar werden können, die anders nicht zu sehen waren.

Vor einiger Zeit hätte sich diese Frage noch gar nicht gestellt, denn man bedenke – es ist eine Binsenweisheit, die aber nicht oft genug wiederholt werden kann: Es gab irgendwann nicht nur eine Zeit, in der Geistes- und Naturwissenschaften nicht geschieden waren, sondern es gab auch eine Zeit, in der Wissenschaft und Kunst ein und dasselbe waren – eine selige Zeit, von der wir aber nur noch träumen können. Wir leben in der Trennung und wir können sie nicht wieder aufheben. Die Forderung nach der Wiederverzauberung der Welt ist eine Illusion. Es lebe die Illusion!

Wir sind natürlich nicht die ersten, die sich die Frage stellen, ob Homöopathie mehr Wissenschaft oder mehr Kunst sei. KENT geht darauf explizit ein:

> *Das teilt die Homöopathie in zwei Teile: Die Homöopathische Wissenschaft und die Homöopathische Kunst. Die Wissenschaft handelt von dem Wissen um die Regeln des Heilens, die Kenntnisse von Prinzip oder Ordnung, die Sie Physiologie nennen können, das Wissen um die Störung im menschlichen Organismus, das ist Pathologie (das ist die Krankheitslehre, nicht die pathologische Anatomie) und das Wissen um die Behandlung. Die Wissenschaft von der Homöopathie muß zunächst gelernt werden, um auf die Anwendung dieser Wissenschaft vorbereitet zu sein, was dann die Kunst der Homöopathie ist.*

Seine Begründung, worin denn die Kunst besteht, ist hingegen etwas schwammig und beginnt zunächst mit dem Fehlen des „künstlerischen Verständnisses":

> *Hat er keine Liebe zur Sache, so wird seine Arbeit eine Sache des Gedächtnisses und der oberflächlichen Intelligenz sein. Lernt er aber die Homöopathie lieben...*
> *Arbeitet ein Künstler an einem Bild, so hat er es Tag und Nacht vor Augen, gestaltet es aus mit seiner ganzen Zuwendung, stellt sich jede Linie genau vor, die er am nächsten Tag anbringen will...*
> *Ebenso ist es mit einem Arzneimittelbild. Dieses Bild erscheint vor dem inneren Auge, so dass es das nach außen projizierte Bild*

seines inneren Wesens ist, als habe man es selbst geprüft. Wenn die Symptome keine Form annehmen, so hat der Arzt den Patienten noch nicht erfasst und kann sein Mittel nicht erkennen.

Hierzu ist manches zu bemerken:

1) Der Unterschied zwischen Wissenschaft und Kunst ist bei KENT die Liebe, die, wie er meint, an der Kunst großen Anteil hat. Das erinnert an PARACELSUS: *Der höchste Grund der Arznei ist die Liebe.*
Dem möchten wir nur teilweise zustimmen, meinend, dass Wissenschaft die Liebe nicht ausschließt - jedenfalls dann nicht, wenn man wirklich Wissenschaft betreibt und nicht nur so tut.

2) Die Kunst ist ein Bild. Ein Bild aber ist mehr als die einzelnen Pinselstriche (die einzelnen Symptome). Wie HAHNEMANN schon sagte: Der Inbegriff (das Bild) muss stimmen.

3) Das im Arzt entstehende Arzneimittelbild ist irgendwie eine Konstruktion, eine Schöpfung von ihm selbst.

4) Noch präzisiert: Das Arzneimittelbild ist eine Projektion des eigenen Inneren. Wenn das nicht subjektiv ist, dann wissen wir nicht mehr, was wir unter dem Subjektiven verstehen sollen.
Mit anderen Worten und unsere Frage nach dem Subjekt und der Kunst des Behandlers in der Homöopathie beantwortend: Die Kunst geht einher mit dem Subjekt. Ohne Subjekt keine Kunst. Ob nun in der Kunst auch Objektives ist, soll hier unbeantwortet bleiben wie auch die Frage, ob die Differenzierung zwischen Objektiven und Subjektiven – oder zwischen Wissenschaft und Kunst – nicht womöglich „künstlich" ist.
KENT folgend, reicht uns für unsere Zwecke die Feststellung, dass Homöopathie Wissenschaft und Kunst sei, objektiv und subjektiv. Was das aber bedeutet, ist kaum absehbar: Es könnte tatsächlich bedeuten, dass verschiedene Behandler auf verschiedene Mittel kommen könnten, die trotzdem wirksam wären. Das aber würde der Wissenschaftlichkeit widersprechen. Eine Lösung dieses Dilemmas müssen wir an dieser Stelle zumindest aufschieben. Wahrscheinlich werden wir uns später noch einmal damit befassen, aber nicht im Rahmen dieses Buches.

5) Man muss bemerken, dass KENT das formuliert in Bezug auf die Gesamtheit bzw. den Inbegriff der Symptome, worunter man vielleicht auch den Begriff des „Genius" verstehen könnte. KENT schreibt das aber – HAHNEMANN folgend – nicht in Bezug auf so etwas wie die Signatur[62]. Wie sehr muss erst der Begriff der Kunst bedeutsam werden (in KENTs Sinne bedeutsam), wenn man sich mit der Signatur beschäftigt!? Denn die Signatur lebt nicht nur von kausalanalytischen Ableitungen, sondern vor allem von Einfällen und vom Wahrnehmen, vom Schauen, vom Ergriffensein und Innewerden. Das heißt aber nicht, dass die Signatur etwa willkürlich sei. Nicht jeder Einfall erfasst die Signatur.

Die Frage nach Kunst und Wissenschaft kann man auch von HAHNEMANN her beantworten. HAHNEMANN ist sich zwar sehr sicher, dass er wissenschaftlich arbeitet. Aber er nennt das „Organon" zunächst „Organon der rationellen Heilkunde" und ändert den Titel dann in „Organon der Heilkunst" um.

Ist Homöopathie also Wissenschaft und Kunst? Oder keins von beiden?

> *There is no science without fancy and no art without fact.*
> NABOKOW

Wenn man Maßstäbe der heutigen Naturwissenschaft anlegt, wird es wahrscheinlich etwas schwierig. Da haben wir etwa das Kriterium der Reproduzierbarkeit.
Die Antwort darauf, ob dieses Kriterium gilt, ist schwierig und wird noch erweitert werden, wenn wir über statistische Dinge schreiben.
Was ist Reproduzierbarkeit? Es ist die Forderung, dass, wenn ein Ergebnis als wissenschaftlich gelten soll, es unter Einhaltung von Randbedingungen (die gefälligst vom Erstbeschreiber vollständig zu formulieren sind) bei der Wiederholung von irgend einer Person – sofern sie das „Kochrezept" versteht und über die erforderlichen Mittel verfügt – zum

---

[62] Und das, obwohl KENT als Anhänger der „New Church" SWEDENBORG und damit einer hierarchisch organisierten Form der Signaturenlehre nahestehen sollte.

gleichen Ergebnis führt[63]. Nun ja. Sehr praktisch ist dieses Kriterium an manchen Stellen nicht. Selbst wenn wir verstehen würden, was man tun muss, um ein Higgs-Boson nachzuweisen, würde uns das doch ein paar Schwierigkeiten bereiten, weil uns zufällig gerade kein LHC zur Verfügung steht. Das kann dann dazu führen, dass man das Kriterium der Reproduzierbarkeit erweitern muss im Sinne einer „prinzipiellen" oder „möglichen" Reproduzierbarkeit oder von etwas anderem – etwa dem Passen der Ergebnisse zur herrschenden Theorie – was dann notwendig dazu führt, dass die Ergebnisse, die mit der herrschenden Theorie übereinstimmen, höher bewertet werden als jene, die das nicht tun. Es geht nicht anders.

Nun kann man sich durchaus vorstellen, dass, wenn es einen zweiten LHC gäbe, die wissenschaftliche Mannschaft – gleichen Kenntnisstand natürlich vorausgesetzt – zu den gleichen oder ähnlichen Ergebnissen käme (wobei man sich auch da nicht unbedingt ganz sicher sein kann). Aber wie ist das bei einer Methode, deren Kern gerade von uns als ziemlich subjektiv durchseucht angesehen wurde?

Da haben wir zwei Psychotherapeutinnen, gleiche Ausbildung, gleiche Fachorientierung, Zu jeder dieser beiden Psychotherapeutinnen kommt ein Patient mit Flugangst. Beide Therapeutinnen versuchen den gleichen Weg des Herangehens. Bei der einen funktioniert es, bei der anderen nicht. Der Grund hierfür liegt so auf der Hand, dass wir ihn eigentlich gar nicht hinschreiben müssen: Die beiden Therapeutinnen sind verschieden und die beiden Patienten sind verschieden.

Über Reproduzierbarkeit im strengen Sinne in diesem Rahmen überhaupt zu reden, wäre lächerlich. Aber sehen wir uns das an, was man als Psychotherapeut lernen muss. Wenn ich mich recht erinnere, waren da ein paar Theorie-Kurse, vielleicht 120 oder 160 Stunden. Und dann ein

---

[63] Dass diese Reproduzierbarkeit dann doch nicht so selbstverständlich ist, wird jeder verstehen, der schon einmal ein Soufflé-Rezept nachkochen wollte. Es fällt in der Regel in sich zusammen. In der Biochemie sagt man, dass man, um eine bisher nicht ausgeführte Methode „nachzukochen", ein Jahr brauche. Ich (D.E.) kann das für das Gewinnen von nicht aktivierten Thrombozyten aus dem peripheren Blut nachvollziehen (man kann die Aktivierung mit Aspirin vollkommen unterdrücken, nur lassen sich die so gewonnenen Thrombozyten dann bei Aktivierungsexperimenten nicht mehr verwenden. Das Problem ist, aktivierbare, aber nicht aktivierte Plättchen zu gewinnen, und das braucht Zeit, in der man Erfahrungen gewinnt).

bisschen Selbsterfahrung, 600 Stunden. Oder waren es 800? Mit anderen Worten ist das Selbst-Kennenlernen die Voraussetzung für die Eignung als Psychotherapeut. Subjektivität an der Spitze!

Die nächste Frage wäre: Muss Subjektivität unwissenschaftlich sein? Oder mit anderen Worten: Gibt es im Subjektiven auch trotz des gerade Gesagten – Reproduzierbarkeit?

Wir stehen vor vor einem Scheideweg: Wollen wir uns auf die Wissenschaftlichkeit und Reproduzierbarkeit der Homöopathie im Sinne der heutigen Naturwissenschaften festlegen lassen oder können wir die Homöopathie als eine Methode sehen, in der auch Regeln gelten, die jedoch so viel Spielraum lassen, dass das Kriterium der Reproduzierbarkeit uninteressant wird, weil es um eine ganz individuelle interpersonelle Interaktion geht – womit wir das enge Kriterium der Wissenschaftlichkeit im Sinne der heutigen Naturwissenschaften vergessen müssen? Kann das trotzdem wissenschaftlich sein?
HAHNEMANN würde sagen, dass man, wenn man seinem Weg folgt, sicher heilen kann. Subjektivität hat sichtbar bei ihm keine Bedeutung (insofern unterscheidet er sich deutlich von KENT). Und doch redet er von Kunst.
Könnte es womöglich sein, dass das Subjektive – man könnte auch sagen das Psychische – nicht etwa zufällig organisiert ist, sondern eigenen Gesetzmäßigkeiten folgt? Nur sind diese Gesetzmäßigkeiten nicht unbedingt jene, die mit Naturwissenschaft erkannt werden können, jene objektiven, ewig geltenden Gesetze der Planetenbewegungen, die immer stattfinden, unabhängig davon, ob sie jemand beobachtet.
FREUD hat versucht, diese psychischen Gesetzmäßigkeiten zu erkennen und zu formulieren – und seine Lehre muss im Sinne der Naturwissenschaft als unwissenschaftlich bzw. irrational bezeichnet werden (was ein Unterschied ist). FREUD und seine Nachfolger haben auch begriffen, dass sich diese psychischen Gesetzmäßigkeiten in der Interaktion zwischen Subjekten realisieren. Diese verlaufen ebenfalls gesetzmäßig, nur ist es eben ein wenig komplizierter und nicht immer dem Experiment so leicht zugänglich. Und nicht reproduzierbar – weil man dafür ja ein anderes Subjekt einführen müsste.
Aber das Prinzip ist das Gleiche: „Sieh durch dieses Fernrohr und Du wirst den Saturnring sehen" oder „Sag mir alles, was Dir einfällt, und Dein

Unbewusstes wird sich irgendwie äußern". Der Fachmann ist derjenige, der erkennen kann, wenn der Schüler wirklich den Ring des Saturns gesehen hat oder wenn sich das Unbewusste in den scheinbar zufälligen Einfällen äußert.

Bei der Homöopathie ist es genauso, nur dass dort ein Drittes im Spiel ist: das Mittel – und das Mittelbild ist, wie KENT als Nichtpsychoanalytiker bemerkte, eine Projektion.

Wenn dem so ist, haben wir natürlich ein Problem. Wenn wir nämlich behaupten, dass es das Mittel ist, was heilt und wenn wir gleichzeitig behaupten, dass es immer nur ein Mittel gibt, das heilt, dann geht es darum, dass sich in der Interaktion zwischen Homöopathen und Patientin das richtige Arzneimittel realisiert. Da diese Interaktion aber von der seelischen Struktur beider abhängt und da das Arzneimittel sein inneres Wesen irgendwie dem Behandler in seinem inneren Wesen offenbart – oder wie verwickelt diese Gedankengänge von KENT auch immer sein mögen – dann hängt am Ende die Arzneimittelwahl auch von der Psyche des Behandlers ab.

Das ist wahrlich ein großes Problem. Deshalb muss mit aller Gewalt die Objektivität des Arztes aufrecht erhalten werden – und viele von uns Homöopathen bemühen sich tatsächlich sehr darum. Es geht darum, <u>das</u> richtige Mittel zu finden und darum müssen wir objektiv sein. HAHNEMANN gebrauchte den Begriff „Objektivität" nicht, aber mit seinen Forderungen, wie die Anamnese zu führen sei, umschreibt er ihn doch schon recht präzise.

> *Die individualisierende Untersuchung eines Krankheits-Falls verlangt vom Heilkünstler nur Unbefangenheit und gesunde Sinne, Aufmerksamkeit im Beobachten und Treue im Aufzeichnen des Bildes der Krankheit.*
> §83 Organon 6 (siehe auch die folgenden Paragraphen)

Wenn dem nicht so wäre, wenn man nicht von wirklicher Objektivität reden könnte, dann ließe das auf den ersten Blick nur eine Schlussfolgerung zu: Es gibt mehrere Mittel, die wirken können und nicht nur eines (oder gar, die Wahl des Mittels sei egal).

Oder könnte es so sein, dass sich bei einer bestimmten <u>Haltung</u> des Therapeuten dann doch irgendwie das richtige Mittel realisiert, unabhängig von der sonstigen Subjektivität des Behandlers? Wir sind da erinnert an den Begriff der „freischwebenden Aufmerksamkeit", den FREUD geprägt hat als Haltung, mit der dem Psychoanalytiker die entscheidenden Stellen dessen, was der Patient erzählt, bewusst werden können. Wir sind da erinnert an gewisse Meditationstechniken, die in Aufmerksamkeit geschehen, aber auch gleichzeitig vom Ich suspendieren. Wenn man in diesem Lichte HAHNEMANN noch einmal liest, findet man doch ein paar (wenige) Elemente dieser freischwebenden Aufmerksamkeits-Meditation.

Das hieße dann, das vollkommen Subjektive zum „Messinstrument" zu machen. Wohlan...

Vielleicht ist es gar möglich, dass wir dadurch einen Vorteil erlangen könnten gegenüber dem Versuch (der Illusion) eines objektiven Herangehens[64].

Wir wollen versuchen, die gestellte Frage nach Wissenschaft und/oder Kunst zu beantworten.

Wir halten Homöopathie für eine Wissenschaft, auch wenn der subjektive Faktor sehr bedeutend ist, auch wenn die Reproduzierbarkeit ziemlich schwierig ist, auch wenn die Theorie noch recht unentwickelt ist bzw., soweit sie noch auf HAHNEMANN beruht, einer gründlichen Überarbeitung bedarf. Zumindest ist das Potenzial für Wissenschaftlichkeit vorhanden (wobei diese Wissenschaftlichkeit aber nicht unbedingt vollkommen am Konzept der gegenwärtigen Naturwissenschaften orientiert sein muss).

Was die Frage der Kunst anbelangt, so möchten wir sie ebenfalls bejahen. Kunst ist die Praxis des Heilens (Kunst ist immer Praxis). Die Praxis kann nur durch die Subjektivität des Patienten und die (ebenfalls subjektive) Einfühlung des Arztes bestehen.

Es gibt aber innerhalb des Subjektiven auch Möglichkeiten, die der erfolgreichen Anwendung der Homöopathie entgegenstehen.:

---

[64] Und vielleicht ist diese ganze Unterscheidung zwischen objektiv und subjektiv sogar Unsinn?

E) Homöopathen – ein merkwürdiger Zoo von Narzissten und sonstigen akzentuierten Persönlichkeiten?

Freud hat behauptet, der narzisstische Mensch habe seine Liebe von anderen abgezogen, um sie auf die eigene Person zu übertragen. Der erste Teil dieser Behauptung ist richtig, der zweite Teil ist ein Trugschluss. Der Narzisst liebt weder die anderen noch sich selbst.

Erich FROMM

Darauf, dass mit den Homöopathen womöglich etwas nicht so ganz stimmt, bin ich (D.E.) beim Aufschlagen meines ersten Buches von SCHOLTEN („Homöopathie und Minerale") gekommen. Da steht doch allen Ernstes „Dieses Buch widme ich der Menschheit"[65]. Das hat nicht mal GOETHE gebracht.

Auf welcher Position ist man eigentlich, wenn man es tatsächlich schafft, einen solchen Satz hinzuschreiben? Man ist fast an das Bild von Veratrum album erinnert. Jenseits von allen anderen Menschen? Das wäre dann kein guter Ausgangspunkt für Therapie – gleich welcher Art.

Wir möchten hier besonders auf den Narzissmus eingehen, da er uns die Hauptsache zu sein scheint, aus der nicht nur Störungen der Arzt-Patient-Beziehungen, sondern auch Fehler innerhalb der Therapie erwachsen können. Wir wollen damit keineswegs so weit gehen, Diagnosen zu stellen, sondern wir möchten narzisstische Tendenzen herausstellen, die innerhalb unseres Behandlungskonzeptes schädlich sein können.

KERNBERG beginnt sein Kapitel über den Narzissmus mit folgender Beschreibung:

Narzisstische Persönlichkeiten fallen auf durch ein ungewöhnliches Maß an Selbstbezogenheit im Umgang mit anderen Menschen, durch ihr starkes Bedürfnis, von anderen geliebt und bewundert zu werden, und durch den eigenartigen Widerspruch (wenn auch nur scheinbaren Widerspruch) zwischen einem auf-

---

[65] Das Pflanzenbuch widmet er *dem Einen, der uns alle inspiriert*. Wir sind uns nicht sicher, wen er damit meint.

> *geblähten Selbstkonzept und gleichzeitig einem maßlosen Bedürfnis nach Bestätigung durch andere.*
> *[...]*
> *Man beobachtet auch einen starken Neid auf andere und die Neigung, manche Menschen von denen narzisstische Gratifikationen zu erwarten sind, sehr zu idealisieren, wohingegen andere, von denen nichts (oder nichts mehr) zu erwarten ist – häufig die früheren Idole -, entwertet und mit Verachtung gestraft werden.*
> *[...]*
> *narzisstische Persönlichkeiten nehmen gewissermaßen für sich das Recht in Anspruch, über andere Menschen ohne jegliche Schuldgefühle zu verfügen [...]*

Das soll als Einstieg zum Thema „Narzissmus" zunächst ausreichen. Es stellt sich die Frage, was wir davon im System der Homöopathie (und darin, wie wir damit umgehen) finden können.

1) Das beginnt schon bei § 1 des „Organon":

> *Des Arztes erster und einziger Beruf ist es, kranke Menschen gesund zu machen, was man Heilen nennt.*

Das ist natürlich eine sehr ehrenwerte Einschätzung und ja, das Heilen ist tatsächlich das, was ein jeder Arzt anstreben sollte. Selbstverständlich.
Aber: In diesem Satz schwingen zwei Dinge mit, die ziemlich problematisch sein können:
Erstens verbindet HAHNEMANN diese Forderung mit einer Fußnote, die beginnt mit *nicht aber...* Darin (und wahrlich nicht nur an dieser Stelle) zieht HAHNEMANN über die Medizin seiner Zeit her, um schließlich alles zu verwerfen und seine Homöopathie als die (fast – von chirurgischen Interventionen und Diätetik abgesehen) einzig heilende Methode vorzustellen. Man könnte das als einen narzisstischen Höhenflug sondergleichen ansehen[66]. Zweitens erreicht er den Gipfel des Narzissmus mit seiner Aussage

---

[66] Immerhin muss man HAHNEMANN aber zugestehen, dass er auch sein eigenes System wieder in Frage gestellt hat, um es mit den „Chronischen Krankheiten" durch ein aus seiner Sicht besseres zu ersetzen.

Macht's nach, aber macht's genau nach. Seine Nachfolger sind also zum bloßen Nachahmen verdammt, oder wie soll man das sonst verstehen? Man kann es partiell als Glück für die Homöopathie betrachten, dass sich die Nachfolger HAHNEMANNs nicht immer an diese Weisung gehalten haben. Aber auch das ist ein zweischneidiges Schwert (siehe unten).

2) Wie kommt man eigentlich auf die Idee, Homöopathie zu betreiben?

Wir wollen da nicht verallgemeinern. Aber man kann Geschichten erzählen.

> *Dieter Elendt: Ich hatte mich als Arzt der Wissenschaft verschrieben, wurde Facharzt für Immunologie und arbeitete 12 Jahre lang in der Forschung. Ich wurde so etwas wie ein kleiner Experte für die Komplementkomponente C1q.*
> *Variante 1 des Romans: Ich erkannte irgendwann, dass diese Wissenschaft nicht alles ist, dass die ärztliche Tätigkeit sich nicht nur auf naturwissenschaftliche Forschung gründen kann, dass, wie Hahnemann sagte, die Kranken darben, während wir wissenschaftliche Forschungen produzieren. Ich bin darüber sogar krank geworden. Deshalb wurde ich wieder „richtiger" Arzt. Und Homöopathie als nicht so abhängig von der recht langsam fortschreitenden Wissenschaft erschien mir als das geeignete Medium.*
> *Variante 2 des Romans:*
> *Während meiner wissenschaftlichen Laborarbeit entdeckte ich Dinge, die sich nicht erklären ließen, es sei denn, durch die Annahme von Effekten, die auch Verdünnungen jenseits der Avogadro-Grenze haben. Das musste mich zwangsläufig zur Homöopathie bringen.*
>
> *Nicht, dass diese zwei Varianten des Romans etwa unrichtig seien, aber es gibt noch eine dritte, die mit Frustration und narzisstischer Kränkung zu tun hat.*
> *Diese hat mehrere Aspekte. Beispielsweise habe ich einmal einen Test gemacht und eine Woche lang mich zwar im Labor aufge-*

halten, aber nichts getan. Mein Chef hat das nicht einmal bemerkt. Nun – eine Arbeit, deren Nichtausführung nicht einmal bemerkt wird, kann keine besonders große Wertschätzung verdienen. Aber um überhaupt auf die Idee zu kommen, dieses Experiment durchzuführen, musste ich notwendigerweise schon vorher ein paar narzisstische Kränkungen erfahren haben. Eine davon war, dass ich durch eine gewisse politische Verweigerung das Ende meiner Karriere (ich war damals Laborleiter und hätte Hochschuldozent werden können) ertragen musste. Das habe ich natürlich wundervoll gemeistert, indem ich selbst das Ende dieser Karriere initiiert habe, wodurch aus der narzisstischen Kränkung unschätzbare narzisstische Zufuhr werden konnte.

Nun also Kündigung, Neuanfang als praktischer Arzt und dann gleich ein Nischengebiet (oder zwei, oder drei). Ja, in der Nische kann man nicht nur gut überleben, sondern man kann wieder aus diesem Nischendasein wundervolle narzisstische Zufuhr beziehen: „Ich folge nicht dem Mainstream, ergo: Ich bin besser als Ihr". Dass mir die Homöopathie dann zu einer Herzensangelegenheit wurde, steht auf einem anderen Blatt, das ebenfalls nicht frei von Narzissmus ist.

Alle drei dieser Romane sind richtig. Alle aber auch falsch. In Wirklichkeit hat es sich wohl um ein Driften gehandelt, mit vielen kleinen und größeren Entscheidungen an den Stellen, wo die Notwendigkeit bestand, Entscheidungen zu treffen. Aber nur die ersten beiden Romane würden in einer Biografie[67] stehen. Narzissmus war ein wichtiger Beweggrund – und auch nicht unbedingt ein schlechter.

Michael Arnold

Es gibt ein Pharmakon, von dem ich weiß es hilft, dann greife ich danach - egal was es ist.

---

[67] Schon dass ich dieses Wort "Biografie" erwähne und meine, sie könnte nicht die Wahrheit enthalten, ist wieder eine narzisstische Angelegenheit. Aber keine Sorge: Es wird keine Biografie geben.

Pharmakologien sind Wissenschaften (vielleicht auch die Homöopathie) wie rot, gelb und blau – Heilen ist eine Kunst, z.B. wie Werke von van Gogh.
Mehr gibt es nicht zu sagen.

Gabi Steinhäuser:

Es waren immer Menschen und Bücher, die mir den Weg wiesen.
Er führte zunächst in die Pädagogik, in Sprach- und Literaturwissenschaften. Damals nach dem Abi wollte ich wissen, was die Welt im Innersten zusammenhält, ich wollte sie ein bisschen besser und mich selbst nützlich machen dabei.
Ursprünglich eine gute Schülerin, eine gute Studentin, hatte ich nie wirklich das Gefühl, eine gute Lehrerin zu sein.
Unter den Kollegen erlebte ich einige, die ihre Begeisterung für die Arbeit mit Kindern trotz politischer Berichtsheftchen, Wehrkundeunterricht und der staatlichen Regelschule bewahren konnten, ich erlebte die, die einfach taten, was sie für ihre Pflicht hielten, ich erlebte Erschöpfte und Resignierte, Rechthaber und Machtmissbraucher. Irgendwann hatte ich nur noch den Eindruck, dass die Pädagogik ein Tummelplatz für Narzissten ist.
Das ist erschreckend, aber es verwundert nicht.
Jeder, der erlebt hat, dass ein Lehrer die Klasse so berühren kann, dass selbst der schlimmste Rabauke andächtig schweigt; jeder der selbst einmal Kinder so berühren konnte; jeder der weiß, wie es sich anfühlt, beschämt und gedemütigt zu werden; jeder, der einmal die Macht hatte, ihm Anvertraute zu beschämen und zu demütigen, weiß um die Gefahr.
Ich scheiterte an der Enge und Starrheit des Systems, an einem für mich unerträglichen Betriebsklima, an meinen eigenen Möglichkeiten und kündigte.
Es folgten eine tiefe Krise, Krankheit, Orientierungslosigkeit.
Während einer Kur unterhielt ich mich mit einer jungen Frau – in einer Atmosphäre der Aufrichtigkeit, der Offenheit, des Zugewandtseins, der Wertschätzung. Damit begann die Wende. In einer solchen Atmosphäre wollte ich leben und arbeiten, genau

in dieser Richtung wollte ich wachsen. Nun sind psychotherapeutische Ausbildungen und auch die psychotherapeutische Tätigkeit dafür nur bedingt geeignet, denn den Sessel des Psychotherapeuten umweht der Hauch des Ominösen. Das fasziniert auch schon den Ausbildungskandidaten.

Und wie in jedem anderen Bereich gibt es Machtmissbraucher auch hier: die, die ihren Patienten platte Deutungen überstülpen; die, die ihre Patienten nach dem eigenen Bilde formen wollen; die, die auch dann noch ein Ausfallhonorar berechnen, wenn die Patientin den vereinbarten Termin wegen ihrer vorzeitigen Niederkunft nicht wahrnehmen kann.

Das ist erschreckend, aber es verwundert nicht.

Jeder der weiß, wie es sich anfühlt, von einem Patienten bewundert zu werden; jeder der das Privileg kennt, seine Patienten durch die unzähligen Geburten und Tode während einer Therapie zu begleiten; jeder, der die scheinbare Unangreifbarkeit in der Geborgenheit des therapeutischen Schneckenhauses erlebt hat, weiß um die Gefahr.

Wie in jedem Bereich gibt es auch hier die, die noch auf der Suche nach einer Haltung sind und dabei ihr möglichstes geben. Und natürlich gibt es die (und es sind viele!), die aufrichtig, offen und zugewandt mit ihren Patienten und miteinander umgehen und so allmählich bewusster werden; die, die einander vertrauensvoll und wohlwollend darauf hinweisen, wenn sich etwas Bedenkliches zeigt, was man selbst nicht sieht; die, die Dinge besser wissen ohne Besserwisser zu sein; die, von denen man lernen kann, ohne sich belehrt zu fühlen.

Es war ein Zufall, der mich in die Praxis eines Homöopathen führte. Die Atmosphäre erinnerte an die, die ich mit der jungen Frau während der Kur erlebt hatte.

Er meinte, wenn ich den Namen des Mittels wissen und dann nachlesen wolle, solle ich das in einem ordentlichen Buch tun. Er empfahl Bailey und Wilber für das Philosophische. Beide Autoren waren für mich eine Bereicherung, bedeuteten eine erhebliche Erweiterung des Systems, in dem ich mich bewegte. Sicher, auch bei den Homöopathen gab es Schubkästen, in die sie ihre Patienten sortierten, aber dennoch war es so viel differenzierter,

die Wurzeln der Methode reichten so viel tiefer. Weitere Bücher folgten, sie erweitern und vertiefen meine Arbeit bis heute.
Dann gab es Seminare, die zum Blick über den Tellerrand einluden, in Philosophie und Kunst, Geschichte und Literatur.
Hinzu kam die Erfahrung, dass Homöopathen und Homöopathie da weiterhelfen konnten, wo Psychotherapie (oder meine therapeutischen Fähigkeiten) an Grenzen stießen.
Ich erlebte mit der Homöopathie ein Mehr an Möglichkeiten und befürchte mittlerweile ein Mehr an Gefahren, verlangt doch, was über das Bisherige hinausgeht, im allgemeinen mehr an Wissen und Bewusstheit.
Und so befürchte ich Machtmissbraucher auch in der Homöopathie.
Das wäre erschreckend, aber nicht verwunderlich.
Jeder der erlebt hat, ungewöhnliche Fragen gestellt zu bekommen von jemandem, der mit einer Methode arbeitet, die höchst umstritten ist, mit einer Arznei, in der nichts drin ist, deren Wirkungsweise er nicht erklären kann und deren Namen er möglicherweise nicht verrät, weiß um das Spannungsfeld zwischen Skepsis und Vertrauen, in dem man sich als Patient bewegt, weiß um die Begeisterung, wenn sich eine Besserung einstellt und vielleicht um die Bewunderung für denjenigen, der das richtige Mittel fand. Jeder, dem das jemals gelang, hat wohl lernen müssen, mit der Macht, die ihm Methode, Wissensvorsprung, Bewunderung und Abhängigkeiten verleihen, umzugehen- und mit dem aus all dem möglicherweise (sei es nun berechtigt oder unberechtigt) erwachsenden Gefühl eigener Grandiosität. Das Wissen, das es braucht, lässt sich wohl zunächst aus Büchern erwerben. Für die Bewusstheit braucht es das Miteinander – mit den Kollegen und den Patienten.
Dennoch würde ich auch gern so arbeiten können, denn ich will mich immer noch möglichst nützlich, immer noch die Welt ein bisschen besser machen (nun ja, heute ist eher der Weg das Ziel). Natürlich will ich auch immer noch wissen, was die Welt im Innersten zusammenhält und bin neugierig auf die Antworten, die die Homöopathie bereithält. All das aktiviert mich, all das macht für mich Sinn- und es ist enormer narzisstischer Anspruch. Mög-

licherweise ist auch die Sache mit dem Narzissmus (bei allem Guten, das er mit sich bringt) eine unendliche Geschichte.
Möglicherweise sind auch homöopathische Ausbildung und Tätigkeit nur bedingt geeignet zu erkennen, wann es zu viel des Guten wird.

Patrick C. Hirsch:

Schon als Jugendlicher hatte ich Gefallen an der Chemie gefunden. Experimente unklaren Ausgangs, die Erforschung des Ungewissen, Faszination an der Alchimie.
Und während des Studiums ging dann die Suche weiter, Suche nach etwas, von dem ich nicht wusste, was es war. In der Facharztausbildung dann der grundsolide allöopathische Weg, sowohl in der Gynäkologie, als auch in der Geburtshilfe. Erst der Wechsel des Chefarztes führte dann zur Homöopathie. Plötzlich wurden nach Operationen Staphisagria und Arnica auf der Chefvisite verordnet. Mittel, von denen der gut ausgebildete Schulmediziner noch nie etwas gehört hatte. Die jugendliche Suche nach Neuem war plötzlich wieder entflammt.
Wenig später dann ein Schlüsselerlebnis in der Behandlung der akuten Otitis media meiner Tochter, die nach zweimaliger Gabe von Penicillin in üblicher Dosierung über den üblichen Zeitraum zwar immer wegging, aber halt rezidivierte. Erst die Gabe von Ferrum phosporicum D12 heilte die Mittelohrentzündung vollkommen und endgültig. Erstaunlich für mich dabei, dass die Heilung schneller eintrat als bei Penicillin. Und der Gedanke, dass mein HNO-Lehrbuch neugeschrieben gehörte, da darin die Nichtverordnung eines Antibiotikums als Kunstfehler bezeichnet wurde. Und der narzisstische Gewinn, besser als alle HNO-Ärzte und Pädiater zu sein, denen sowieso nichts anderes als ein Antibiotikum einfällt.
Später dann in eigener Praxis wurde ich rasch mit den Grenzen der Schulmedizin vertraut gemacht. Trotz Therapie der rezidivierenden Soorkolpitis nach allen Regeln der allöopathischen Lehre, ließ sich keine dauerhafte Heilung erzielen (und das in mehreren Fällen). Erst die homöopathische Behandlung brachte dann den gewünschten Heilerfolg.

Homöopathie ist der Weg der Suche nach anderen Wahrheiten als denen der Allöopathie, gepaart mit narzisstischem Gewinn.

HAHNEMANN:

Von HAHNEMANN ist jene Episode bekannt, dass er seine ärztliche Praxis aufgab und seine Patienten nach Hause schickte mit dem Spruch, dass er ihnen ja doch nicht helfen könne. Ja, das kann man durchaus als eine konsequente Handlung betrachten. Wenn ich erkenne, dass ich nichts bewirken kann, muss ich das lassen und etwas Neues ersinnen. FRITSCHE glorifiziert diese Entscheidung HAHNEMANNS geradezu:

> *Das ist, so sagt die Welt, Wahnsinn. Das ist sein morbus sacer. Auch ihn, den das Opfer Bringenden, hat 1788 jählings der Gott angerührt, hat ihm die heilige Wunde geschlagen und ihn in die Krankheit zum Heil hin gestürzt.*

Wenn man da den Begriff des Narzissmus ins Spiel bringt, sieht es etwas anders aus: Es ist eine unglaubliche Kränkung, als Arzt gerade so sein Dasein zu fristen, seine anwachsende Familie kaum ernähren zu können und dabei einerseits zu merken, dass die Möglichkeiten beschränkt sind, andererseits aber auch jeder persönlichen Anerkennung zu entbehren.

Man kann von einem unerhörten Streben nach Wahrheit sprechen bzw. nach dem Streben nach Heilung. Man kann aber auch von dem Streben nach dem persönlichen Glück sprechen. Letzteres wird gemeinhin eher mit dem Narzissmus assoziiert, in Wirklichkeit haben aber alle drei Bestrebungen mit dem Narzissmus zu tun.

Es ist nicht nur das Higgs-Boson entdeckt worden, sondern <u>ich</u> war es, der es entdeckt hat. Das ist erst einmal alles gar nicht pathologisch (kann es aber werden). Narzissmus hat viel mit Fortschritt zu tun (aber auch mit Nischendasein jenseits des sogenannten Fortschrittes).

3) Narzissmus zwischen Lehrer und Schüler

Es ist vielleicht 100 Jahre her, dass nicht nur erwähnt wurde, dass jemand Medizin studiert hatte, sondern auch, bei wem er studiert hatte. Diese Sitte ist weitgehend verschwunden innerhalb dessen, was Homöopathen und Naturheilkundler gern als „Schulmedizin" bezeichnen. Das hat positive und negative Seiten. Zweifellos gibt es gute und minder gute Ärzte und Lehrer (auch wenn das von unseren Ärztekammern und Kassenärztlichen Vereinigungen gern ignoriert wird – es muss ihnen verziehen werden, denn sie können nicht anders). Das Wissen darum fördert aber das Anhängen an bestimmte Lehren und bestimmte Lehrer. Die Lehre der „Schulmedizin" ist weitgehend vereinheitlicht, so dass diese verschiedenen Lehrer und Lehren an Bedeutung verloren haben.

Wenn wir aber den Begriff „Schulmedizin" nehmen, so sollte er doch auf unsere Homöopathie noch viel eher zutreffen, denn hier gibt es noch verschiedene Schulen und verschiedene Lehrer – auch wenn der formelle, an Zusatzbezeichnungen und Diplome gebundene Lehrbetrieb längst von den Ärztekammern (denen das als Körperschaften öffentlichen Rechts zusteht) und dem Deutschen Zentralverein homöopathischer Ärzte (dem das als privatem Verein eigentlich nicht zustünde) ursupiert worden ist.

Einerseits ist es durchaus vernünftig, wenn für die Homöopathie auch gewisse Standards gelten. Andererseits gibt es aber doch gute Lehrer und weniger gute (so wie es gute und weniger gute Tischlerinnen, Architekten, Rechtsanwältinnen und Bundeskanzler gibt). Das Problem ist auf der einen Seite Gleichmacherei und auf der anderen Seite so etwas wie Vetternwirtschaft. Aber darum soll es hier gar nicht gehen, sondern darum, was die guten und die schlechten Lehrerinnen mit dem Narzissmus zu tun haben. Das kann man wiederum auf zweierlei Weise sehen: Was bedeutet das für die Lehrer und was bedeutet es für die Lehrlinge?

Für die Lehrlinge (die Studierenden der Homöopathie, die Weiterbildungskandidaten, die in der Fortbildung Befindlichen) kann es einerseits bedeuten, dass es ihnen geschehen kann, dass sie nicht nur nach ihrem Kenntnisstand beurteilt werden, sondern auch nach der Frage, bei wem sie gelernt haben. Doch diese politischen Fragen stehen hier nicht im Zentrum unseres Interesses.

Vielmehr ist uns wichtig, was das mit dem Narzissmus macht.

Menschen mit einer narzisstischen Betonung neigen dazu, sich an eine Lehrer-Persönlichkeit anzuhängen (nicht: an sie zu binden!) und über diese Nähe (die eigentlich keine persönliche Nähe ist) narzisstische Zufuhr zu erlangen. Sie neigen auch dazu, wie KERNBERG sagte (oben zitiert), diesem gefallen zu wollen, um von ihm narzisstische Gratifikationen zu bekommen.

Dem Lehrer wiederum kann das unter Umständen auch sehr gut gefallen. Auch für ihn bedeutet es narzisstischen Gewinn. Es ist die eine Sache, wenn ich in einem Seminar einen Fall vorstelle und niemand von den Teilnehmern hat eine Ahnung, welches Mittel ich gegeben habe (natürlich ist es ein Mittel, dass geholfen hat). Das ist zwar schön, aber es macht mich auch einsam. Viel besser ist es, wenn es ein oder zwei Leute gibt, die tatsächlich auch auf dieses Mittel kommen. Dann habe ich zwar einen Verlust an Einzigartigkeit, aber ich habe Schüler gewonnen, solche, die so denken wie ich. Meine Bemühungen waren nicht umsonst.
Dieses Anhängen (wie gesagt, es ist keine Bindung!) kann zu zwei Komplikationen führen (genau deswegen, weil es keine Bindung ist):
Die Schülerin kann schwer narzisstisch gekränkt sein, wenn die Lehrerin ihre Meinung nicht akzeptiert oder sie gar zurechtweist und der Lehrer kann schwer gekränkt sein, wenn ihn der Schüler mit seiner Auffassung verlässt, Neues einbringt oder gar sich einer anderen Lehrerin zuwendet.
Im Rahmen des Narzissmus damit umzugehen, ist nahezu unmöglich. Man bräuchte etwas, das über den Narzissmus hinausgeht. Aber darum geht es ja nicht nur in der Lehre, sondern im ganzen Leben: den Narzissmus zu relativieren und ihn nicht etwa abzuschaffen, sondern über ihn hinauszuwachsen.

Ein guter Lehrer kann nur abtrünnige Schüler haben.[68]

Gäbe es eine Bindung und nicht nur ein Anhängen, dann würde sich diese Bindung wahrscheinlich als so stabil erweisen, dass auftauchende Differenzen diskutiert werden können, dass aber das Verhältnis der beiden darunter nicht leidet. Das bedeutet aber auch, dass das Verhältnis von Lehrer und Schüler sich im Laufe der Zeit wandeln darf zu etwas anderem.
Ein guter Lehrer kann nur abtrünnige Schüler haben. Ein guter Schüler wird seinen guten Lehrer auch dann ehren, wenn er abtrünnig geworden ist. Und andersherum.

---

[68] Ich (D.E.) kenne diesen Ausspruch von Erwin CHARGAFF. Er kann aber auch ältere Wurzeln haben. Wenn man die Autobiografie von CHARGAFF liest, so findet man dort durchaus eine Reihe von narzisstischen Kränkungen, die sich dann aber irgendwie umgeformt haben.

Das geht, wenn der Narzissmus dominant ist, leider nicht. Und das trifft auf beide zu, den Lehrer wie den Schüler.

> D.E.: *Ich fürchte mich ein wenig vor denen, die wissen und insbesondere vor jenen, die glauben zu wissen, und ich möchte nicht, dass sich andere vor mir fürchten.*

4) Narzissmus zwischen Arzt und Patient

Hier können wir nicht mehr ganz so symmetrisch vom Narzissmus des Arztes und des Patienten reden, denn die Patientin ist nicht in unsere bisherigen Erörterungen einbezogen, sondern ist einfach eine Person, die die Praxis aufsucht. Die Homöopathie ist auch nicht so gestaltet wie die Psychotherapie, in der es irgendwann gelingen könnte, das Narzissmus-Problem zu bearbeiten. Der Arzt ist also der Hauptansprechpartner dessen, was wir hier sagen wollen.

Ein Beispiel: Wieso neigen wir dazu, unseren Patientinnen nicht zu sagen, welches Mittel sie von uns erhalten[69]?
Es gibt in der Tat gute Gründe, das nicht zu tun. Vor deren Erörterung sei aber Grundsätzliches gesagt: Unsere Patienten haben ein absolutes Recht zu erfahren, welches Arzneimittel sie von uns erhalten haben. Da geht nichts daran vorbei. Es ist möglich, eine Vereinbarung zu treffen, in der die Patientin darauf verzichtet, dieses Recht einzufordern, und dieser Verzicht kann auch gut sein. Das muss aber im Vorfeld – also bei der Verabredung der Anamnese – bereits geklärt werden. Sofern man aber auch schon im Vorfeld die Behandlung von dieser Bedingung abhängig macht, halten wir das für problematisch. Der Patient – wissend, dass er nur behandelt wird, wenn er dem zustimmt, könnte sich unter Druck gesetzt fühlen und deshalb einer Vereinbarung zustimmen, die er eigentlich so nicht möchte.
Das beste Verfahren ist nach unserem Dafürhalten – wenn man schon diese Geheimhaltung will – dem Patienten zu sagen, dass man den Na-

---

[69] Das berührt allerdings das Dispensierverbot: Das Nichtsagen des Mittelnamens ist nur möglich, wenn wir das Mittel in der Praxis abgeben oder verabreichen. Auf einem Rezept würde immer der Name stehen. Eine rechtliche Grauzone...

men des Arzneimittels lieber nicht mitteilen möchte und ohne entsprechende Anfrage auch nicht mitteilen wird, aber auf Anfrage sehr wohl. Das erhält die Autonomie des Patienten und ist auch rechtlich unbedenklich. D.E. verfährt so, P.H. sagt den Namen des Mittels immer – und es funktioniert auch.

Nun aber zu den Gründen, warum wir den Namen des Arzneimittels nicht gern sagen: Der einzige Grund ist, dass sich die Patientin über das Arzneimittel belesen könnte (oder bereits entsprechende Kenntnisse haben könnte). Dieser Grund fällt aber wieder in mehrere Teile auseinander:

Erstens könnte das, was die Patientin über das Arzneimittel liest, einen Einfluss darauf haben, was sie nach der Einnahme des Mittels an sich beobachtet. Dieser Grund ist ernst zu nehmen. Es ist im Prinzip der gleiche Grund, warum wir in der Prüfung nicht wissen sollten, was wir eingenommen haben. Unsere Auswertung dessen, was passiert ist, kann durch die Mitteilung des Namens verfälscht werden. Und wenn wir nicht wissen, was von dem, was der Patient erlebt hat, „reine" Wirkung des Arzneimittels ist und was durch Kenntnis des Arzneimittelbildes bedingt ist, sind wir nicht mehr so sicher in dem, was wir weiter tun.

Zweitens könnten Ekel-Effekte oder ähnliche Effekte, die durch das bloße Wissen, was man eigenommen hat, zum Tragen kommen – auch ohne Kenntnis des Arzneimittelbildes.

> *Ich (D.E.) gab einmal einer Patientin Luesinum und sie wollte wissen, was es ist. Ich habe es ihr gesagt. Sie hat entrüstet die Praxis verlassen und ist nie mehr wiedergekommen. Damit muss man leben, wenn man den Namen des Mittels sagt. Das sind aber nur sehr wenige Fälle. Ich kann mich auch nur an diese eine Frau erinnern.*

Drittens könnte es durch das Wissen des Patienten über das, was sein Arzneimittelbild ist, zu Diskussionen kommen. *Das wäre ja noch schöner, wenn der Patient mit mir diskutieren würde, was denn sein Mittel sein könnte! ICH bin doch der Experte!*

In der Tat sind solche Diskussionen oft ziemlich schwierig, denn unser Kenntnisstand über das Arzneimittelbild ist ja in der Regel größer als der der Patientin (oder sollte es zumindest sein). Aber es könnte auch so etwas herauskommen, dass die Patientin in etwa sagt: *Im Arzneimittelbild des Mittels, das Sie mir gegeben haben (oder geben wollen) steht ein Symptom so beschrieben... aber das ist nicht ganz korrekt, sondern es ist anders....* Könnte uns das nicht auch helfen, das richtige Mittel zu finden?

Dass wir den Namen des Mittels nicht so gern sagen wollen, könnte tatsächlich auch damit zu tun haben, dass wir unsere überlegene Position gegenüber dem Patienten nicht aufgeben wollen, uns selbst unangreifbar halten wollen. Bei all den narzisstischen Größenvorstellungen ist irgendwo dann doch das Wissen darüber vorhanden, dass diese überlegene Position sehr fragil ist, trotz aller Erhabenheit, die wir verspüren mögen, wenn wir der Patientin ein Mittel auf die Zunge streuen. Und deswegen müssen wir diese überlegene Position schützen, durch solche Regeln, die uns unangreifbar machen. Selbstverständlich ist das eine Illusion.

Das betrifft aber nicht nur das relativ kleine Problem, ob wir den Namen des Mittels nennen oder nicht. Das scheint mir nur ein Zeichen für eine grundlegendere Haltung unseren Patientinnen gegenüber zu sein.
Wer bin ich dem Patienten gegenüber? Wie sehe ich mich selbst? Wie sieht der Patient mich? Welche Macht habe ich möglicherweise? Und wie gehe ich damit um?

Gut, ich bin der Profi. Was heißt das aber? Ich habe gelernt, ich weiß (?) um die Arzneimittelwirkungen, ich habe (mehr oder weniger gut) fragen gelernt und ich weiß (mehr oder weniger gut), wie ich mit den Antworten umzugehen habe.
Aber wo liegt mein Augenmerk? Wie ist meine Haltung? Will ich erst einmal einfach verstehen, was das Problem dieses Patienten ist oder konzentriere ich mich schon bei der Anamnese darauf, ob das, was der Patient sagt, für bestimmte Arzneimittel spricht und zu bestimmten Repertoriumsrubriken passt? Es wird nur schwer möglich sein, letzteres völlig herauszuhalten. Und das Nächste: Was erwartet diese Patientin von mir? Bewegt sich das eigentlich in dem Rahmen, den ich ausfüllen kann? Da kann es Patientinnen geben, die sagen: „Geben Sie mir etwas, damit diese

Kopfschmerzen weggehen! Egal, was es ist! Und dann gibt es diejenigen, die aktiv mitwirken wollen (und aktiv mitwirken erschöpft sich nicht darin, dass der Patient die Anweisungen des Arztes möglichst gut erfüllt), die in einen Dialog treten wollen, die – wie gerade geschrieben – auch einmal sagen können, dass wir uns möglicherweise geirrt haben. Die Wahrheit ist nämlich, dass wir uns verdammt häufig in der Wahl des Arzneimittels irren.

Sehr vernünftig ist es, wenn diese Dinge besprochen werden können – vernünftig für die Ärztin und den Patienten. Aber wenn ich die Deutungshoheit habe über das, was beim Patienten geschehen ist, wenn der Patient durch mein Fachwissen erdrückt wird, wenn er gar erpresst wird, dass er entweder vollkommen dem folgen soll, was ich sage, oder die Behandlung sei zu Ende, dann ist das – wie wir meinen – recht problematisch für den Heilungsweg und auch für den Homöopathen – für seine nicht auf Papier stehende Qualifikation und für seinen eigenen Heilungsweg. Der Narzissmus blüht und das kann uns behindern.

Aber der Narzissmus kann auch manchmal positiv wirken – oder scheinbar positiv. Auch das sei an einem Beispiel erörtert, das ich (D.E.) vor einigen Jahren erlebt habe. Ein Kollege hatte eine Patientin, die an einer schweren, als unheilbar geltenden Erkrankung litt. Sie sagte im Gespräch zu ihm, dass diese Krankheit doch unheilbar sei, und was denn dann die Homöopathie bewirken könne. Darauf sagte der Kollege, das sei nicht richtig, sondern er könne das heilen, wenn die Patientin ihm dabei helfe, indem sie ihm alles erzähle usw.

P.H. und D.E. gruselt es bei dieser Vorstellung. Wir würden niemals unseren Patienten so etwas sagen. Dennoch muss man anerkennen, dass dieses Verfahren seine Vorteile hat. Zum einen kann der Arzt, wenn es dem Patienten besser geht, das als seine Leistung betrachten, wenn aber nicht, dann ist es die mangelnde Mitwirkung des Patienten. Da dieser eine solche Zuschreibung natürlich nicht wünscht, muss es ihm einfach besser gehen. Außerdem wird die Überzeugung des Arztes (wenn sie echt ist) sich sicher auf den Patienten übertragen, was zu einer wirklichen Besserung beitragen kann. Und diese streichelt dann wieder den Narzissmus des Arztes.

Die Frage ist, von welcher Dauer eine solche Besserung sein kann. Nehmen wir einmal den günstigsten Fall an, dass sie wirklich andauert. Dann wäre doch alles gut?

Und in der Tat gab es in dem Beispiel eine deutliche Besserung. Doch bleibt ein merkwürdiger Nachgeschmack.

Was ist das höhere Gut? Gesundheit oder Wahrheit[70]?

5) Unsere Selbstüberschätzung

Wir glauben manchmal, unsere Patienten objektiv einschätzen zu können – vielleicht einer der größten Fehler, die wir machen können. Das hat viel zu tun mit der fast als Dogma verbreiteten Anschauung, niemand könne für sich selbst ein Mittel finden, weil er nur („nur"?) einen subjektiven Blick auf sich selbst habe. Daran ist gewiss etwas, aber dieses Dogma hat auch einen weitergehenden Zweck: Wir werden unangreifbar in unserer Arzneimittelwahl – vom Patienten unangreifbar. Der Sockel, auf dem wir stehen, wird höher. Zusammen mit dem Geheimnis um den Namen des Mittels wird der Patient bis zu einem gewissen Punkt entmündigt. ICH bin ja der Experte.
Ein weiteres Problem des Narzissmus liegt in unserer Selbstüberschätzung hinsichtlich unserer Übersetzungsfähigkeiten in die Sprache des Repertoriums.
Beispiel: Ein Patient hat Probleme damit, dass er ein Arzneimittel einnehmen soll, von dem er nicht weiß, was es ist. Man kann das so übersetzen, dass der Patient dem Homöopathen misstraut (eine gewaltige narzisstische Kränkung für den narzisstisch dominierten Arzt) oder dass er die Angst hat, die Kontrolle zu verlieren. Man kann es aber auch einfach als Neugier sehen oder als den Wunsch, bei der Heilung aktiv mitzuwirken. Man könnte das ansprechen und fragen, wie es wirklich ist (dazu gehört Mut und die Fähigkeit, auch mit Kritik umgehen zu können). Wer aber durch dieses Ansinnen der Patientin narzisstisch gekränkt ist, wird eher dazu neigen, nicht zu fragen und stillschweigend die Rubriken "*argwöhnisch...*" und "*Furcht, die Kontrolle zu verlieren*" verwenden. Würden wir mit dem Patienten weiter sprechen, könnten wir sogar dahin kommen, die Mittel, die in einer Rubrik stehen (bei „*argwöhnisch, miss-*

---

[70] Vor ein paar Jahren wurden im Gefolge der sogenannten „Shang-Studie" die Homöopathen aufgefordert, endlich ihren Patienten die Wahrheit zu sagen. Etwas ist daran, wenn auch nicht in dem dort gemeinten Sinne, die Homöopathie würde prinzipiell nicht wirken.

trauisch" sind es 147, allein 18 davon im dritten Grad), feiner differenzieren zu können.

Wenn wir nicht dem folgen, was der Patient wirklich sagt, denkt und fühlt, sondern vorschnell Repertoriumsrubriken oder Mittelbilder vor uns sehen, liegt das auch an unserer Selbstüberschätzung. Diejenigen, die bei dem bleiben, was der Patient sagt, haben da einen therapeutischen Vorteil.

Danach erst kommt die Interpretation, die deshalb nötig ist, weil hinter dem, was die Patientin sagt, noch das steht, was sie nicht sagt oder nicht sagen kann. Sich das zu erschließen ist eine Kunst, die wir demütig ausüben sollten.

Eine weitere Form der Selbstüberschätzung liegt in unserer Beurteilung des Behandlungserfolges. Da wird sehr schnell aus einer geringfügigen Besserung eine deutliche und aus einer Teilbesserung eine Heilung.

Das liegt an uns! Wir erwarten, dass es besser wird.

Und wenn es nicht besser wird? Auf der Grundlage des Dogmas, dass das richtige Mittel sicher und zuverlässig heilt, gibt es verschiedene Gründe, warum ein Versagen eintreten kann:

a) Die Patientin ist schuld. Sie hat unsere Anweisungen nicht korrekt befolgt. Ergo: unser Narzissmus wird nur minimal gekränkt.

b) Wir können annehmen, dass wir das richtige Mittel, aber die falsch Potenz gewählt haben. Das wäre dann kein allzu großer Fehler, weil die Regeln zur Potenzwahl unsicher sind. Nach der Erfahrung der Verf. kommt es aber relativ selten vor, dass eine Potenz gar nichts bewirkt und eine andere Potenz des gleichen Mittels sich deutlich unterscheidet.

c) Schwerer ist die Kränkung, wenn wir das falsche Mittel gewählt haben. Aber auch da gibt es einen Ausweg: Die Vorstellung, dass es eigentlich viel zu wenige Mittel gibt, dass wir dasjenige, welches die Patientin eigentlich bräuchte, gar nicht kennen – nicht kennen können. Die Forderung nach mehr Mitteln kann auch auch dem Schutz vor narzisstischen Kränkungen entspringen.

In jedem Falle übertragen wir aber unsere Erwartungshaltung auf den Patienten, bis dahin, dass dieser spürt, wie sehr er uns enttäuschen könn-

te, wenn er uns die Wahrheit sagen würde. Es kann tatsächlich vorkommen, dass Patienten hinsichtlich der Besserung übertreiben. Es kann natürlich auch das Gegenteil vorkommen.
Und hierzu kommt dann noch, dass wir selbst die Besserung überbewerten, wahrscheinlich um so mehr, je größer unser Narzissmus ist.[71]

Die Selbstüberschätzung geht aber noch weiter:

> *Ich (D.E.) habe einmal während einer Weiterbildungsveranstaltung einen Dozentenkollegen, der das Pflichtthema „wissenschaftliche Modelle der Homöopathie" vortragen sollte, gefragt, was er da genau vortragen wolle. Die Antwort war einfach: Nun, etwas über die links- und rechtsdrehenden Spiralen, etwas über das Wassergedächtnis und etwas über Quanten. Und das sei in einer Stunde erledigt. Ich konnte leider seinen Vortrag nicht hören, da ich selbst einen anderen halten musste.*

Was man da zu hören bekommt, ist meist entsetzlich. Am entsetzlichsten ist das beim Begriff der "Quantenmedizin", der ja auch zur (dubiosen) Erklärung der Wirkungsweise von Homöopathie verwandt wird. Meist lässt sich in den entsprechenden Texten sehr gut ablesen, dass die Verfasser nicht die geringste Ahnung haben, wovon sie da eigentlich schreiben. Es gibt Ausnahmen (etwa WALLACH, wobei wir auch da deutliche Kritikpunkte sehen), aber der Großteil dieser Äußerungen ist unqualifiziert. Die naturwissenschaftliche Bildung von Medizinern ist nun einmal in der Regel nur eine Halbbildung.

6) Warum ist gerade die Homöopathie eine wunderbare Spielwiese für narzisstisch dominierte Persönlichkeiten?

Therapeutischer Narzissmus ist natürlich kein Problem der Homöopathie allein.

---

[71] Wir werden weiter unten eine große Outcome-Studie erwähnen, in der die Besserungen nach homöopathischer Behandlung vom Arzt und vom Patienten bewertet werden. Einerseits gibt eine solche Studie sehr gut die Verhältnisse in der Praxis wieder, andererseits schließt sie aber auch die durch den therapeutischen Narzissmus erfolgten Verzerrungen mit ein.

Aber es kommen in der Homöopathie ein paar Gegebenheiten hinzu, die den Narzissmus fördern (bzw. dafür sorgen, dass Homöopathie für Ärzte (nicht nur für Ärzte, aber nur von denen wollen wir hier reden) mit narzisstischer Betonung attraktiv erscheint).

Eines wurde bereits erwähnt: dass narzisstische Kränkungen innerhalb der Wissenschaft und/oder der „Schulmedizin" uns dazu bringen können, uns einem anderen Gebiet – etwa der Homöopathie – zuzuwenden.

Innerhalb der Homöopathie können dann Gruppeneffekte eine Rolle spielen, auf die wir hier kurz eingehen wollen.

Es gibt eine große narzisstische Kränkung, die darin besteht, nicht dazuzugehören und es gibt eine große narzisstische Zufuhr, die darin besteht, dazuzugehören. Es kann infolge des Nichtdazugehörens zum Mainstream die Tendenz bestehen, sich einer Randgruppe zuzuwenden, in der man die verlorene Aufgehobenheit wiedererlangen kann. Wenn man einmal die Zugangsvorausetzungen für die Zugehörigkeit zu dieser Randgruppe und die (geschriebenen und ungeschriebenen) Regeln erfüllt, so kann man in dieser Randgruppe Achtung und Schutz genießen. Und das um so mehr, je schwieriger der Eintritt in diese Gruppe gestaltet wird[72].

Der Schutz, den die Gruppe dann gewährt, muss um so stärker sein, je randständiger die Gruppe ist. Es können dabei durchaus auch paranoische Tendenzen auftauchen, die nach KERNBERG bei narzisstisch dominierten Persönlichkeiten häufig sind. Je größer die Angriffe auf die Gruppe (die es ja im Falle der Homöopathie tatsächlich gibt), um so größer ist das Schutzbedürfnis in der Gruppe und um so größer können auch die paranoischen Tendenzen werden.

Reden wir aber jetzt nicht mehr von der großen Gruppe der Homöopathen, sondern von kleineren Gruppen innerhalb der Homöopathie, etwa Arbeitskreisen.

Solche Arbeitskreise halten wir für enorm wichtig. Sie können die Irrwege, welche der Einzelne aufgrund von methodischen Fehlern beschreitet, aber auch jene, die der Einzelne auf Grund seines persönlichen Narzissmus geht, korrigieren.

Aber es gibt innerhalb dieser Arbeitskreise Regeln, was ja wohl sein muss. Das System Homöopathie darf nicht angezweifelt werden – na klar, sonst

---

[72] Was das Homöopathie-Diplom des DZVhÄ anbelangt, so bestehen diese Voraussetzungen gegenwärtig immerhin in 540 Stunden Weiterbildung und einer bestandenen Prüfung, gefolgt von Pflicht-Fortbildungen.

wäre es ja kein Homöopathie-Arbeitskreis. Und es gibt einen Moderator (schlimmstenfalls einen „Guru"). Man kann sich die Frage stellen, warum jemand damit beginnt, einen Arbeitskreis ins Leben zu rufen (oder Weiter- und Fortbildungen zu leiten). Was würde man wohl für Antworten bekommen, wenn man die Leiter von derartigen Veranstaltungen befrüge? Etwa solche: *Ich habe nun soundsoviele Jahre Patienten homöopathisch behandelt und überwiegend erfolgreich. Nun möchte ich das gewonnene Wissen und die gewonnene Erfahrung weiterreichen.*

Das mag auch stimmen (und wir glauben, dass es überwiegend stimmt). Aber es muss nicht der einzige Grund sein. Sehen wir einmal davon ab, dass sich damit Geld verdienen lässt – das ist legitim (auch wenn Sokrates womöglich anderer Meinung wäre).

Geld ist nicht alles. Aber ist es nicht ein wundervolles Gefühl, der Moderator (=Chef) eines solchen Arbeitskreises zu sein, entscheiden zu können, was richtig und was falsch ist (eine Illusion)? Und dazu noch Leiter einer Gruppe, deren Legitimation auch die Abgrenzung mit umfasst, die also keine offene Gesellschaft darstellt? Kann es nicht ungeheure Befriedigung verschaffen, Fehler aufzuzeigen und schließlich die Empfehlung zu geben: Gib doch in diesem schwierigen und bisher ungelösten Fall einfach mal Plectranthus fruticosus? Ja, das kann eine ungeheure narzisstische Zufuhr bedeuten.

Aber es läuft nicht immer so glatt. Es kann dann Teilnehmer des Arbeitskreises geben, deren Ziel darin besteht, der Lieblingsschüler zu werden. Das kann ja noch sehr süß schmecken, aber manche, deren narzisstische Dominanz nicht so sehr ausgeprägt ist, mögen dabei einen bitteren Beigeschmack im Mund haben, weil sie immerhin noch um die eigene Fehlbarkeit wissen.

Oder aber es gibt Opposition, durch eigenes Nachdenken entstanden oder durch einen anderen verehrten Konkurrenz-"Guru" bedingt. Wie geht man denn damit um? Man kann es zulassen oder nicht. Lässt man es zu, so wird die eigene Position in Frage gestellt. Ein sehr narzisstisch dominierter Moderator („Guru") wird das nicht zulassen. Andere, die mehr Kränkungen aushalten können, mögen sich darauf zurückziehen, dass unterschiedliche Meinungen sehr gut sind, weil jeder davon profitieren kann. Ihnen kann dann schnell ein Übernahme-Angebot präsentiert werden oder es kann dahin kommen, dass die Position unhaltbar wird, insbesondere dann, wenn der Opponent selbst ziemlich narzisstisch dominiert ist.

Die im Kleinen des Arbeitskreises beschriebenen Vorgänge finden natürlich auch im größeren Maßstab statt. Und das kann dazu führen, dass es in der Homöopathie verschiedene Schulen gibt. Das ist erst einmal völlig in Ordnung, so lange es möglich ist, dass die Vertreter dieser Schulen miteinander reden, ohne auf ihrem Standpunkt zu beharren. Schulenbildung ist normal, aber in einem randständigen Gebiet ist die Zersplitterungsgefahr größer und auch die Gefahr, dass sich diese Schulen auch untereinander bekämpfen. Das kann bis zur Beliebigkeit des Ansatzes führen. Die eine Seite ist die Vereinheitlichung, die andere die Zersplitterung. Beides ist gefährlich. Das Reden miteinander ist gut, aber bei narzisstisch dominierten Persönlichkeiten schwierig.

Warum also die von uns nicht bewiesene, aber doch beobachtete Häufung des Narzissmus in der Homöopathie (was wir ausdrücklich auf die Homöopathen begrenzen und nicht die Patienten meinen)? Das Randgruppen-Phänomen ist die eine Seite. Die andere Seite ist, dass, je weniger eine Methode auf Rationalität gründet, je weniger sie als objektiv bezeichnet werden kann, je mehr sie Kunst ist, sie um so mehr den Narzissmus fördern kann. Das ist kaum vermeidbar, man kann sich aber dessen bewusst werden.

7) Wie können wir dieses Narzissmus-Kapitel zusammenfassen?

Narzissmus ist nichts Schlechtes. Aber wir sollten bei allen narzisstischen Gratifikationen, die in unserem Fachgebiet (wie in jedem anderen, nur in unserem, wie wir zeigen wollten, möglicherweise stärker ausgeprägt als in den meisten) in Aussicht stehen, drei Dinge nicht aus den Augen verlieren:

Erstens geht es um das Wohl des Patienten, dem wir dienen. (Aber selbst das Dienen kann eine narzisstische Zufuhr bedeuten).

Zweitens sollten wir – um wieder mit BRECHTs Galilei zu reden - die Dinge, die wir an die Tafel schreiben, immer wieder in Zweifel ziehen.

Und drittens sollten wir uns selbst auch immer wieder in Frage stellen hinsichtlich dessen, was wir mit uns und anderen tun.

Ja, und selbst dieses Statement beinhaltet wieder eine wundersame narzisstische Zufuhr: <u>Wir</u> tun das (versuchen es wenigstens), aber <u>Ihr</u>...?

F) Kann Homöopathie schaden?

Ja, Homöopathie kann Schaden anrichten. Der größte Teil dieser Schäden wird wahrscheinlich indirekter Natur sein, indem durch die Anwendung der Homöopathie andere, sinnvollere Methoden nicht angewandt werden. Mit anderen Worten sind diese Schäden durch eine nicht optimale Behandlung verursacht.

So etwas sollte nicht passieren, aber es passiert. Übrigens nicht nur in Bezug auf die Homöopathie. Es gibt auch außerhalb der Homöopathie Fehlbehandlungen, die Schäden hervorrufen.

Es könnte sogar auch Schäden geben, die durch die Anwendung der homöopathischen Arznei auf direktem Wege hervorgerufen werden (was dann aber nichts anderes hieße, als dass Homöopathie wirkt). Darauf basiert ja letztendlich die Arzneimittelprüfung.

Die Autoren des Buches "Die Homöopathie-Lüge" (Untertitel: "So gefährlich ist die Lehre von den weißen Kügelchen") beginnen ihr Buch damit, eben jene Gefahren aufzuzeigen. So verweisen sie auf die Webseite "whatstheharm.net", wo zum Zeitpunkt des Erscheinens des Buches 437 entsprechende Fälle aufgelistet waren (was sich bis heute – 12.6.2016 – nicht verändert hat). Wir haben uns einmal diese Fälle angesehen und möchten 10 davon kommentieren. Dabei folgen wir der Reihenfolge, wie diese Fälle aufgeführt sind und treffen keine Auswahl[73].

> Fall 1 Jacqueline Alderslade
> Age: 55
> Hollymount, County Mayo, Ireland
> *A homeopath told her to give up her asthma medication.*
> *She later died of an asthma attack.*

Kommentar: Es ist falsch, pauschal notwendige allöopathische Medikationen zu Gunsten der Homöopathie abzusetzen. Vielmehr sollte je nach Verlauf genau und kritisch überlegt werden, zu welchem Zeitpunkt wel-

---

[73] Unter http://www.netzwerk-homoeopathie.eu werden ebenfalls Fälle gesammelt, in denen durch Homöopathie Schaden entstanden sein soll. Da es sich hier aber bisher nur um sechs Beispielfälle handelt, verzichten wir auf einen Kommentar. Offenbar befindet sich die Seite erst im Aufbau.

ches allöopathische Medikament abgesetzt werden kann, am besten in Zusammenarbeit mit dem Allöopathen, der die Medikation verordnet hat. Genaueres kann nicht gesagt werden, da die angegebenen Links entweder nicht verfügbar waren oder das Thema nicht gefunden werden konnte.

An dieser Stelle sei als Gegenbeispiel ein richtiges Vorgehen genannt (D.E.): Ein 8-jähriger Junge litt unter Asthma, welches unter Cortison, Chromoglicinsäure, Bronchodilatans und Theophyllin oral nur unzureichend zu kontrollieren war. Die Homöopathische Behandlung wurde unter Beibehaltung der Medikation begonnen. Als sich der Zustand besserte, wurde die Medikation langsam ausgeschlichen. Schließlich war nur noch ein Hub Chromoglykat pro Tag erforderlich (womöglich hätte man das auch noch absetzen können) und das Kind blieb im Beobachtungszeitraum von einem Jahr anfallsfrei.

> *Fall 2: Lorie Atikian*
> *Age: 17 months*
> *Ontario, Canada*
> *Died (malnutrition, pneumonia)*
>
> *Lorie's parents, concerned about modern food additives, were advised to give her an organic vegetarian diet. She was also treated with herbal & homeopathic remedies and an energy machine. Here parents were convivted of neglect.*

Kommentar: Dieses Kind ist gestorben. Der Fall hat allerdings mit Homöopathie nichts zu tun, wie aus dem auf der Webseite angegebenen Link hervorgeht:
http://www.ncahf.org/nl/1990/7-8.html#atikian

> *Fall 3: Cameron Ayres*
> *Age: 6 moths*
> *Fulham, west London, England*
> *Cameron was born with a rare but treatable disorder, but his parents distrused conventional medicine. A nurse/homeopath begged them to take him to a doctor, but they refused. He died.*

Kommentar: Kein Kommentar möglich, da keine Diagnose angegeben wurde. Der Homöopath hat sogar konventionelle Medizin empfohlen.

Wenn ein Internist bei einer akuten Appendizitis eine chirurgische Intervention empfiehlt, der Patient bzw. dessen Eltern das aber ablehnen, sondern weiter Eisbeutel auflegen wollen und dadurch ein Todesfall eintritt, ist das auch nicht Schuld der Inneren Medizin.

Fall 4: Heather Charles
Bloomsbury, Central London, England
Inadequate treatment

She saw a doctor for a throat infection and an injured ankle. The doctor used dowsing to select a homeopathic remedy Her throat did not improve and she had to get antibiotics in another city. The doctor was disciplined.

Kommentar: Hier ist nur ein geringer Schaden entstanden, weshalb dieser Fall eigentlich nichts in dieser Sammlung zu suchen hat.
Es handelte sich um ein berufsständiges Verfahren, in welchem dem Arzt verschiedene Vorwürfe gemacht wurden, neben der Verordnung von homöopathischen Arzneien auch mangelnde Dokumentation und ein möglicherweise problematisches Arzt-Patient-Verhältnis.
Dass der Arzt das homöopathische Arzneimittel mit "dowsing" ermittelt hat, halten wir für problematisch. Gerade bei einer Halsentzündung kann nach der klassischen homöopathischen Methode schnell ein Mittel gefunden werden, welches nach unseren Erfahrungen auch schnell wirkt. Unsere Regeln für eine homöopathische Behandlung sind in diesem Falle klar: Der Allgemeinzustand ist gut, wir sehen den Patienten am nächsten Tag, und wenn es dann nicht deutlich besser ist, bekommt er ein Antibioticum. Letzteres war in der Praxis von D.E. während 12 Jahren zweimal notwendig.

Fall 5: Lucille Craven
Age: 54
Pelham, New Hampshire

Lucille conncealed the diagnosis of breast cancer from her family. She secredly consulted a naturopath and took homeopathic remedies. She also used quack treatments like blood irritation. Her cancer raged out of control and she died.

Kommentar: Ja, es kann sein, dass Lucille durch konventionelle Therapie geheilt worden wäre oder dass sie länger gelebt hätte. Als problematisch sehen wir die hier vorliegende Polypragmasie, die uns planlos erscheint. Besser wäre es gewesen, wenn es ein Bündnis zwischen der Patientin, ihrer Familie und allen behandelnden Ärzten gegeben hätte und daraus sich ein vernünftiger Therapieplan entwickelt hätte, der auch Homöopathie hätte einbeziehen können.

Fall 6: Sylvie Cousseau
Age: 41
Paris, France

Sylvie was diagnosed HIV positive, but pursued alternative treatment for her disease including homeopathy, acupunkture and drinking her own urine. She eventually died of AIDS.

Kommentar: Eigentlich ist ein Kommentar wegen des Wortes "eventually" unmöglich. Dennoch: Diese Frau gehörte zu jenen, die die Existenz einer Krankheit namens AIDS abstreiten. Uns ist nicht bekannt, dass die Leugnung von AIDS unter Homöopathen besonders verbreitet wäre und dass eine rein homöopathische Behandlung von AIDS unter Homöopathen vertreten wird (was selbstverständlich nur für die Homöopathen gilt, die wir kennen).

Fall 7: Isabelle Denley
Age: 13 moths
Kew, Victory, Australia

Isabella was prescribed medications for her epilepsy. Instead of using them, her parents consulted an iridologist, an applied kinesologist, a psychic and an osteopath. She was treated purely with homeopathic medication when she died.

Kommentar: Ob es sich hier um Homöopathie gehandelt hat, ist nicht sicher, denn es war kein Homöopath unter den Behandlern. Von Homöopathen aus der Zeit vor der Ära der modernen Antiepileptika wird berichtet, dass die Behandlung von Epilepsie mit homöopathischen

Arzneimitteln erfolgreich sein kann, wenn sie richtig ausgeführt wird – wenn man also das richtige Mittel findet.
Wahrscheinlich sind aber Antiepileptika hinsichtlich der Wirkung überlegen, weshalb wir nur selten in eine solche Situation kommen dürften. Allerdings ist an diesem Fall auch zu beachten, dass das Kind unter schweren Nebenwirkungen der antiepileptischen Medikation litt, wie aus den angegebenen Links hervorgeht. Wenn man zwei Methoden vergleicht, sollte man sie hinsichtlich Wirkungen und Nebenwirkungen vergleichen. Und das erfordert eine sorgfältige Abwägung.

Fall 8: Ralph Gonzalez
Anthem, Arizona

Ralph went in for outpatient cosmetic Surgery. The doctor performing his liposuction was actually a homeopath. Instead of looking better, Ralph ended up dead.

Kommentar: Dieser Fall gehört offensichtlich nicht in diese Sammlung, da keine homöopathische Therapie vorgenommen wurde. Wenn ich (D.E.) mir eine verglaste Terrasse baue und es regnet durch (wie tatsächlich geschehen), so hat das nichts damit zu tun, dass ich Homöopath bin, sondern ausschließlich damit, dass ich kein Zimmermann und Glaser bin.

Fall 9: Mahendra Gundawar & 6 others
Chandrapur, India
Three dead, seven blinded

Gundawar was a homeopath who sold a new tonic, recently introduced on the market, that was supposed to reduce fatigue. He himself died, along with several of his patients. Several others were blinded, and other cases occured elsewhere in India.

Kommentar: Hier haben wir den ersten unter diesen 10 Fällen, wo ein direkter Schaden durch das "homöopathische" Medikament entstanden sein soll (wir sind uns nicht sicher, ob es sich hier überhaupt um ein homöopathisches Arzneimittel gehandelt hat - nach den Verordnungsprinzipien der Homöopathie wurde jedenfalls ganz offensichtlich nicht verfahren). Hier wurden die Vorschriften für die Herstellung homöopathischer Medikamente nicht befolgt und es fanden sich große Mengen von Methanol in dem Präparat. Das ist zwar strafrechtlich relevant, betrifft aber nicht die Methode der Homöopathie (Herstellung und Verordnung) insgesamt. In homöopathische Medikamente gehört kein Methanol - ebensowenig wie in allopathische.

Fall 10: President Warren G. Harding
Age: 57
Palace Hotel, San Francisco, California,
Died, August 2, 1923

Despite the misgivings of a physician, his personal homeopath let him do arduous tasks and speak in the heat. When he had a bout of food poisoning, the homeopath applied heavy doses of purgatives to flush out toxins. He died. No autopsy was done.

Wieder ein merkwürdiges Bespiel dafür, wie schlimm die Homöopathie ist - allerdings mit dem kleinen Fehler, dass hier gar keine homöopathische Behandlung vorgenommen wurde. Gestorben ist er übrigens laut Wikipedia an einem Herzinfarkt oder Schlaganfall. Daneben gibt es auch noch gewisse Verschwörungstheorien über seinen Tod.

Soweit diese zehn Fälle. Wie bereits gesagt, haben wir selbst keine Auswahl getroffen, sondern einfach die ersten 10 Fälle verwendet, die auf der Website aufgeführt sind. Der geneigte Leser kann gern überprüfen, wie es weitergeht (es geht genauso unqualifiziert weiter).

Es scheint so, als seien nicht alle der Behandler ausgebildete Homöopathen gewesen und als seien die Behandlungsprinzipien der Homöopathie nicht in allen Fällen korrekt angewandt worden. Fall 3 schließen wir aus, weil wir ohne die Nennung einer Diagnose nichts dazu sagen können. Fall 6 muss ebenfalls ausgeschlossen werden, da der *eventuelle* Tod an AIDS keine klare Aussage darstellt. Fall 2, 8 und 10 haben mit Homöopathie nichts zu tun. Es bleiben die Fälle 1, 4, 5 und 7, in denen darüber diskutiert werden kann, ob durch die Homöopathie indirekter Schaden entstanden ist, also dadurch, dass andere, wirksamere Methoden versäumt wurden. Unbedingt zu bejahen ist das im Fall Nr. 1. Hier wurden grobe Fehler gemacht. Bei Fall 4 können wir nicht sicher sein, außerdem ist kein wirklicher Schaden entstanden. Es bleiben zur Diskussion die Fälle Nr. 5 und Nr. 7.

Unverantwortlich wäre es, wenn ein Homöopath hier etwa gesagt hätte "Lassen Sie die etablierte "schulmedizinische" Therapie und machen Sie Homöopathie. Ich werde Sie heilen." Das mag es tatsächlich geben, wir haben allerdings solche Homöopathen noch nicht kennengelernt. Es hätte im übrigen berufsständische Konsequenzen.

Verantwortlich wäre es gewesen, wenn man in diesen beiden Fällen die "schulmedizinischen" Behandler und die Homöopathen, die Kranken bzw. deren Eltern hätte zusammenbringen können, um gemeinsam nach Lösungen zu suchen. Das ist jedoch manchmal schwierig (wobei der Widerstand von allen drei Seiten ausgehen kann).

Es ist immer unsere Pflicht, nach der für den Patienten günstigsten Behandlungsmethode zu suchen, seien wir nun Homöopathen oder Chirurgen oder Psychotherapeuten. Dabei sprechen wir in erster Linie über homöopathisch arbeitende Ärzte, meinen aber, dass diese Pflicht auch für Heilpraktiker selbstverständlich sein sollte.

Eine Gelegenheit stellt uns jedoch vor ziemliche Probleme: Es kann passieren (und es passiert tatsächlich nicht gar so selten), dass Patienten unsere Empfehlung, hier sei eine andere Behandlungsmethode angebracht und eben nicht die Homöopathie, ignorieren und auf homöopathische Behandlung bestehen. Es gibt nach entsprechender Beratung, wenn diese nicht zur Änderung geführt hat, an dieser Stelle nur zwei Möglichkeiten zu handeln: Entweder wir lassen uns auf die Homöopathie ein, wissend, dass sie wahrscheinlich nicht optimal ist, oder wir verweigern die Behandlung. Wir plädieren für die erste dieser beiden Möglichkeiten. Wenn Kritiker der Homöopathie anlasten, dass durch die bloße Existenz der Homöopathie Patienten sich hierfür entscheiden, obwohl eine andere Methode wahrscheinlich erfolgversprechender wäre, dann wäre die einzige Möglichkeit, das zu vermeiden, die Homöopathie für alle zu verbieten – mit strafrechtlichen Konsequenzen. Dass das gewisse rechtliche Probleme mit sich bringt, liegt auf der Hand. So lange die Homöopathie erlaubt ist, werden wir also damit leben müssen, dass durch die Anwendung der Homöopathie an der Stelle einer im Einzelfall wirksameren Methode Schäden entstehen können und werden. Das gilt aber auch für viele andere Methoden, etwa die chirurgische versus konservative Behandlung von Bandscheibenvorfällen.

Wir können bis zu dieser Stelle zusammenfassen: Indirekte Schäden durch die Anwendung von Homöopathie gibt es und wird es weiter geben. Durch verantwortungsvolles Handeln kann man sie aber minimieren. Und diese indirekten Schäden sind kein spezifisches Problem der Homöopathie, sondern treten auch in anderen Fachgebieten auf.

Die nächste Frage ist, ob es auch direkte Schäden durch Homöopathie geben kann.

KENT ("Homöopathische Arzneimittelbilder") beantwortet diese Frage in seinem Kapitel über Hepar sulphuris drastisch:

> *Wenn Sie eine große Anzahl von Patienten behandelt haben, werden Sie auch wissen, dass Sie einige von ihnen umgebracht haben. Wenn unsere Arzneien nicht die Macht hätten zu töten, dann hätten sie auch nicht die Macht zu heilen. Beim Umgang mit Hochpotenzen sollten Sie immer bedenken, dass Sie es mit Rasiermessern zu tun haben. Ich würde mich lieber in einem Raum mit einem Dutzend messerschwingender Halunken aufhalten, als mich in die Hände eines ignoranten Verschreibers von Hochpotenzen zu begeben. Im gleichen Maße, wie man mit ihnen Gutes bewirken kann, kann man mit ihnen auch ungeheuer schaden.*

Das sagt er konkret in Bezug auf die Gefahr, dass eingekapselte tuberkulöse Herde durch ein Eiterungsmittel wie Hepar Sulphuris wieder aktiviert werden könnten, so dass die Tuberkulose wieder ausbricht. Und es gibt in der homöopathischen Literatur eine Vielzahl solcher Warnungen, was unter bestimmten Umständen passieren kann, wenn man ein bestimmtes Mittel gibt.

> *Fall: Bei einer Patientin mit Analfisteln stellte sich schließlich nach verschiedenen Versuchen Silicea als wirksam heraus. Hochwirksam war es wohl, aber in der Hinsicht, dass sich durch Silicea die Fistelgänge verschlossen und dadurch ein schmerz-*

hafter Sekretstau auftrat. Es gelang nicht, ein Mittel zu finden, das die Analfisteln "von innen" heilte. Hier hat es sich um einen Schaden gehandelt, der durch Homöopathie entstanden ist. Er konnte zwar behoben werden, aber es war ein Schaden.

Und die homöopathische Erstverschlimmerung kann man durchaus auch als Schaden bezeichnen.

Das sind aber nur Beispiele. Innerhalb der Homöopathie gibt es etliche Möglichkeiten, wie wir einem Patienten Schaden zufügen können. Sie können hier nicht systematisch und schon gar nicht vollständig aufgeführt werden. Ein weiteres Beispiel sei aber doch noch genannt:

Es handelt sich um einen Fall, in dem möglicherweise oder angeblich durch die Wirkung eines homöopathischen Arzneimittels der Tod eingetreten ist.
Eine Patientin nahm in Eigenmedikation Arsenicum album D6 (zunächst wegen einer vermuteten Nahrungsmittelvergiftung). Bei ihr traten schließlich weitere Symptome auf, die zu dem Arzneimittel passten, worauf sie weiter Arsenicum album (und eine Reihe anderer homöopathischer Niedrigpotenzen) einnahm. Ihr Zustand wurde immer schlimmer und sie verstarb schließlich. Das klinische Bild passte zu einer Arsenvergiftung. Man könnte das nun als homöopathische Erstverschlimmerung auffassen. Aber bei ihr wurden erhöhte Arsenspiegel gefunden. Die Arsenvergiftung kann rechnerisch nicht durch das in der D6 enthaltene Arsen bedingt gewesen sein. Dazu waren die zugeführten Mengen viel zu klein.
Eine Hypothese zur Erklärung dieses sonderbaren Falls geht davon aus, dass durch die Einnahme von Arsenicum album D6 körpereigenes Arsen aus Speichern mobilisiert worden ist und dass dieses Arsen zur Vergiftung geführt hat. Es gibt Hinweise aus Tierversuchen mit anderen Stoffen, dass das tatsächlich so ist. Die Schlußfolgerung hieraus ist nicht nur die entsprechende Vorsicht bei der Anwendung (4 Wochen lang 3 x 3 Kügelchen ist definitiv zu lange), sondern auch ein interessanter Ansatz für die Grundlagenforschung[74].

---

[74] Das ist zusammenfassend zitiert aus:
http://www.hom-gmunden.com/pdf/artikel.pdf.

Innerhalb der Homöopathie sind also direkte Schäden durch Homöopathie bekannt – wenngleich selten dauerhaft. Es stellt sich die Frage, wie das von den Gegnern der Homöopathie gesehen wird. Die Antwort ist interessant, denn wer zugibt, dass ein direkter Schaden durch homöopathische Arzneimittel entstehen kann, der gibt damit automatisch zu, dass die homöopathischen Arzneimittel überhaupt eine Wirkung haben – das, was eigentlich bestritten wird.

Ein solcher Fall stand ja bereits zur Diskussion: Der Fall Nr. 9 von der oben zitierten "whatstheharm"- Liste. Hier handelte es sich darum, dass entweder aus Versehen oder als verbrecherische Handlung materielle Mengen von Methanol in dem Präparat anzutreffen waren, die offenbar zumindest bei hohen Dosierungen Schäden angerichtet haben. Das ist zwar eigentlich kein Schaden durch Homöopathie, aber es zeigt uns, dass nicht nur der potenzierte Stoff betrachtet werden muss, sondern auch das Lösungsmittel bzw. der materielle Träger.

So gab es in den USA eine Rückrufaktion von deutschen homöopathischen Präparaten, weil das Lösungsmittel Spuren von Penicillin enthalten könne, die allergische Reaktionen auslösen könnten[75]

Weiter wird von 10311 Fällen von *poison exposure related to "homeopathic agents"* berichtet[76]. So viele Fälle erscheinen uns recht hoch gegriffen - sofern nicht der materielle Alkohol in homöopathischen Dilutionen auch als toxisch angesehen wird.

Solche allergischen oder auch - im Extremfall - toxischen Wirkungen können sowohl von dem materiellen Träger verursacht sein (bei Zucker oder Ethanol eher unwahrscheinlich) als auch im Niedrigpotenzbereich von dem potenzierten Stoff.

Gerade im Niedrigpotenzbereich überschneiden sich die Wirkungen der bloß verdünnten Ursubstanz/Urtinktur und die durch die Potenzierung entstandenen Wirkungen.

Wir stehen dieser Erklärung aber skeptisch gegenüber. Arsen wird nicht kumulativ gespeichert, sondern nach einer gewissen Speicherung wird weiteres zugeführtes Arsen unverändert ausgeschieden - anders als z.B. bei Quecksilber oder Strontium.

[75] http://www.fda.gov/Safety/Recalls/ucm389832.htm
[76] http://www.fda.gov/downloads/Drugs/NewsEvents/UCM443495.pdf

Ein Beispiel hierzu wollen wir noch erwähnen:
Allein 339 der auf "whatstheharm" aufgeführten Fälle (also der größte Teil) bestanden in Anosmie, die durch *Zicam*, ein Nasenspray gegen Erkältungen, verursacht sein sollen. Das Präparat enthält Zink in zwei Salzen, eins in der D1, das andere in der D2. Da die Ausgangskonzentration nicht bekannt ist, kann man dazu nichts sagen. Die Endkonzentration von Zink im Medikament ist aber gemessen worden und beträgt 33 mM/l, also etwas mehr als 2 g/l. Die Verwendung als Nasenspray würde damit keinesfalls die Höchstgrenzen an Zinkzufuhr pro Tag überschreiten. Allerdings ist in mehreren Untersuchungen gezeigt worden, dass Zink tatsächlich bei lokaler Anwendung das olfaktorische Epithel schädigen kann.
Sollte man das nun als einen negativen Effekt eines homöopathischen Arzneimittels deuten? Ja und nein. Einerseits wurde Zicam als homöopathisches Arzneimittel vermarktet, andererseits sind die Potenzen, die verwendet werden, in dem Konzentrationsbereich, der auch bei anderen Versuchen außerhalb der Homöopathie verwandt wird.
Ist das nun allöopathisch oder ist es homöopathisch?

Wir sind der Meinung, dass ein- oder zweimaliges Potenzieren eines materiellen Stoffes keine Effekte ergibt, die sich wesentlich von den Effekten der im gleichen Grade "nur" verdünnten Substanz unterscheiden (die Frage, ob wir das sicher wissen, können wir indes nur mit einem klaren Nein beantworten).
Da die beobachteten Effekte nach der zitierten Studie recht gut mit den Resultaten anderer beobachteter Effekte übereinstimmen, die mit nicht potenziertem Zink vorgenommen wurden, schlussfolgern wir hier, dass es sich hier nicht um einen spezifisch homöopathischen Effekt handelt (in dem Sinne, dass weder die Potenzierung einen Einfluß hatte noch eine homöopathische Verordnungsweise vorgenommen wurde).

Mit anderen Worten: Wenn ich 10 g Arsenik habe und das zweimal potenziere, dann gebe ich dem Patienten Arsenicum album D2. An einer ausreichenden Menge davon kann er sterben. So sollte man Homöopathie selbstverständlich nicht betreiben.

Dieses letzte Beispiel ist also kein Argument gegen die Homöopathie, sondern nur ein Argument dafür, dass materielles Zink in bestimmten Konzentrationen das olfaktorische Epithel schädigt.

Zusammenfassen möchten wir dieses Kapitel mit der Bemerkung, dass es gewiss Fälle gibt, in denen die Homöopathie dadurch geschadet hat, dass andere Behandlungsmethoden versäumt wurden. Direkte Schädigungen sind hingegen fraglich.
Wir müssen aber auch bemerken, dass es hier von seiten der Homöopathie-Gegner eine gewisse Asymmetrie gibt: Unsere Erfolge werden nicht akzeptiert, wenn es sich um Einzelfallstudien handelt. Die Schäden werden aber an Einzelfällen festgemacht - wie hier deutlich gemacht, zumeist auf eine unwissenschaftliche und unsachliche Weise. Man sollte auch einmal die Zahl der vorliegenden positiven Einzelfallstudien mit der Zahl jener auf der "whatstheharm"-Seite aufgeführten Negativbeispiele vergleichen. Aber halt! Für diese postiven Beispielen ist doch nicht die Homöopathie verantwortlich, sondern der Placebo-Effekt!

G) Der Placebo-Effekt

Dies soll keine erschöpfende Darstellung dessen sein, was es um den Placebo-Effekt ist – allein das Literaturstudium würde bestimmt ein Jahr erfordern und eine wissenschaftliche Arbeit hierzu würde ganz bestimmt als Thema für eine Habilitation ausreichen. Wir wollen lediglich ein paar Gedanken hierzu äußern.

Man kann den Begriff "Placebo" in verschiedener Weise verwenden.

1) Placebo ist das, was in einer klinischen Studie als Kontrolle verwendet wird.
2) Placebo ist irgend etwas, das irgendwie wirkt, von dem wir nicht wissen, was es ist und wie es funktioniert, wobei wir irgendwie meinen, dass es eigentlich nicht funktionieren sollte.[77] Diese zweite Auffassung scheint uns am ehesten mit der von SHAPIRO übereinzustimmen, dessen Definition von Placebo sich ähnlich liest und ähnlich "schwammig" ist.

Es gibt zwei Gründe dafür, dass wir hier nur dem ersten Placebobegriff folgen mögen: Der erste Grund ist die gerade erwähnte Schwammigkeit der anderen Auffassung von Placebo. Der zweite Grund ist der, dass die Entscheidung, was eine objektive und spezifische Wirkung ist – also keine Placebowirkung – selbst nicht objektiv ist, sondern vom Kontext des jeweils historisch vorhandenen Wissen bestimmt wird – inclusive der Irrtümer in diesem Wissen.
Daher hier unsere Definition von dem, was wir unter Placebo verstehen:
Placebo ist das, was in einer klinischen Studie als Kontrolle gegenüber dem zu testenden Wirkprinzip verwendet wird.
Dabei muss das Placebo natürlich frei sein von dem, was wirkt (oder besser gesagt frei von dem, was wir als wirksam annehmen und entsprechend testen wollen). Alle anderen Effekte, also solche, die sowohl in der Placebo-Gruppe als auch in der Verum-Gruppe auftreten, taugen nicht zur Differenzierung von Verum und Placebo und sollten daher nicht als Placeboeffekte bezeichnet werden. Der Begriff "meaning response" (MOER-

---

[77] Diese Unterscheidung ist nicht unähnlich zu der, die ERNST UND RESCH treffen, indem sie von einem Placebo-Effekt sprechen, der entweder "true" und "perceived" sein kann. Ungefähr in diesem Sinne reden wir hier nur von "true".

MANN) wurde hierfür vorgeschlagen. Auch LINDE schlägt eine differenzierende Betrachtung all dessen vor, was häufig unter dem Begriff "Placebo" subsummiert wird. [78]

Zu klinischen Studien und der Verwendung des Placebos in ihnen ist freilich noch einiges zu sagen - auch dazu wollen wir keine wissenschaftliche Arbeit abliefern, sondern wiederum nur ein paar Gedanken äußern.

Eine klinische Studie ist ein Experiment, das unter gut kontrollierbaren Bedingungen stattfindet (am schönsten wäre natürlich in vitro, aber das geht nicht immer, wenn man es mit lebenden menschlichen Individuen zu tun hat). Dabei kann als Kontrolle ein Placebo eingesetzt werden. Das Prinzip dabei ist das Unwissen der Patienten und des Arztes, wer das Verum erhält und wer das Placebo. Der Placebo-Begriff ist dabei nicht beschränkt auf die Einnahme von zu prüfenden Stoffen (bzw. eben Placebo). Entscheidend ist, dass Verum und Placebo in allen Eigenschaften gleich sein müssen bis auf jene, deren Wirkung geprüft werden soll. Das geschieht in Anlehnung an einen in vitro-Laborversuch, bei dem man ja auch alle Randbedingungen konstant hält bis auf diejenige(n), die man gerade untersuchen will.

Im klinischen Versuch ist das ähnlich: Placebo ist dem Verum gleich (sollte dem Verum gleich sein), mit der Ausnahme dessen, was untersucht wird. Und das wird natürlich jene Eigenschaft sein, die der Untersucher als Wirkprinzip annimmt.

Ein einfaches Beispiel: Man will die Wirkung von Aspirin auf Kopfschmerzen testen. Die Hälfte der Probanden bekommt Aspirin, die andere ein Placebo, welches sich in keinen wahrnehmbaren Eigenschaften von Aspirin unterscheidet, außer dass es das Wirkprinzip Aspirin nicht enthält. Wenn die Kopfschmerzen unter echtem Aspirin signifikant besser werden als unter dem Placebo, dann kann mit einer gewissen Irrtumswahrscheinlichkeit als erwiesen gelten, dass Aspirin gegen Kopfschmerzen hilft.

---

[78] Was hingegen im medizinischen Mainstream über Placebo und Placeboeffekt gedacht wird, ist teilweise absurd, etwa so:
1) Placebo ist etwas, was nicht wirken kann, keinen Effekt hat.
2) Wenn es in der Gruppe, die Placebo erhält, dennoch Effekte gibt, kann das <u>nicht</u> am Placebo liegen.
3) Deshalb nennen wir das Placebo-Effekt.

Ganz so einfach ist es indes nicht immer. Manchmal ist es ziemlich schwer, ein Placebo zu ersinnen, welches in allen Eigenschaften dem Verum gleich ist - bis auf jene, von der wir annehmen, dass sie das Wirkprinzip enthält. Manchmal wissen wir ja nicht einmal, was das Wirkprinzip ist.

Da gibt es z. B. die sogenannte "Placeboakupunktur"[79]. Die Geschichte dahinter ist die Frage, ob Akupunktur spezifische Wirkungen hat. Ein möglicher Ansatz könnte versuchen, als Placebo Nadeln an beliebige Stellen zu stechen, die nichts mit den überlieferten Akupunkturpunkten zu tun haben und andererseits Nadeln an die definierten und für die jeweilige Erkrankung empfohlenen Punkte zu stechen. Nun ist es aber so, dass das Stechen einer Nadel an einen beliebigen Punkt schon physiologische Reaktionen auslöst - das Ideal eines Placebos wäre aber, dass es gar keine Wirkung habe. Mit diesem Placebo könnte man also nur die wirkungsmäßige Überlegenheit einer bestimmten Punktkombination gegenüber "wildem" Stechen prüfen.

Die Wirksamkeit des Stechens als solches kann man so nicht prüfen. Nun sollte aber eben das geprüft werden. Daraufhin wurden Nadeln ersonnen, die die Haut gar nicht penetrieren, sondern nur den Eindruck des Stechens verschaffen. Das soll nun die neue Placebo-Akupunktur sein. Damit soll geklärt werden, ob Akupunktur spezifische Wirkungen hat.

Das sieht erst einmal ganz gut aus. Dieser Ansatz könnte die Frage klären, ob die Penetration der Haut Voraussetzung für den Effekt der Akupunktur ist. Sonst aber nichts. Anders gesagt, ist die positive Hypothese, dass der Effekt der Akupunktur durch das Einstechen einer Nadel (womöglich noch an einem bestimmten Punkt) in die Haut bedingt ist, die negative Hypothese ist, dass das Einstechen in die Haut bedeutungslos ist. Die Nullhypothese lautet: Zwischen dem Einstechen der Nadeln in bestimmte Punkte und dem Nichteinstechen (Schein-Einstechen) an die gleichen Punkte besteht hinsichtlich der Besserung der Kopfschmerzen kein Unterschied. Es liegt also dem Experiment eine Hypothese über das Wirkprinzip zu Grunde. Und nur das wird getestet!

Das Design einer solchen Studie ist so geartet, dass man möglicherweise (wenn man ein paar Randbedingungen beachtet, etwa, ob die angewendeten Punkte stimmen und immer getroffen werden etc.) tatsächlich eine

---

[79] Wir verzichten bei diesem Thema auf Literaturangaben, weil es nur ein Beispiel sein soll und nicht zu unserem eigentlichen Thema gehört.

Aussage treffen kann, ob das Einstechen einer oder mehrerer Nadeln für den therapeutischen Effekt der Akupunktur verantwortlich ist.
Einer meiner (D.E.) Lehrer in Akupunktur würde sich wahrscheinlich brüllend auf die Schenkel klopfen, wenn er von dieser Placebokontrolle hören würde. Seine Gründe wären wahrscheinlich - übersetzt:

> *Wie kann man diesen Vergleich führen, da man ja nun gewiss mit einer Schein-Akupunktur kein "Dequi"-Gefühl[80] auslösen kann?*
> *Wie kann man mit einer solchen Scheinakupunktur sedierend bzw. stimulierend nadeln? Wie kann die Scheinakupunktur die Tiefe und die Richtung des Stiches imitieren?*
> Und es gäbe sicher noch ein paar weitere Gründe.

Was geschieht da? Die westliche Deutung (die solchen Studien zugrunde liegende Hypothese) nimmt an, dass die Akupunktur eben das Stechen ist und will untersuchen, ob es das Stechen ist, was wirkt. Wenn die Scheinakupunktur (kein Stich!) genauso wirksam ist wie die wirkliche Penetration der Haut, dann ist Akupunktur widerlegt.
Das ist aber falsch! Die anderen notwendigen Maßnahmen, die in den originalen Lehrbüchern stehen und die auch mein Lehrer vertrat, werden als unwichtig abgetan (ad hoc, ohne wissenschaftlich haltbare Begründung – also letztendlich auf Grund von Glaubenssätzen). Aber sie könnten für die Wirksamkeit enorm bedeutsam sein. So steht es jedenfalls in den Lehrbüchern.
Wenn ich eine Methode prüfen will, muss ich das prüfen, was in den Lehrbüchern eben dieser Methode steht (und eben dafür ein geeignetes Placebo ersinnen) und nicht etwas, was ich mir in Unkenntnis dieser Methode ad hoc selbst ausgedacht habe.
Ein Placebo, welches nur auf die Frage des Einstiches abzielt, ist letztendlich als Placebo für die Erforschung der Akupunktur-Wirkungen nicht oder nur sehr bedingt geeignet und kann nur von Leuten ersonnen worden sein, die von Akupunktur nichts verstehen. Soviel zu einem Beispiel, das nicht unserem eigentlichen Thema entspricht, was aber deutlich

---

[80] Dequi bedeutet so ungefähr "O ja!" und beschriebt das Gefühl, das sich beim Patienten einstellt, wenn die Ärztin den Punkt getroffen hat. Das ist ganz sicher mit Scheinakupunktur nicht erreichbar.

macht, wie schwer es manchmal ist, ein passendes Placebo zu ersinnen und wie verführerisch es ist, mit pauschalen Annahmen an die Methode heranzugehen und die Gestalt des Placebos auf Grund von unbewiesenen Ad hoc-Hypothesen auszuwählen.

Was man aber (vielleicht etwas voreilig) verallgemeinernd schlussfolgern kann, ist, dass an die wunderbaren Doppelblindstudien auch nicht voraussetzungsfrei herangegangen wird. Und auch Placebo ist nicht voraussetzungsfrei. Placebo ist gekoppelt an das Wirkprinzip, welches (womöglich versuchsweise) im Verum enthalten ist. Und eben dieses Wirkprinzip darf das Placebo nicht enthalten. Nicht immer ist die Vermutung über dieses Wirkprinzip richtig. Wenn sie falsch ist, kann bei dem Placebokontrollierten Experiment natürlich nur Nonsens herauskommen.

Was ist die Voraussetzung für ein Placebo-Experiment? Der Glaube (die Vermutung) an ein bestimmtes Wirkprinzip, in unserem Beispiel der Glaube, dass der Einstich der Nadel entscheidend ist. Was kommt heraus? Es könnte herauskommen, dass Akupunktur bei bestimmten Erkrankungen wirksam ist und bei anderen nicht. Der Grund für diese Unwirksamkeit könnte aber darin liegen, dass man bei diesen Krankheiten sedierend nadeln muss, in der Studie aber nur die Tonisierung simuliert werden kann, weil die Patienten sonst den Unterschied zur Scheinakupunktur deutlich merken würden, was die Anwendung des Placebos durchkreuzen würde. Es ist also nicht möglich, Akupunktur zugleich unter Praxisbedingungen und im Doppelblindversuch zu testen (jedenfalls dürfte es ziemlich schwierig sein).

Bei der Homöopathie ist es auf den ersten Blick einfacher. Wir sagen ja selbst, was es ist, das wirkt: das homöopathische Arneimittel. Dieses homöopathische Arzneimittel ist einfach zu verblinden, auch wenn man die homöopathische Individualisierung beibehält. Der Homöopath ermittelt das nach seiner Meinung passende Mittel, eine dritte Person verschickt dieses Mittel oder Placebo an den Patienten - nach dem Zufallsprinzip.

Unter der Annahme, dass es nur das homöopathische Arzneimittel ist, was wirkt, wäre das eine korrekte Versuchsanordnung - aber eben nur unter dieser Annahme. Gäbe es noch andere Wirkfaktoren, so würden diese in solch einer Versuchsanordnung nicht erfasst. Der beobachtete Effekt wäre kleiner als unter Praxisbedingungen.

Es könnte zum Beispiel sein, dass - wie oft behauptet wird - das gesamte Setting einer homöopathischen Behandlung eine Wirkung entfaltet. Das könnten wir mit dem vorgeschlagenen Doppelblindversuch nicht erfassen, denn das Setting ist beim Placebo das Gleiche und würde auch eine Wirkung entfalten. Dies ist aber eine tatsächliche Wirkung der homöopathischen Behandlung und kein Placebo! Dieser Effekt muss - falls er vorhanden ist - in unserem Doppelblindexperiment untergehen.

Es sei denn, man wendete einen Trick an und schlüge die anderen Wirkanteile dem Placebo-Effekt zu. Und genau das wird getan. Wir haben die Hypothese, dass es allein das homöopathische Arzneimittel ist, was wirkt und prüfen diese Hypothese, indem wir als Placebo arzneilose Globuli einsetzen. Es kann dabei herauskommen, dass die Hypothese wahrscheinlich stimmt, es kann aber auch herauskommen, dass wir keinen Unterschied finden. Dann stimmt die Hypothese nicht. Man kann dann sagen, dass der in der Praxis beobachtete Effekt nichts als ein Placebo-Effekt ist, oder man könnte sagen, dass es, wenn es nicht das Mittel ist, welches wirkt, andere Wirkmechanismen geben muss. Und es wäre sehr interessant, diese zum Gegenstand von Untersuchungen zu machen.

Fast möchte man vorschlagen, den Begriff des Placebos ganz fallen zu lassen, denn was als Placebo gilt, ist in hohem Maße kontextabhängig, oder, etwas anders formuliert: Ohne Verum gibt es kein Placebo. Was man als Verum auffasst, wird aber <u>vor</u> dem Versuch entweder intuitiv oder nach den Lehrbüchern entschieden – wobei dann noch die Frage bestünde, nach welchen Lehrbüchern man diese Entscheidung fällt: nach den Lehrbüchern der zu untersuchenden Methode oder nach Lehrbüchern einer anderen Methode.

Man kann, wenn man eine "Außenseitermethode" mittels Doppelblindversuch prüft, nach den Lehrbüchern dieser Methode vorgehen oder nach anderen Lehrbüchern oder nach dem häufig zitierten "allgemein anerkannten Stand der Wissenschaft" - ein Konstrukt, das zwar interessant ist, aber auch sehr zweifelhaft, oder schärfer formuliert: nicht existent.

In Bezug auf die Homöopathie hieße das: Man kann homöopathische Arzneimittel prüfen oder man kann die Gesamtmethode Homöopathie prüfen. Wenn man die Gesamtmethode prüft, muss es für die Gesamtmethode ein Placebo geben. Dieses zu ersinnen, wird etwas schwierig. Weiter unten werden wir einen Vorschlag dazu machen, der allerdings einen kleinen Nachteil hat: Er ist nicht realisierbar.

Das Wirksamkeits-Paradox

Das ist keine Erfindung von uns, sondern von WALACH, aber es ist trotzdem einleuchtend. Wir zitieren hier nicht wörtlich, sondern sinngemäß (und eindeutig übertrieben). Es handelt sich um ein Gedankenexperiment: Man stelle sich eine Studie vor, in der das Placebo bei 20 % der Patienten eine Wirkung zeigt, aber das Verum bei 40 %. Der Unterschied ist hochsignifkant. Man stelle sich eine zweite Studie vor, in der das Placebo in 85 % eine Wirkung hat und das Verum bei 90 %[81]. Der Unterschied hat ein äußerst geringes Signifikanzniveau. Was heißt das? In der ersten Studie ist erwiesen, dass das Verum eine tatsächliche Wirkung hat (denn die Wirkung des Placebos sehen wir irgendwie als nicht-tatsächlich an, von unseren unbewussten Denkvoraussetzungen ausgehend). In der zweiten Studie wird aber deutlich mehr Menschen geholfen. Wie das geschieht, ist die große Frage. Das gegebene Verum kann allenfalls für den Unterschied von 5% verantwortlich sein - und das ist nicht einmal signifikant. Es müssen also (auch) andere Effekte dafür verantwortlich sein, dass es unter Placebo auch 85 % der Patienten besser geht. Und dafür kann nach unserer Annahme nicht das Placebo verantwortlich sein, denn das ist ja unwirksam. Also müssen andere Effekte für diese Besserung verantwortlich sein, woraus sich die Frage erhebt, welche das sind.

Die Gründe dafür, dass Placebo zu wirken scheint, obwohl es nach allgemeiner (und auch hier nicht angezweifelter) Auffassung nicht wirken kann.

Als erstes wird gern die Erwartungshaltung der Patienten genannt: Wenn ich zum Arzt gehe, wird mir geholfen, auch wenn die Medizin womöglich bitter schmeckt oder ich eine schmerzhafte Spritze bekomme Das ist ausreichend untersucht und es stimmt sehr wahrscheinlich auch.

---

[81] Wohlgemerkt handelt es sich um ein Gedankenexperiment. Hieraus abzuleiten, dass etwa in der Homöopathie generell ein höherer "Placeboeffekt" (nach dem oben Gesagten wäre eher von einem "Kontexteffekt zu sprechen) zu erwarten sei, wäre falsch. Zwar ist diese Idee als Hypothese verführerisch - so spricht Natalie GRAMS etwa von Homöopathie als "Super-Placebo" - aber sie wird durch die vorliegenden Daten nicht gestützt. Vielmehr scheint das, was gemeinhin als "Placebo-Effekt" bezeichnet wird, in "schulmedizinischen" Studien ungefähr genauso groß zu sein wie in homöopathischen (NUHN).

Als Entgegnung wird hierauf gern ein Standard-Argument vieler Homöopathen gebraucht: Babys und Tiere können an das homöopathische Arzneimittel gar keine Erwartungshaltung haben und es hilft trotzdem. Dieses Argument können wir getrost mit dem Etikett "Blödsinn" versehen. Wenn mein Hund sehnsüchtig in den Garten schaut und an der Tür kratzt, dann kann ich nicht umhin, ihm eine gewisse Erwartungshaltung zu unterstellen, und wenn er zurückkehrt und mir seine blutende Pfote zeigt, dann scheint er förmlich zu sagen: "Mach doch was, dass das nicht mehr blutet und nicht mehr weh tut!" Wenn er mich beim Herausziehen des Splitters beißt, dann ist das hingegen Instinkt. Auch sehr kleine Kinder haben natürlich schon so etwas wie Erwartungshaltungen. Ob man das als bewusst oder unbewusst ansieht, ist nicht so wichtig (wahrscheinlich sind sogar die unbewussten "Erwartungen" bedeutsamer).

Wenn man aber Tieren in therapeutischer Absicht Placebo oder Verum ins Futter mischt und an dem, was geschieht, blind herausfinden kann, was Placebo und was Verum war (ein Versuch, der bei Menschen aus ethischen Gründen verboten wäre[82]), dann kann man wahrscheinlich davon ausgehen, dass das Ergebnis nichts mit Erwartungshaltung zu tun hat[83] (WOLTER).

Nun muss aber die Erwartungshaltung des Patienten nicht das einzige Element des Placebo-Effektes sein.

Wenn ein Kind einen Pseudokrupp-Anfall hat, ist es wahrscheinlich nicht allzusehr hilfreich, wenn die Mutter oder der Vater panisch und ruhelos hin und her läuft. Hat man dagegen Aconit im Schrank und weiß man, dass das in der Regel innerhalb höchstens einer Minute wirkt, dann gibt man das dem Kind, nimmt es auf den Arm, beruhigt es und alles ist gut[84].

---

[82] Gleichwohl hat z.B. GALLAVERDIN als Homöopath ein solches Vorgehen befürwortet und nach seinen Angaben auch Erfolge damit gehabt. Wohlgemerkt: Der Patient wusste dabei nicht, dass er überhaupt eine Arznei bekommen hat. Nun gut. Die Ehefrau wusste es, was das Ganze dann doch wieder relativiert.

[83] Es handelt sich um die Behandlung von Wehenschwäche bei Schweinen mittels Caulophyllum D30. Kritisch muss angemerkt werden, dass es zwar sehr interessant ist, dass die Behandler schon während der Versuch lief, herausbekamen, was Placebo und was Verum ist - jedoch war von diesem Moment an die Doppelblindbedingung nicht mehr gegeben.

[84] Über die Behandlung eines Pseudokrupp-Anfalls gibt es die nur zum Teil scherzhaft gemeinte Anweisung: Man gebe der Mutter Valium (der hier beschriebenen Mutter könnte man auch Aconit geben). Oder man gebe dem Kind und den panischen Eltern Aconit oder den Eltern Aconit und dem Kind Spongia - je nachdem...

"Placebo by Proxy" ist das genannt worden (NOLTE). Die Überzeugung des Arztes oder anderen Behandlers, dass alles gut wird, kann sich durchaus auf die Patientin übertragen - ob nun bewusst oder unbewusst.
Aber auch die Erwartungshaltung des Behandlers muss nicht alles sein. Es gibt viele Untersuchungen dazu, wie ein Placeboeffekt zustande kommen kann (hier sprechen wir jetzt ausnahmsweise über den erweiterten Begriff "Placeboeffekt", den wir, von unserer Definition ausgehend, sonst nicht meinen). Man kann diese Untersuchungen wie folgt zusammenfassen: "irgendwie psychisch". Dass dabei sogar messbare Veränderungen nachweisbar sind, spricht überhaupt nicht gegen diese psychische Verursachung. Viel mehr wissen wir aber nicht.
Von MOERMANN stammt eine interessante Hypothese: Dass ein Ansprechen auf Placebo möglich ist (auf welchem Weg auch immer), stellt einen evolutionären Vorteil dar, so dass die Reaktion auf Placebo sich in der Evolution durchgesetzt hat - eine zwar recht globale Hypothese, die aber doch einen Denkansatz bietet.

Kann man die Placebo-"Wirkung" von der Verum-Wirkung unterscheiden, wenn es beiden Patienten besser geht?

Der wichtigste Unterschied ist wohl, dass der Placebo-Effekt nicht lange anhält. Z.B. nähern sich die KAPLAN-MEIER-Kurven relativ schnell der Nulllinie an, wenn es sich um einen Placebo-Effekt handelt. Oder, wenn ein Verum keine versteckte negative Wirkung hat, und schlechter ist als das Placebo, wird ebenfalls nach längerer Beobachtungszeit das Placebo auf die Verumlinie treffen.

Das ist hypothetisch leicht erklärbar: Wenn jemand Verum bekommt, ist dort (im günstigen Fall) ein objektiv wirksames Prinzip enthalten. Das wird (von Gewöhnungseffekten abgesehen) jedesmal wirken, wenn es eingenommen wird. Wenn jemand Placebo bekommt, so gehen wir davon aus, dass das keine Wirkung hat. Insofern die Wirkung also von anderer Stelle herkommen muss, wird dieser Wirkfaktor – da wir nicht wissen, was es ist – möglicherweise nicht in gleicher Weise kontinuierlich weiterwirken wie die tägliche Einnahme des Verums. Der Effekt nimmt ab. Es könnte aber auch sein, dass in einer bestimmten Anordnung der uns unbekannte Wirkfaktor doch kontinuierlich weiter wirkt.

Eines muss noch ergänzt werden: Wenn man Placebo gegen Verum prüft – – also eine Doppelblindstudie macht – muss das Ergebnis verschieden sein von dem, was man in der täglichen Praxis erhält, einfach dadurch, dass Arzt und Patient wissen, dass nicht alle Patientinnen das Verum erhalten. Dieser Effekt kann kaum beseitigt werden.

Ein historisches Beispiel aus HAHNEMANNs Zeit

Franz Anton MESMERs "animalischer Magnetismus" wurde von einer königlichen Untersuchungskommission in Paris auf die Probe gestellt. Diese kam zu dem Ergebnis, dass die Effekte ausschließlich durch die "Einbildungskraft" seiner Patienten zustande gekommen seien. Wie SCHOTT ausführt, ist aber diese Einbildungskraft eine kaum erklärte Größe. Man wusste eigentlich nichts von ihr. Zitat SCHOTT:

> *So erklärte man empirisch Bekanntes – nämlich Manifestationen bei Magnetisierten – mit psychophysiologisch Unbekanntem – nämlich der "Einbildungskraft".*
> Schott, S. 347

Uns scheint, dass die globale Anwendung des Placebo-Begriffs in ähnlicher Form erfolgt.
MESMERs Theorie war nicht haltbar, obwohl seine Praxis funktioniert hat. Auch HAHNEMANNs Theorie ist ziemlich fragwürdig. Aber was sich daraus entwickeln kann, muss nicht uninteressant sein. Bei MESMER war es schließlich über ein paar Zwischenstufen die Psychoanalyse. Mit anderen hat es sich bei seiner Praxis um einen anderen Wirkfaktor gehandelt als den, welchen er angenommen hat ("Tierischer Magnetismus").

Es sei uns noch eine Bemerkung erlaubt: Placebokontrollierte Studien werden ja unternommen, um zu erfahren, ob das Verum überhaupt einen Effekt hat. Das ist nachvollziehbar. Wenn wir jedoch eine Methode anwenden, von deren Wirkung wir bereits überzeugt sind (aus welchen Gründen auch immer), dann kann man es als unethisch auffassen, einem Teil der Patienten das Verum vorzuenthalten. Das ist natürlich nicht wissenschaftlich. Wissenschaft ist ja bekanntlich von Ethik verschieden.

Schließlich wollen wir noch eine Absurdität aus der letzteren Zeit zitieren. Da gibt es einen interessanten Satz, der sich gegen Homöopathie richtet:

Die Kügelchen wirken höchstens wie Placebo.

Das schrieb Edda GRABAR im Mai 2016 in der Online-Ausgabe der "Zeit" unter dem Titel "Die Nestbeschmutzerin", wobei sie meint, Natalie GRAMS habe solches herausgefunden. Nehmen wir an, diese Behauptung sei richtig (was nach unserer Auffassung nicht stimmt).
Das würde implizieren, dass homöopathische Arzneimittel womöglich schlechter als Placebo wirken. Da nun aber Placebo definitionsgemäß keine Wirkung hat, wäre die schlechtere Wirkung auf den Einsatz des homöopathischen Arzneimittels zurückzuführen, was dann hieße, dass es eben doch eine – wenngleich für den Patienten negative – Wirkung hätte.

Wir werden auf den (sogenannten) Placeboeffekt noch mehrfach zurückkommen müssen obwohl wir ihn lieber ganz streichen und durch präzisere Begriffe ersetzen würden.

H) Der Nachweis des Effektes - Wirksamkeit der Homöopathie

Traue keiner Statistik, die du nicht selbst gefälscht hast!
Altes Sprichwort der Ferengi

1) Ein erstes, wenngleich schwaches Argument

Es sollte als wahrscheinlich angesehen werden, dass unwirksame Therapien mit der Zeit als solche erkannt und in der Folge verlassen werden. Zwar sprechen medizinsoziologische Gegebenheiten teilweise auch dagegen, aber wenn eine Therapie wirklich vollkommen unwirksam ist, sollten wir annehmen, dass diese dann nicht dauerhaft bestehen kann, zumal sich auch unter den Patienten herumspricht, dass die Wirksamkeit zu wünschen übrig lässt.

Wenn man sich die verschiedenen Therapiemethoden des 18. Jahrhunderts ansieht, so ist festzustellen, dass es nur wenige gibt, die überlebt haben. Der Brownianismus ist verschwunden (wenngleich in der Form von Sympathikus und Parasympathicus wiederauferstanden). Die Anwendung von Magnetismus und Elektrizität als Heilmittel hat überlebt, jedoch nur in Randbereichen der Naturheilverfahren. Die Diätetik, die Trink- und Badekur haben überlebt, zumindest die Diätetik ist heute mehr denn je en vogue. Wenn wir nur gesund essen und trinken, dann werden wir gesund bleiben (selbstverständlich wäre hier noch die Anwendung von SPORT[85] zu erwähnen, die im 18. Jahrhundert noch nicht so verbreitet war).

Mit anderen Worten ist das ausgesondert worden, was sich nicht bewährt hat und es wurden die Anwendungsbereiche beibehalten und modifiziert, die sich bewährt haben. Das ist auch ganz normal und es findet in der Regel schneller statt, wenn es neue und bessere Alternativen zum Herkömmlichen gibt.

Insgesamt mahlen diese Mühlen der Erfahrung aber langsam und es ist nicht auszuschließen, dass auch Methoden, die ineffektiv sind, lange Zeit beibehalten bzw. Methoden mit Potenzial fälschlicherweise verworfen werden. Aber 200 Jahre?

---

[85] Hier ist zu bemerken, dass sich die Haltungen der drei Autoren zum SPORT ziemlich unterscheiden, was an dieser Stelle nicht weiter ausgeführt werden soll.

Man kann die Tatsache, dass die Homöopathie seit HAHNEMANN überlebt hat, als Indiz (wenn auch als schwaches Indiz) dafür nehmen, dass etwas daran sein muss. Die Wahrscheinlichkeit, dass sie vollkommen ineffektiv ist, sollte als nicht allzu hoch eingeschätzt werden.
Gleichwohl können aus dieser Vermutung, dass "etwas daran ist" - so suggestiv sie auch ist und so wahrscheinlich sie auch zutrifft - keine weiteren Schlüsse gezogen werden, weder ein Schluss auf die Stärke des angenommenen Effektes noch ein Schluss darauf, wie denn der Effekt zustande kommt. Das Überleben der Homöopathie lässt nicht den Schluss zu, dass es das Arzneimittel ist, von dem die Wirkung ausgeht.

2. Die Erfahrung und die anekdotischen "Beweise"

Man muss das differenziert betrachten.

> Fall 1: Am Morgen nach seiner ausgiebigen Geburtstagsfeier kommt ein Patient zum Homöopathen mit Kopfschmerzen, Übelkeit, Schwäche. Es handelt sich wahrscheinlich um einen alkoholbedingten "Kater". Der Homöopath gibt Nux vomica - das wichtigste Mittel für diese Kondition, und am nächsten Tag sind die Beschwerden verschwunden.

> Fall 2: Migräne seit etwa 15 Jahren mit Tendenz zur Verschlimmerung hinsichtlich Häufigkeit und Dauer der Anfälle. Ein Mittel in der C30 wurde nach sorgfältiger Aufnahme aller Symptome einmalig gegeben, worauf im Beobachtungszeitraum von 11 Jahren kein einziger Migräneanfall mehr aufgetreten ist.

Fall 1 als Heilung durch Homöopathie zu betrachten, ist selbstverständlich eine Illusion, Fall 2 hingegen legt sehr nahe, dass diese wundersame Heilung tatsächlich etwas mit dem gegebenen Mittel zu tun haben könnte, zumal keine anderen neuen Maßnahmen vorgenommen wurden und auch keine von der Patientin und von der Ärztin beschreibbare aktuelle Veränderung der Lebensumstände vorlag.

Um die Beweiskraft von Einzelfällen steht es ziemlich schlecht, aber sie ist auch nicht gleich Null. Es kommt darauf an. Gelänge es etwa, einen Fall von ausgebrochener Tollwut mit Homöopathie zu heilen, so hätte das dann doch eine gewisse Beweiskraft.

Aber meistens kann das Argument gebraucht werden, dass es sich genausogut um eine Spontanheilung handeln könnte. Auch das ist unterschiedlich wahrscheinlich, wie die beiden gerade genannten Fälle deutlich machen.

Bei allen prinzipiellen Vorbehalten kann man solche Einzelfälle dennoch sammeln. Solche Sammlungen gibt es bereits und sie werden gegenwärtig zentral fortgeführt und dokumentiert. Zwar liegen beim DZVhÄ mittlerweile sehr viele solcher Fallstudien vor, die bestimmten Kriterien genügen müssen, aber der "publication bias" ist bei einem solchen Verfahren natürlich enorm hoch und auch nicht abzuschätzen. Man weiß einfach nicht, wieviele erfolglos behandelte Fälle dem gegenüberstehen.

Für einen Beweis müssen also Studien her. Auch von seiten der Homöopathie-Gegner wird seit langem das Argument gebraucht, die Homöopathen seien nicht in der Lage, Beweise – sprich Studien – für die Wirksamkeit ihrer Methode vorzulegen. Dieses Argument ist sehr ernst zu nehmen. Allerdings interessiert es die praktizierende Homöopathin meist sehr wenig, denn sie <u>weiß</u> ja (glaubt zu wissen), dass die Methode funktioniert – aus ihrer Erfahrung von Einzelfällen her. Welchen Prozentsatz diese geheilten oder gebesserten Fälle ausmachen, wird oftmals nicht reflektiert oder auch gelegentlich (unbewusst) "geschönt".

Zwischenstück: Spontanheilung

Dass unsere Erfolge durch die Gabe des homöopathischen Mittels verursacht sein sollen, wird oft mit dem Argument angezweifelt, es könne sich ja auch um eine Spontanheilung handeln. Das gibt es natürlich (siehe den eben genannten Fall 1), aber es ist nach unserem Erachten sicher nicht immer der Fall. Außerdem stellt sich die Frage, was denn eine Spontanheilung eigentlich ist.

> *Vor etlichen Jahren gab es einmal im privaten Rahmen eine Diskussion über Homöopathie, in die auch ich (D.E.) involviert war. Das Ganze gipfelte in einer Meinungsäußerung, die Homö-*

opathie habe zwar keine Wirkung, aber sie könne eine Spontanheilung induzieren. Gegen diesen Gipfel an Absurdität konnte ich leider nicht mehr argumentieren, sondern nur noch darüber lachen (was mir übel genommen wurde).

Spontane Heilung bedeutet, dass eine Krankheit heilt, ohne dass man von außen eingreifen muss. Man könnte von Selbstheilungskräften reden, aber dieser Begriff liegt allzusehr in der Nahe des Begriffes "Lebenskraft", weshalb die Gegnerinnen der Homöopathie damit Probleme bekommen könnten. Aber dass eine einfache Schnittwunde oder ein aufgeschürftes Knie von allein, spontan, ohne Einfluss von außen, heilen, dürfte evident sein. Nun ist aber nicht ganz klar, was in diesem Fall "außen" oder "innen" bedeutet. Man könnte sich auf den alten Satz einigen, dass jede Wunde heilt, wenn man ihr die dafür erforderlichen Bedingungen verschafft. Damit sind "äußere" und "innere" Bedingungen gemeint (in Wirklichkeit kann man das gar nicht so genau differenzieren).

Bei den aufgeschürften Knien oder der kleinen Schnittwunde müsste man schon große (und üble) Anstrengungen unternehmen, um dafür zu sorgen, dass es nicht heilt. Bei Krebs etwa werden die Anstrengungen umgekehrt sehr hoch sein müssen, damit es heilt (und wir kennen die Bedingungen für die Heilung nicht ausreichend). Es gibt natürlich Krankheiten, bei denen die Aussichten auf dauerhafte Heilung nur sehr gering sind.

Insofern wäre es richtig zu sagen, dass es so etwas wie eine Spontanheilung nicht gibt. Es wäre aber auch richtig zu sagen, dass letzten Endes alles spontan heilt, wenn man die richtigen Bedingungen dafür schafft.

Von dem Satz "Medicus curat, natura sanat" dürfte wohl jeder Arzt schon einmal gehört haben[86]. Homöopathie weiß das sehr gut, indem sie meint, dass das Arzneimittel die Bedingungen schafft, unter denen eine Selbstheilung stattfinden kann (allerdings kann Homöopathie diese Bedingungen nicht formulieren, sondern bindet sie an das Mittel).

Der Satz, Homöopathie würde nicht selbst wirken, sondern nur die Bedingungen zur Selbstheilung schaffen, ist deshalb absurd, weil er stimmt, denn eben das ist die Wirkung von Homöopathie.

Ende des Zwischenstücks

---

[86] Von dem dritten Teil des Spruches "Deus salvat" sehen wir an dieser Stelle einmal ab, da er jenseits dessen liegt, was wir hier erörtern.

3. Kohorten- oder Outcome- Studie.

Ärzte berichten über die Behandlungsergebnisse, die sich bei den Patienten eingestellt haben, die bereit waren, an der Studie mitzuwirken. Nachteil: Patienten könnten aus dem Wissen heraus, dass sie an einer Studie teilnehmen, dazu tendieren, ihre Besserung zu überschätzen (oder auch das Gegenteil).

Theoretisch könnte man eine solche Studie auch ohne das Wissen des Patienten machen (ohne große ethische Probleme), was diesen subjektiv begründeten Bias beseitigen würde. Dafür gäbe es andere Probleme: Testinstrumente wie Beschwerdefragebögen könnten nur begrenzt angewandt werden. Ohne solche Auskünfte wäre aber die Einschätzung der Besserung aber auch dem Urteil des Arztes anvertraut, nicht nur dem des Patienten, was den zu bereits beschriebenen psychologisch bedingten Verzerrungen führen kann – nein: muss!

Es gibt mehrere Studien mit diesem Ansatz (mit bis zu mehr als 6000 Patienten in einer Studie), die überwiegend eine Besserung durch die homöopathische Behandlung zeigen, die mit der durch die konventionelle Behandlung erreichten vergleichbar ist, allerdings mit geringeren Nebenwirkungen. Eine Übersucht findet sich bei TEUT.

Ist das nun ein Beweis für die Wirksamkeit der Homöopathie? Man könnte es eventuell als einen Beweis (aber auf jeden Fall als einen deutlichen Anhaltspunkt) für die Wirkung der homöopathischen Praxis sehen. Dass es das gegebene Mittel ist, was wirkt, kann man aber an dieser Stelle nicht ableiten. Man kann aber auch nicht sagen, dass es sich um einen Placebo-Effekt handelt, da hier kein Placebo im Spiel ist.

Man könnte eventuell sagen, dass es sich hier um einen quasi-psychotherapeutischen Effekt handelt (und das ist kein Placebo-Effekt), was aber dann auch wieder belegt werden müsste. Oder um etwas ganz anderes.

4. Die Forderung an Homöopathie: Studien nach dem "Goldstandard": Randomisierte Doppelblindstudie

Die Forderungen an die Homöopathie haben sich verändert. Bis in die 90er-Jahre war es die Forderung, dass wir die Auswertung unserer Behandlungen dem "Goldstandard"[87] unterwerfen, also dem randomisierten Doppelblindversuch. Auch heute gibt es noch die gleiche Forderung, nur ist sie erweitert worden, wie wir zeigen werden.

Die Antwort vieler Homöopathen war damals auf den ersten Blick nachvollziehbar: Homöopathie ist eine auf das Individuum bezogene Methode, die sich mit dem auf Gruppen bezogenen schulmedizinischen Studienapparat nicht beurteilen lässt. Man kann wohl die Wirkung von Aspirin gegen Kopfschmerzen testen, aber nicht die Wirkung vieler verschiedener homöopathischer Arzneimittel auf viele verschiedene Arten von Kopfschmerzen (in der RADAR-Rubrik "*Kopf - Schmerz*" stehen 766 homöopathische Arzneimittel). Die Wirkung dieser Arzneimittel auf Kopfschmerzen zu testen, wäre nicht nur unmöglich, sondern auch sinnfrei.

Zweierlei kann man tun, um das geforderte Studiendesign zu erfüllen:

Erstens kann man sich auf bewährte Indikationen beschränken und ein oder zwei Mittel gegen Placebo testen - etwa Hypericum bei eingeklemmten Fingern[88]. Dieses Design unterscheidet sich nur unwesentlich von dem Design, bei einer bestimmten klinischen Kondition ein allopathisches Arzneimittel zu testen und ist daher ziemlich uneingeschränkt möglich. Das Problem bei dieser Art von Studien ist, dass sie sich nicht auf den Kern der Homöopathie, sondern auf ein Randgebiet beziehen – eben auf die bewährten Indikationen.

Zweitens kann man nicht einzelne homöopathische Arzneimittel, sondern die Methode "Homöopathie" auf den Prüfstand stellen. Das kann man auch auf bestimmte Krankheitsbilder beschränken.

Eine Frage stellt sich dabei: Wenn ich die Methode doppelblind und randomisiert ausführe, wenn also jeder Patient nach einer korrekten Mittelwahl entweder das korrekte Mittel oder Placebo erhält, ergibt sich ein Widerspruch: Es wird ja hier kein Arzneimittel geprüft, sondern die Ge-

---

[87] Man bedenke die Konnationen des Begriffs "Goldstandard": Die Finanzwelt hat den Goldstandard längst verlassen, weil er zu eng ist, um der modernen Wirtschaft zu genügen.
[88] Man könnte das sogar experimentell unter kontrollierten Bedingungen machen, was aber gewisse ethische Probleme aufwürfe.

samtmethode. Durch Placebo substituiert wird aber nur das Arzneimittel. Kommt bei einem solchen Doppelblindversuch heraus, dass das Verum dem Placebo überlegen ist, dann muss mit einer gewissen Irrtumswahrscheinlichkeit (diese ist niemals Null) als bewiesen gelten, dass in dieser Versuchsanordnung das Verum einen wirklichen Effekt hat. Das ist nun einmal das Ziel der Übung. Kommt hingegen heraus, dass das Verum dem Placebo nicht überlegen ist, so kann über die Methode "Homöopathie" insgesamt gar nichts ausgesagt werden, sondern nur, dass in dieser Versuchsanordnung keine spezifische Wirkung des Verums nachweisbar ist.
Es könnte jedoch sein, dass andere Teile der Methode eine Wirkung entfalten und es könnte auch sein, dass diese spezifisch ist (siehe auch das Kapitel "Was wirkt?"). Diese werden aber nicht untersucht und diese können sich zwischen den einzelnen Ärzten, die an der Studie teilnehmen, unterscheiden. Die Homogenität ist also nicht gewährleistet bzw. erfüllt nur Minimalstandards (etwa die Bedingung, dass die teilnehmenden Ärzte klassische Einzelmittelhomöopathie ausführen).
Ein Doppelblindversuch unter Praxisbedingungen gibt zwar vor, die Methode zu untersuchen, die Placebokontrolle beschränkt sich aber auf nur einen Teil der Methode (nämlich das Arzneimittel), wodurch auch nur dieser Teil der Methode beobachtet werden kann. Überdies wird durch das Doppelblinddesign - ja, schon dadurch, dass überhaupt eine Studie durchgeführt wird, die Methode verändert, indem die Haltung des Arztes und der Patientin verändert wird. Beide wissen ja, dass nur ein Teil der Patienten das Verum bekommt. Welchen Einfluss das auf das Gesamtergebnis hat, ist recht schwer zu untersuchen. Man könnte das vermeiden: Der Arzt dürfte nicht einmal wissen, dass er an einer Studie teilnimmt, ebenso wenig wie die Patientin (vierfach-blind). Wie man dann das Placebo einschmuggeln soll, bringt weitere Schwierigkeiten mit sich. Die ethischen Seiten dieser Versuchsanordnung würden schließlich sehr wahrscheinlich zu einem Verbot führen.

Abhilfe könnte dadurch erreicht werden, dass bei einem Teil der Patienten eine Scheinanamnese ausgeführt wird, worauf sie Placebo erhalten (ein Verum könnte dieser Teil gar nicht erhalten, weil das Verum das Ergebnis einer echten Anamnese ist). Das Problem bei diesem Design ist, dass die Doppelblindbedingung notwendig verloren geht, denn der Arzt weiß ja, dass er eine Scheinanamnese ausführt[89]. Insgesamt dürften die Versuche, die gesamte Methode gegen "Placebo" zu testen, manchmal zu ziemlich absurden Konsequenzen führen.

Ein Beispiel: Nehmen wir an, wir würden Psychotherapie gegen Placebo testen wollen. Ausgebildete Psychotherapeuten wären wahrscheinlich nicht in der Lage, eine Scheinpsychotherapie auszuführen, weshalb man psychotherapeutische Laien hierfür verwenden müsste. Die erste Frage ist, ob es die überhaupt gibt, denn nahezu jeder weiß heute etwas über Psychotherapie. Die zweite Frage ist, ob sich nicht bei der Placebo-Psychotherapie die gleichen Wirkfaktoren wie bei der echten Psychotherapie oder aber deren Gegenteil (z.B. Beziehung, Empathie) spontan etablieren können. Dann würde das Placebo zumindest teilweise zum Verum. Die Effekte würden sich angleichen und die Aussage wäre, dass Psychotherapie keinen Effekt hat - auch wenn es beispielsweise 65 % der Psychotherapie-Patienten besser geht - weil es eben auch 60 % der Placebo-Patienten besser geht.

Resultat (Wiederholung!): Wenn man eine Methode auf den Doppelblind-Prüfstand stellt, so muss man für die gesamte Methode ein "Placebo" ersinnen. Das ist manchmal ziemlich schwer. Wenn man nur einen Teil der Methode mit einem Placebo vergleicht, kann man auch nur über diesen Teil etwas aussagen.
Dennoch sind solche Untersuchungen gemacht worden. Wir wollen hier nur eine erwähnen - nicht einmal eine der beeindruckendsten (JACOBS 1994):

Bei 81 Kindern mit akuter Diarrhoe wurde randomisiert entweder Placebo oder ein individuell ausgewähltes homöopathisches Arzneimittel gegeben. Die Krankheitsdauer verkürzte sich unter Verum signifikant. Mit einem $p < 0,5$ erfüllt diese Studie die Bedingungen, die allgemein als ausreichend angesehen werden, um einen realen Zusammenhang anzunehmen.

---

[89] Man könnte natürlich noch einen Schritt weiter gehen und einigen Ärzten eine Scheinausbildung in Homöopathie angedeihen lassen, die dazu führt, dass sie immer das falsche Mittel wählen. Dann müsste man dazu aber auch gefälschte Bücher herausbringen, die Prüfungskommission müsste angewiesen werden, den Kandidaten bestehen zu lassen, obwohl er alle Fragen falsch beantwortet usw. Insgesamt dürfte dieses Vorhaben nicht durchführbar sein.

Man kann zwei Schlussfolgerungen ziehen:
1) Homöopathische Arzneimittel helfen unter bestimmten Randbedingungen gegen Durchfall bei Kindern.
2) Unter bestimmten Bedingungen können homöopathische Hochpotenzen eine Wirkung entfalten.
Beide Schlussfolgerungen sind mit einer gewissen Irrtumswahrscheinlichkeit von 5% behaftet. Bei der Studie selbst ist diese kleiner oder gleich 5 %. Für die zweite Annahme kann man nur sagen, dass sie wahrscheinlicher gemacht worden ist als sie vorher war.
Störend sind natürlich die 5 % Irrtumswahrscheinlichkeit, obwohl diese zur (vorläufigen) Annahme eines tatsächlichen, nicht zufälligen Zusammenhanges ausreichen.
Die Frage ist, wann eine solche Studie eigentlich Beweiskraft hat.
Wenn ich eine Blei- oder eine Aluminiumkugel gleichen Durchmessers vom schiefen Turm zu Pisa fallen lasse, werden beide immer die gleiche Zeit zum Zurücklegen der gleichen Strecke brauchen (sofern ein paar weitere Randbedingungen stimmen). Eine statistische Auswertung ist vollkommen überflüssig.
Im biologischen System ist das nicht ganz so, weil die Randbedingungen niemals vollkommen gleich sein können. Dafür sind biologische Systeme zu komplex. Hier ist eine statistische Auswertung nötig.

Also sei die Frage wiederholt: Wann hat eine Studie wie die gerade erwähnte Beweiskraft?

1) Je geringer die Irrtumswahrscheinlichkeit, mit der wir die Nullhypothese verwerfen, um so sicherer können wir sein, dass der beobachtete Effekt nicht zufällig ist. Das Problem ist, dass Null Prozent Irrtumswahrscheinlichkeit prinzipiell nicht erreichbar sind. Ab welcher Irrtumswahrscheinlichkeit kann man eine Studie aber praktisch einem Beweis gleichsetzen? Die Beantwortung dieser Frage kann nur intuitiv erfolgen und das hat wiederum keine Beweiskraft. Gemeinhin werden 5% Irrtumswahrscheinlichkeit akzeptiert.

2) Je größer die untersuchte Gruppe, um so wahrscheinlicher wird es, dass der beobachtete Effekt nicht zufällig bedingt ist. Das ist intuitiv einleuchtend. Wenn ich beim "Mensch-ärgere-dich-nicht" zweimal hintereinander eine Sechs würfele, ist das wahrscheinlich Zufall, wenn ich 100-

mal hintereinander eine Sechs würfele, habe ich entweder extreme parapsychologische Fähigkeiten oder der Würfel ist gezinkt.
Die Tatsache, dass etwas intuitiv einleuchtend ist, lässt allerdings nicht automatisch den Schluss zu, dass es auch wahr ist. Hierauf werden wir zurückkommen.

3) Die Reproduzierbarkeit

Zum naturwissenschaftlichen Standard gehört geradezu als selbstverständlich, dass die gewonnenen Ergebnisse unabhängig von der Person des Beobachters sein sollen. Das mag in experimentellen Studien - insbesondere in vitro-Studien auch wirklich eine berechtigte Forderung sein. Die Frage ist, ob sie sich 1:1 auf die (in vivo-) Medizin übertragen lässt. Ganz sicher ist das nicht der Fall, wenn wir davon ausgehen, dass die Arzt-Patient-Beziehung eine die Heilung zumindest beeinflussende Bedeutung hat. Ganz deutlich wird das in der Psychotherapie, wo die Beziehung bzw. die Empathie die zentralen Elemente des Heilungsprozesses sind. Wenn man davon ausgeht, dass in der Psychotherapie jeder Heilungsweg höchst individuell ist (was wohl kaum angezweifelt werden kann), dann wäre die Forderung nach Reproduzierbarkeit absurd.
In der Homöopathie ist es ähnlich. Es gibt zwei Gründe, warum es mit der Reproduzierbarkeit nicht so einfach ist: Die Patientinnen sind unterschiedlich und die Ärzte sind es.
Was die Seite der Patienten anbelangt, so muss, da sich Homöopathie ganz zentral auf die Individualität der Patienten bezieht, hierzu nichts weiter gesagt werden.
Die Seite der Ärztin ist ebenfalls ziemlich individuell. Zwar lernen wir in der Weiterbildung die HAHNEMANNschen Anweisungen, aber jeder Homöopath wird dennoch etwas anders vorgehen. Das gilt für die Anamneseerhebung, die Wahl des Repertoriums und der Materia medica, für die Bewertung der Symptome und für die Mittelwahl. Zudem gibt es verschiedene Schulen, die Vergleichbarkeit und Reproduzierbarkeit als schwierig zu erfüllende Forderungen erscheinen lassen.

Bleiben wir bei der hier bisher einzig erwähnten Studie. Hier ist die Reproduktion gelungen und es gab sogar eine Auswertung aller dieser Studien zusammen (eine Metaanalyse), die einen hochsignifikanten Vorteil der Verum-Gabe gegen Placebo erbrachte (JACOBS 2003). Damit werden die oben genannten Schlussfolgerungen aus dieser Studie erhärtet und rücken in höchste Nähe eines Beweises.[90]

Merkwürdigerweise wird aber in populären Darstellungen immer wieder behauptet, es gebe keine einzige Studie, die die Wirksamkeit von homöopathischen Arzneimitteln beweise. Streng genommen stimmt das sogar. Die Irrtumswahrscheinlichkeit ist nie gleich Null. Wenn jemand behauptet, er oder sie könne per Präkognition die Lottozahlen vom nächsten Samstag vorhersagen und ihre oder seine Vorhersage tatsächlich eintritt, so ist das kein Beweis für Präkognition, da die Chance, zufällig die richtigen Lottozahlen zu treffen, nicht Null, sondern nur 1:140.000.000 beträgt, was dadurch bewiesen wird, dass tatsächlich Menschen im Lotto gewinnen. Die behauptete Präkognition kann also auch als Zufall begriffen werden[91].
Auf der anderen Seite steht die gemeinhin als Beweis akzeptierte Irrtumswahrscheinlichkeit von 5%. Könnte es sein, dass an den Nachweis von Präkognition andere Maßstäbe gestellt werden als an den Nachweis der Wirkung eines neuen allopathischen Arzneimittels?

Es gibt sie also tatsächlich, diese Primärstudien, die im Rahmen von bestimmten Randbedingungen eine Wirkung von homöopathischen Hochpotenzen nachweisen. Dies ist nicht der Ort, sie aufzuzählen, denn das ist an anderen Stellen zur Genüge getan worden.
Die ursprüngliche Forderung an die Homöopathie ist erfüllt worden: Es gibt Studien, die dem "Goldstandard" entsprechen und die dennoch eine Wirkung von homöopathischen Hochpotenzen nahe legen - sehr nahe

---

[90] Wenn wir von Reproduzierbarkeit reden, so heißt das nicht, dass, wenn das Ergebnis einer Studie nicht reproduziert werden konnte, diese Studie falsch ist. Wir reden hier immerhin von Menschen und unter Menschen wird das wissenschaftliche Ideal, dass alle gleich seien, nie erreicht werden (zum Glück, wie wir meinen). Die Gruppen der Originalarbeit und derjenigen, die eine Reproduktion versucht, sind einfach nicht gleich (sie sind nie gleich). Wenn man "Aspirin gegen Kopfschmerzen" untersucht, könnten in der einen Gruppe mehr Leute mit Migräne oder gar Cluster-Kopfschmerz sein als in der anderen, wodurch in dieser der Effekt von Aspirin schwieriger nachweisbar wäre.
[91] Es stellt sich hier die Frage, ob die Annahme einer Präkognition nicht womöglich den Spielregeln beim Lotto widerspräche, womit unsere Person mit diesen besonderen Fähigkeiten vor dem Dilemma stünde, entweder als Präkog anerkannt zu werden oder den Lottogewinn behalten zu dürfen. Das wäre womöglich ein guter Stoff für einen Roman, soll aber in unserem Rahmen nur als Illustration dienen.

legen. Die Homöopathie müsste auch von der "Schulmedizin" anerkannt werden.

Es gibt zwei Gründe, aus denen diese Anerkennung seitens der herrschenden medizinischen Wissenschaft verweigert wird und es lohnt sich, diese näher zu betrachten:

1) Es wurde bereits erwähnt: Eine Irrtumswahrscheinlichkeit von 5% oder gar 1 % klingt zunächst sehr gut und kann so aufgefasst werden, dass wir uns damit in der Nähe eines Beweises befinden. Es könnte aber sein, dass dieser einen Studie mit deutlich positiven Ausgang 99 gegenüberstehen, in denen kein signifikanter Unterschied zwischen Placebo und Verum nachgewiesen wurde und die nicht veröffentlicht wurden. Und natürlich gibt es auch Studien mit einem solchen für die Homöopathie negativem Ausgang. Eine einzelne Studie kann also kein Beweis sein – wegen eines möglichen "publication bias".
Wie man das bewerten soll, lässt sich mit Rewiews und Metaanalysen einschätzen. Das soll jetzt geschehen.

2) Homöopathie scheint dem herrschenden medizinisch-wissenschaftlichen Weltbild zu widersprechen. Und es gibt bisher keine wirkliche Erklärung für die Wirkung der homöopathischen Hochpotenzen. Daraus kann mehreres folgern: Erstens die Forderung, dass an homöopathische Studien höhere Anforderungen als normalerweise gestellt werden müssen, zweitens, dass man überhaupt nur Studien ausführen bzw. betrachten sollte, die das Kriterium der Scientiabilität erfüllen, die wissenschaftsfähig sind und drittens könnte es auch sein, dass die Verfasser der Studien Betrüger sind.
Nach dem Thema der Metaanalysen soll auch dieser Problemkreis behandelt werden.

5. Rewiews und Metaanalysen

Wenn es jemandem gelänge, in einer hochwertigen Studie beispielsweise nachzuweisen, dass unter der Wirkung von Arnica C30 sich Hämatome schneller reduzieren oder dass die Blutungszeit definierter künstlicher Verletzungen verkürzt ist, so wäre das mit der entsprechenden Irrtumswahrscheinlichkeit tatsächlich als Nachweis anzusehen. Das Problem ist erstens, dass die Irrtumswahrscheinlichkeit nie Null ist und zweitens sagt dieses Ergebnis nur wenig über die Wirksamkeit der Homöopathie insgesamt aus. Zudem könnte es auch eine andere Studie geben, die den betreffenden Zusammenhang eben nicht nachgewiesen hat. Um globale Aussagen über die Wirksamkeit der Homöopathie treffen zu können, müssten viele, oder sogar alle Studien betrachtet werden und man kann darüber ein Review schreiben.

Fände jemand heraus, dass die homöopathische Behandlung in 90 von 100 ausgeführten Studien als wirksam betrachtet werden muss, so ist der Anhaltspunkt für die Wirksamkeit der Homöopathie schon größer. Es wäre natürlich schön, das quantifizieren zu können. Wozu man dann wieder Statistik braucht.

Dabei entsteht aber ein Problem: Wenn wir in einer homöopathischen Zeitschrift einen klinischen Bericht veröffentlichen über 10 Patienten, deren Hämatome unter homöopathischer Behandlung schnell verschwanden (wir sind übrigens überzeugt davon, dass dem tatsächlich so ist), und wenn jemand die oben erwähnte hochwertige experimentelle Studie im Doppelblinddesign und mit 100 Probanden veröffentlichen würde - welche hat dann eine höhere Aussagekraft? Darauf gibt es zwei Antworten. Die eine ist klar: Selbstverständlich die wunderbare und statistisch abgesicherte Doppelblindstudie!

Die zweite Antwort wäre die, dass die wunderbare Studie von hoher Qualität für die klinische Praxis nichts bedeutet, weil sie eben der klinischen Praxis nicht entspricht. Erstens ist der Ausgang durch die Tatsache, dass eine Doppelblindstudie gemacht wird, bereits verzerrt und zweitens wird hier nur ein einziges Mittel geprüft (das Hämatom, von welchem D.E. am Anfang schrieb, verschwand übrigens unter Acidum sulphuricum – Arnica hätte womöglich nicht geholfen).

Vor dort ausgehend, müssen wir die Studien nach ihrer Qualität unterschiedlich bewerten, und diese Bewertung kann auch so weit gehen, dass man einen Teil der Studien ganz ausschließt.

So könnte unsere kleine Studie mit 10 Patienten vielleicht einen Bewertungspunkt bekommen und die große mit 100 Patienten 10. Oder aber man sagt von vornherein, dass nur Studien zugelassen werden, die doppelblind angelegt sind - womit alle Einzelfallstudien und Outcomestudien von vornherein herausfallen.

Damit sind wir beim Kernproblem der Metaanalyse: Den Bewertungskriterien bzw. den Auswahlkriterien, welche Studien überhaupt in die Metaanalyse mit einbezogen werden.

Allgemein angewandte Kriterien für die Studienqualität sind etwa die Jadad- oder die Cochrane-Skala. Bei der Jadad-Skala werden z.B. einfache Fragen gestellt, nach Verblindung, nach Randomisierung und nach der Drop-out-Rate, und dafür Punkte vergeben. Allerdings kann der Reviewer dann selbst (im Vorfeld!) entscheiden, ab wieviel Punkten er Arbeiten mit einbezieht. Er kann aber auch unabhängig von den Punkten sagen, dass nur Arbeiten einbezogen werden, die doppelblind sind oder die eine bestimmte Fallzahl beinhalten. Es ist trotz dieser Skalen noch eine Subjektivität vorhanden. Der Rewiever kann z.B. auch sagen, dass nur englischsprachige Arbeiten einbezogen sind, was nun gar nicht sachgerecht ist, sondern nur für den Reviewer die Arbeit vereinfachen soll.

Wenn man begründbare Kriterien anwendet und nach diesen Kriterien die Metaanalyse ausführt, so kann man aussagen, dass nach diesen Kriterien dieses oder jenes Ergebnis herausgekommen ist. Das heißt aber nicht, dass nicht nach leicht veränderten Kriterien ein anderes Ergebnis herausgekommen wäre. Man kann aber auch hingehen und mit den Kriterien so lange spielen, das das Ergebnis herauskommt, das man sich wünscht. Letzteres würde dann den Straftatbestand des Wissenschaftsbetruges erfüllen. Es wird allerdings schwer fallen, einen Vorsatz nachzuweisen.

Aber es sei noch einmal deutlich gesagt - und es ist in Bezug auf die Homöopathie-Metaanalysen nachgewiesen worden:

Das Resultat einer Metaanalyse hängt in starkem Maße von den Ein-oder Ausschlußkriterien ab – also davon, wie die Studien bewertet werden.

Beispiel: Ein/Ausschlusskriterium "Fallzahl":

In der Jadad-Skala ist dieses Kriterium z.B. nicht enthalten. Aber so wie man einführen kann, dass die Arbeiten englischsprachig sein müssen, kann man auch eine Mindest-Fallzahl fordern.

Auf den ersten Blick ist das verständlich, wenn wir uns etwa die Frage stellen, welche Aussage mehr wert ist: Die Aussage, dass ein bestimmter Effekt bei 9 von 10 Probanden eingetreten ist oder bei 800 von 1000. Intuitiv würden wir letztere Aussage als höherwertig einstufen. Nur geht es gerade nicht um Intuition. Sondern um Statistik. Und wenn man hingeht und sich die Formeln ansieht, so geht immer in die schließliche Berechnung der Signifikanz die Fallzahl N mit ein. Für sehr geringe

Fallzahlen gibt es gar spezielle Testinstrumente. Wenn man also in einer Metastudie die Grenze von N > 99 wählt, ist das ein völlig willkürliches Kriterium, denn Studien mit 80 oder 120 Teilnehmern würden durch den Eingang des N in die Berechnung statistisch ziemlich gleichwertig sein.

Einen Unterschied gibt es jedoch: Bei sehr großen Probandenzahlen könnte man schon sehr kleine wirklich vorhandene Unterschiede zwischen den Gruppen statistisch nachweisen, bei sehr kleinen Probandenzahlen müssen die realen Unterschiede sehr groß sein, um statistisch nachweisbar zu sein - eigentlich ein Grund, auch kleine, aber statistisch sauber geführte Studien mit einzubeziehen.

Man muss ja immer bedenken, dass Statistik nicht die Wirklichkeit ist, sondern nur ein Mittel, die Wirklichkeit zu belegen (nicht einmal zu beweisen - und zu widerlegen schon gar nicht).

Da kann es dann schon einmal vorkommen, dass man als Grenze 89 Fälle wählt, und einem hinterher nachgewiesen wird, dass dadurch die Studien ausgeschlossen werden, die das Ergebnis positiv für die Homöopathie gemacht hätten. Gemeint ist die Studie von SHANG et al. Hierauf wollen wir nicht genauer eingehen; das haben schon viele andere getan, so dass wir die Kritik hier nur wiederholen würden.

Nur das Ergebnis sei hier noch einmal erwähnt: Auf Grund einer äußerst fragwürdigen Metastudie wurde das Ende der Homöopathie verkündet. Die Aufforderung, wir Homöopathen sollten doch unseren Patienten endlich die Wahrheit sagen, war das Ergebnis. Das (in unseren Augen einfach nur unsägliche – auch aus wissenschaftlicher Sicht unsägliche!) Buch "Die Homöopathie-Lüge" könnte ein späterer Reflex dieser Formulierung von der "Wahrheit" sein. Und genau dem versuchen wir hier zu entgegnen.

Was ist zu Metastudien sonst noch zu sagen?
Es sind einige gemacht worden. Zumeist mit einem positiven Ergebnis für die Homöopathie.[92] Es sollte dazu erwähnt werden, dass die statistisch gewonnenen Ergebnisse dann zumeist in intuitiver Form interpretiert werden, oftmals beeinflusst von der Meinung, dass das doch nicht sein könne, weil es unseren wissenschaftlichen Erkenntnissen widerspräche.

---

[92] Wer Genaueres darüber wissen will, dem empfehlen wir den Vortrag von BEHNKE auf dem Kongress 2015 in Köthen 2015 oder seine andere im Literaturverzeichnis aufgeführte Arbeit. Hier nimmt er Stellung zu den verschiedenen Metastudien.

Nur haben die wissenschaftlichen Erkenntnisse, die wir vor der Studie hatten, wenig zu tun mit dem Ergebnis der aktuellen statistischen Untersuchung, es sei denn, diese statistische Untersuchung sei von vornherein entsprechend gefärbt gewesen (was wir nicht unterstellen, aber auch nicht ausschließen können).

Aber wir müssen konstatieren, dass der Satz, das Ergebnis der Metaanalysen hänge in starkem Maße von den (subjektiv beeinflussbaren) Einschluß- und Bewertungskriterien ab, auch dann gilt, wenn es positive Ergebnisse für die Homöopathie gibt.
Dennoch: Um in diesen Metastudien ein für die Homöopathie negatives Ergebnis zu bekommen, ist es notwendig, dass ca. 90 % der gemachten Studien ausgeschlossen werden (BEHNKE).
Und man muss noch etwas sagen: Es ist zwar nicht so, wie einige Homöopathen bis heute behaupten, dass die homöopathischen Regeln ein gutes Studiendesign ausschließen, tendenziell ist aber etwas daran: Je besser die formale und statistische Qualität einer Studie ist, um so schlechter ist tendenziell ihre homöopathische Qualität, und umgekehrt – aus leicht nachvollziehbaren Gründen.
Was können wir also aus den Ergebnissen dieser Metastudien schlussfolgern?
Nichts. Jedenfalls nichts, was irgendwie sicher wäre.

Wir sind wieder zurückgeworfen auf uns selbst, auf unsere Kenntnisse, auf die Theorie, auf die Erfahrung, auf die Beziehung von Arzt zu Patient (von Mensch zu Mensch), und wir bleiben unsicher (und das ist gut so). Die geneigte Leserin könnte an dieser Stelle wieder zur Seite eins zurückblättern.

6. Eine Absurdität

Vor einiger Zeit konnte man wieder einmal einen von vielen Fernsehberichten über die Homöopathie sehen, wo natürlich auch Kritiker zu Worte kamen[93].

---

[93] ORF III, 25.1.2016: "Homöopathie - Nutzen oder Scharlatanerie?" Es muss gesagt werden, dass diese Sendung recht ausgewogen die unterschiedlichen Haltungen von Kritikern und Befürwortern dargestellt hat, ohne dabei in die Tiefe gehen zu können.

Einer dieser Kritiker, Theodor MUCH, ist da mit folgenden Worten zu hören:

> *Homöopathen berufen sich auf sogenannte Metaanalysen, das ist oft eine Zusammenfassung von sehr schwachen Studien, wenn man die zusammenfasst, können die einen Trend ergeben, aber nicht mehr als das. Ja, Metaanalysen klingen wunderbar, nur, eine Metaanalyse kann etwas aussagen [oder[94]] sagt überhaupt nichts aus. Es hängt von der Qualität der Einzelstudien ab.*

In ähnlicher Weise schreibt der gleiche Autor in seinem Buch "Der große Bluff...":

> *In diese Metastudien können auch wenig aussagekräftige Einzelstudien einfließen, wobei hier der Satz gilt: Je hochwertiger die Einzelstudien, die herangezogen werden, desto aussagekräftiger das Ergebnis. Die Ergebnisse einer Metaanalyse sind deswegen häufig wenig aussagekräftig, weil jede beliebige Studie unabhängig von ihrer methodischen Qualität in die Metaanalyse eingeht.*

Das muss wie folgt kommentiert werden:

1) Metastudien sind keine Erfindung von Homöopathen, sondern ein mittlerweile gängiges (wenngleich mit einigen Problemen behaftetes) Instrument, um Effekte nachzuweisen, die über die Aussagekraft von Einzelstudien hinausgehen. Uns scheint auch, dass die existierenden Metastudien über Homöopathie eher selten von homöopathischen Verbänden initiiert wurden.

2) Das hat auch mit der Frage der Reproduzierbarkeit zu tun. Die Tatsache, dass das Ergebnis einer Studie nicht reproduziert wurde, kann verschiedenes bedeuten: Erstens wurde tatsächlich versucht, die Studie zu wiederholen, aber mit einem anderen Ergebnis. Das kann wiederum verschiedene Bedeutungen haben: Zum einen könnte es sein, dass die Versuchsbedingungen nicht exakt wiederholt wurden (wiederholt werden

---

[94] nicht klar verständlich

konnten) und zweitens könnte es sein, dass alles gestimmt hat und dennoch (zufällig?) ein anderes Ergebnis herauskam. Das zu unterscheiden dürfte nach unseren Erfahrungen ziemlich schwierig sein. Und schließlich könnte es sein, dass eine Reproduktion schlicht nicht einmal versucht wurde[95].

Um solchen Schwierigkeiten aus dem Weg zu gehen, wurde das Instrument der Metastudie entwickelt, welches nicht die exakte Reproduktion der konkreten Versuchsbedingungen erfordert, sondern verschiedene Studien zusammenfasst, um eine allgemeingültigere Aussage treffen zu können.

3) Wenn es so wäre, wie MUCH behauptet, dass nämlich wenig aussagekräftige Einzelstudien in die Metastudie einfließen, dann hätten wir in der Tat ein Problem. In Reviews kann das tatsächlich auftreten, aber bei Metaanalysen, die eine Statistik erfordern, die über die Instrumente einer Einzelstudie hinausgeht, geht selbstverständlich die Qualität jeder Einzelstudie in die Bewertungskriterien mit ein, etwa in Form von Ein -und Ausschlußkriterien, für die es die genannten Skalen gibt, die auch (und auch in bezug auf die Homöopathie) angewandt werden (wenn auch manchmal in einer Art und Weise, die man wiederum anzweifeln kann).

4) Was den Begriff der Studienqualität anbelangt, so sollte unterschieden werden nach statistischer Qualität und fachlicher Qualität in Bezug auf den betrachteten Gegenstand der jeweiligen Studie. Es ist denkbar, das beide Qualitätsbegriffe divergieren.

5) Zusammenfassend: Die Metastudien wurden erfunden, um die Schwächen der Einzelstudien zu überwinden, etwa die größte und kaum aus der Welt zu schaffende Schwäche, dass die Ergebnisse einer Einzelstudie zufällig entstanden sein könnten. Wenn man dann aber die Ergebnisse der

---

[95] Das hat dann wieder mit Wissenschaftssoziologie zu tun. Mit einer geglückten Reproduktion lässt sich kaum ein Blumentopf gewinnen. Mit einer nicht geglückten vielleicht schon eher. Ja und nein, das hängt wieder von der allgemeinen Akzeptanz des Studiengegenstandes (vor der Studie!) ab. Am besten ist es, man befasst sich gar nicht mit Reproduktionen, sondern mit vollkommen neuen Studien. Blumentöpfe und Nobelpreise sind im Wissenschaftsbetrieb ziemlich begehrt (von Geld reden wir hier einmal nicht). Unter Homöopathen auch, wobei es sich bei ihnen neben den Blumentöpfen eher um den sogenannten alternativen Nobelpreis (VITHOULKAS) handelt.

Metastudie in solcher Art und Weise wie Herr MUCH in Frage stellt, hat das durchaus einen Aspekt von Absurdität.

Das alles erinnert an eine Äußerung, die vor einiger Zeit im "Ärzteblatt" zu lesen war (wobei wir keine genaue Literaturreferenz ermitteln konnten). Es ging um die dargestellte Auffassung angesichts einer positiven Homöopathie-Studie, in der der Autor meinte, er würde lieber davon ausgehen, dass die Art und Weise, wie wir Studien machen, von Grund aus falsch ist als davon, dass irgend etwas an der Homöopathie richtig sein könnte.

So sehen wir einmal wieder, dass auch der gemeinhin als vollkommen objektiv aufgefassten Naturwissenschaft gewisse (nicht deklarierte und wahrscheinlich auch ziemlich unbewusste) Glaubenssätze [96] zugrunde liegen, die eines wissenschaftlichen Beweises entbehren. Eben das, was der Homöopathie zumeist vorgeworfen wird...

7. Die Forderung nach strengeren Kriterien

Auf den ersten Blick ist es nachvollziehbar, dass eine Hypothese, die der gängigen Theorie widerspricht, stärkere Beweise braucht als alles, was sich innerhalb der Theorie bewegt.

Wenn ein Koch seit 10 Jahren seine Steaks erst scharf anbrät und dann noch eine bestimmte Zeit im Ofen nachgart, so braucht er gute Gründe, es umgekehrt zu machen, z.B. mit den Sous-vide-Verfahren. Sein Argument ist, dass doch bisher alles gut war. Nun ja, das mag stimmen, aber womöglich sind die Sous-vide-Steaks trotzdem besser?

Mit der Forderung nach strengeren Kriterien für die Homöopathie vollziehen wir gewissermaßen den Übergang von der POPPERschen zur FLECKschen bzw. KUHNschen Wissenschaftsauffassung. POPPERs Wissenschaft ist ideal: Wir stellen Hypothesen auf, die durch unsere Beobachtungen gestützt werden. Wenn es ein einziges Gegenbeispiel gibt, welches nicht zur Hypothese passt, muss die Hypothese verworfen und durch eine bessere, die das Gegenbeispiel umfasst, ersetzt werden. Bei POPPER gibt es

---

[96] Mit dem Begriff "Glaubenssätze" ist nun nichts Religiöses gemeint, sondern vielmehr die Voraussetzungen der Methode bzw. der Denkweise. Diese Voraussetzungen lassen sich aber logischerweise nicht aus der Methode bzw. Denkweise selbst ableiten. Philosophisch ein alter Hut.

keinen wissenschaftlichen Bestandsschutz. Allerdings ist das POPPERsche Universum nicht von dieser Welt.

FLECK und KUHN hingegen beschreiben die Praxis der Wissenschaft. In der Praxis gibt es nicht nur Hypothesen, sondern auch etablierte Theorien und Paradigmen, die sehr leicht mit der Wahrheit verwechselt werden können und durchaus Bestandsschutz genießen. Die einzige Möglichkeit, sie anzugreifen, ist ein revolutionärer Umsturz. Und dafür braucht man tatsächlich mehr als nur Gegenbeispiele. Dazu braucht man alternative Theorien und Paradigmen, mit anderen Worten braucht man Macht.

Von der wissenschaftlichen Praxis her ist die Forderung nach verschärften Kriterien für die Homöopathie also nachzuvollziehen. Ob sie jedoch im Sinne von idealer Wissenschaft – Wissenschaft als Wahrheitssuche und sonst nichts – richtig ist, ja, ob diese Forderung selbst als wissenschaftlich bezeichnet werden kann, möchten wir doch stark in Zweifel ziehen.

In der Forderung nach strengeren Kriterien für die Zulassung ungewöhnlicher Ergebnisse sehen wir den Versuch der Konservierung der gegenwärtigen Anschauungen. Zwar mag es einerseits richtig sein, nicht wegen jedem einzelnen Fall, der nicht zur etablierten und herrschenden Theorie passt, die ganze Theorie umzuwerfen, andererseits können aber gerade jene nicht passenden Fälle dazu beitragen, die Theorie zu erweitern (oder gar zu Fall zu bringen).

8. Philosophie

HEIDEGGERs Satz "Wissenschaft denkt nicht" sollte so gesehen werden, dass Wissenschaft wohl über Objekte nachdenkt, aber nicht über sich selbst. Dazu braucht sie, wie HEIDEGGER meint, Philosophie.

Wissenschaft kann zwar gut entscheiden, ob ein Phänomen mit den bisherigen Erkenntnissen erklärbar ist oder ob eine Hypothese bzw. Theorie mit anderen Hypothesen und Theorien kompatibel ist. Bleibt Wissenschaft dabei aber sich selbst überlassen, so entsteht die Tendenz zur Autokonservierung der Wissenschaft – in etwa dem KUHNschen Modell folgend. Die Frage, was Hypothesen und Theorien sind und wie sie sich bilden und entwickeln, ist keine Frage der Wissenschaft, sondern sie ist gewissermaßen metawissenschaftlich – sie klärt, was wissenschaftlich ist. In der Folge wollen wir über eine Forderung aus der Wissenschaft sprechen, die durch einen solchen Mangel an Philosophie entstanden ist und die Tendenz zur Autokonservierung aufweist – zum Ausschluss all dessen, was nicht der aktuellen Theorie entspricht. Das Ausgeschlossene aber könnte trotzdem wahr oder teilweise wahr sein.

9. Scientabilität

> *Der Beweis, dass keine denkbare Kombination bekannter Substanzen, bekannter Maschinen und bekannter Formen von Energie zu einer praktischen Maschine vereint werden kann, mit der Menschen über lange Strecken hinweg durch die Luft fliegen könnten, scheint dem Verfasser so vollständig zu sein, wie es der Beweis irgendeiner physikalischen Tatsache überhaupt zu sein vermag.*
> Der Astronom Simon NEWCOMB, 1903, kurz bevor die Gebrüder Wright ihren ersten Flug starteten.

Die Forderung nach Scientabilität kann man mit der Forderung nach einem Scheiterhaufen in Verbindung bringen. Der Scheiterhaufen ist traditionell die letzte Verteidigungslinie.

Nachdem die Homöopathie die Forderung nach positiven Studien und Metastudien erfüllen konnte (wenn auch nicht zu 100 %), bleiben nur noch wenige Möglichkeiten. Eine davon ist die Ignoranz und die weitergehende Behauptung, dass es keine solche Studien gebe (die unrichtige Behauptung, welche gebetsmühlenartig in verschiedenen Publikationsorganen wiederholt wird). Diese kann natürlich leicht widerlegt werden, weshalb die Ignoranz doch etwas fallibel ist.

Zwar werden die Ignoranz und die daraus folgende falsche Darstellung gegenwärtig bevorzugt genutzt, es bleiben aber noch zwei weitere Möglichkeiten, um die Meinung aufrechtzuerhalten, dass Homöopathie eine unwirksame Scharlatanerie sei: Erstens die Betrugsvermutung und zweitens die Behauptung, dass es diese Studien wohl gebe, dass sie ordentlich ausgeführt sind und dass sie ein für die Homöopathie positives Ergebnis haben, dass sie aber irrelevant seien (weshalb man sie auf dem Scheiterhaufen verbrennen sollte).

Und warum? Weil sie nach dem allgemein anerkannten Stand der Wissenschaft, nach den Naturgesetzen, nach allem, was wir wissen usw. nicht richtig sein können.

Die Forderung nach Scientabilität haben wir das erste Mal bei WEYMAYR gelesen[97]. Die entsprechende Stelle soll hier zitiert werden:

> *Die Homöopathie muss, wie die Astrologie und die Alchimie bereits vor ihr, kategorisch aus der wissenschaftlichen Welt ausgeschlossen werden. Homöopathie ist Glaube, Aberglaube, Esoterik, Voodoo - wie auch immer. Jedenfalls hat sie in der Wissenschaft nichts verloren.*
> *[...]*
> *Für solche Theorien in der Medizin, die zwar prinzipiell wissenschaftlich untersucht werden können, deren Untersuchung aber von vornherein sinnlos ist, weil sie Naturgesetzen widersprechen, möchten wir den Begriff "nicht scientabel" vorschlagen.*
> *[...]*
> *"Scientabilität" ist demnach die Eigenschaft einer Theorie, über die wissenschaftliche Untersuchbarkeit hinaus auch im Rahmen bestehender Naturgesetze denkbar zu sein. Wir schlagen für die Medizin vor, dass grundsätzlich im Vorfeld einer klinischen Studie die Scientabilität geprüft werden sollte. Ist ein Verfahren so absurd, dass es nicht als scientabel durchgeht, soll es keine klinische Untersuchung geben.*

Hierzu müssen einige Dinge bemerkt werden:

a) Wissenschaftlichkeit oder Wissenschaft ist nicht gleichbedeutend mit Wahrheit. Wissenschaft kann vielmehr als eine Methode betrachtet werden, sich der Wahrheit anzunähern.

b) Was im Zitat unter Wissenschaft verstanden wird, orientiert sich offensichtlich zu 100 % an der Naturwissenschaft. Wenn dem so ist, sollte es so auch im Text stehen, da es bekanntlich auch noch andere Wissenschaften gibt.

---

[97] Zwar handelt es sich hier nicht um ein wissenschaftliches, sondern um ein journalistisches Werk, da aber die hier gebrauchten Argumente auch in der wissenschaftlichen Welt gebraucht werden, sollte diese Zitation erlaubt sein, insbesondere, weil sie einen sehr typischen Gedankengang zeigt.

c) Die Aussage, dass Homöopathie in der (Natur-) Wissenschaft nichts verloren habe, mag stimmen. Zwar kann man darüber diskutieren, aber nehmen wir einmal an, es sei so. Das sagt aber nichts aus über die Zugehörigkeit der Homöopathie zur Medizin, die zwar naturwissenschaftlich dominiert, aber nicht durchgängig naturwissenschaftlich ist. Das gilt nicht nur für die Homöopathie, sondern etwa auch für die Psychotherapie.

d) Die Formulierung, dass eine Theorie im Rahmen bestehender Naturgesetze denkbar sein sollte, ist problematisch. Oje, sehr problematisch, so problematisch, dass wir uns hier nicht zutrauen, sie erschöpfend zu erörtern.
Es stellt sich als erstes automatisch die Frage, ob Naturgesetze tatsächlich der Natur immanent sind oder ob sie eine Beschreibung der Natur sind. Wenn Naturgesetze der Natur immanent sind, dann wären unsere Theorien Beschreibungen der Naturgesetze und mit den Naturgesetzen selbst nicht deckungsgleich, anderenfalls wären sie eben nur Beschreibungen von gewissen Zusammenhängen in der Natur. In beiden Fällen reden wir, wenn wir über Natur reden, in beschreibender Weise.

e) Es ist weitgehend bekannt, dass Beschreibungen der Welt / der Natur sich historisch geändert haben. Beispiele dafür aufzuzählen, ist müßig.

Wissenschaft ist Irrtum auf den neusten Stand gebracht.

sagte Linus PAULING. Scientabilität ist also immer ein historisches Urteil. Nur hinsichtlich der gegenwärtigen Wissenschaft kann in der Gegenwart ein Urteil über eine gegenwärtige Methode ausgesprochen werden.
Was hier vorgeschlagen wird, ist schlicht, dass Phänomene, die durch die gegenwärtigen Theorien nicht erklärt werden können (die den Naturgesetzen widersprechen, so wie sie gegenwärtig bekannt und formuliert sind), nicht weiter untersucht werden sollten, weil diese Phänomene nicht scientabel sind.

f) An dieser Stelle muss WEYMAYR weiter zitiert werden:

Zwar kann man nicht definitiv ausschließen, dass auch Naturgesetze an neue Erkenntnisse angepasst werden müssen, aber man

> *kann definitiv ausschließen, dass die Methoden der evidenzbasierten Medizin die Macht haben, Naturgesetze zu widerlegen oder zu bestätigen.*

Das ist dann schon etwas verwirrend. Wenn Naturgesetze angepasst werden können – also verändert werden können, dann kann es sich nicht um der Natur immanente Gesetze handeln, sondern nur um unsere Beschreibung der Natur. Und dann braucht es gar keine <u>Macht</u>, diese Beschreibung notwendig zu verändern, sondern eigentlich[98] nichts weiter als ein einziges Phänomen, das unserer Beschreibung der Natur, die wir Naturgesetz, Theorie oder Hypothese nennen (oder auch Paradigma), widerspricht. Und dieses Phänomen muss nicht einmal aus einem solchen Konstrukt wie der evidenzbasierten Medizin kommen, sondern es reicht (eigentlich) die schlichte Beobachtung (wie bei Galilei).
Mit der Forderung nach Scientabilität ist eine Vermischung zweier Fragen verbunden, die eigentlich auseinander gehalten werden sollten: einerseits die Frage nach dem Nachweis eines Phänomens, andererseits die Frage nach einer Erklärung für das Phänomen.
Streng genommen bedeutet die Scientabilitäts-Forderung, dass die Existenz von Phänomenen, die mit dem gegenwärtigen Wissen nicht erklärt werden können, nicht untersucht werden darf.
Das muss man als eine ultrakonservative und der Wissenschaft – auch der Naturwissenschaft – nicht angemessene Haltung bezeichnen.

Im Vorfeld ihrer Forderung nach Scientabilität beklagen die Autoren jenes Buches, dass die medizinische Wissenschaft (oder die Naturwissenschaft, was nicht so genau differenziert wird) eben nicht so verfährt, sondern Studien zulässt und diskutiert. Wir können das zwar nur in eher begrenztem Maße bestätigen, aber wenn es denn so wäre, dann wäre es gut so.

g) Naturalismus und Scientismus

Die Haltung, die der Homöopathie nicht nur von WEYMAYR, sondern viel weiter verbreitet von seiten der sogenannten wissenschaftlich basierten

---

[98] "Eigentlich" ist in der Praxis das Kernwort. Man kann solche Beobachtungen aber auch eine ganze Weile ignorieren, oder besser: Man kann sie verbieten.

Medizin entgegentritt (nicht so sehr von eigentlichen Naturwissenschaftlern), ist von einem strengen Naturalismus, insbesondere einem methodischen Naturalismus oder Scientismus geprägt. Diese philosophische Basis wird allerdings nicht genannt, sondern als selbstverständlich vorausgesetzt. Die Naturwissenschaft ist das einzige Erkenntnisinstrument und was der Naturwissenschaft widerspricht, muss ausgesondert werden. Eine relativistische Position findet sich da nicht oder ist nur sehr schwach ausgeprägt.

Würde diese philosophische Position benannt, so würde klar, dass sie keinesfalls so zwingend ist, wie dargestellt, da es durchaus auch alternative Positionen gibt. In einer strengen Form würde der Scientismus allerdings philosphische Positionen überhaupt ausschließen und sich selbst an ihre Stelle setzen. Uns scheint, dass das oder Ähnliches gegenwärtig geschieht.

Wir möchten hier nicht in eine solche philosophische Diskussion eintreten, es sei uns aber gestattet, eine andere Position zu zitieren - gewissermaßen als Gegengewicht. Sie stammt von Paul FEYERABEND, dem Anarchisten unter den Wissenschaftstheoretikern. Er zitiert dabei seinerseits John Stuart MILL ("On Liberty").

> *Der Pluralismus von Auffassungen und Lebensformen wurde von John Stuart Mill "aus vier verschiedenen Gründen" befürwortet. Erstens, weil eine Auffassung, für deren Verwerfung es Gründe gibt, doch wahr sein kann - "Das leugnen heißt Unfehlbarkeit für den Menschen in Anspruch nehmen." Zweitens, weil eine problematische Auffassung "etwas Wahres enthalten kann und das gewöhnlich auch tut; und da die allgemeine oder herrschende Meinung über irgendeinen Gegenstand selten oder nie die ganze Wahrheit ist, darum hat der Rest der Wahrheit nur im Zusammenprall entgegengesetzter Meinungen eine Chance". Drittens wird auch eine Auffassung, die vollständig wahr ist, bei mangelnder Kritik "wie ein Vorurteil vertreten, mit wenig Verständnis oder Gefühl für ihre Vernunftgründe". Und viertens versteht man nicht ihren Sinn; das Bekenntnis zu ihr wird zu "einer bloßen Formalität", wenn kein Gegensatz zu anderen Meinungen zeigt, worin dieser Sinn besteht.*

h) Zusammenfassung zum Thema "Scientabilität"

Wir sehen es als äußerst problematisch an, wenn ausgehend von der gegenwärtigen Wissenschaft die Forderung gestellt wird, nur die Phänomene dürften untersucht werden, die gegenwärtig "scientabel" sind, also nicht im Widerspruch zu der gegenwärtig herrschenden Wissenschaft stehen.
Unseres Erachtens ist das Gegenteil der Fall: Gerade die Phänomene, die der gegenwärtigen Wissenschaft widersprechen, sollten besonders intensiv untersucht werden, sonst bliebe die Wissenschaft immer die gleiche und wir würden heute noch glauben, dass die Erde im Zentrum des Universums steht.
Es gibt mehrere Möglichkeiten, sich gegen Veränderungen zu sperren. Das erste ist Ignoranz. Hierher könnte z.B. die immer wieder zu lesende Auffassung gehören, es gebe keine Studien, die die Wirksamkeit von Homöopathie belegen[99].

Wir schlagen ein anderes Konzept von Scientabilität vor:
Erstens ist ein Phänomen nur dann scientabel, wenn es mit den Methoden der Wissenschaft überhaupt untersucht werden kann.
Zweitens sind nur Phänomene scientabel, deren Existenz nachgewiesen wurde[100]. Die Untersuchung außerirdischer Lebensformen ist erst dann szientabel, wenn man außerirdische Lebensformen gefunden hat. Das heißt wiederum nicht, dass die Wissenschaft nicht zur Suche nach ihnen verwendet werden kann. Solange man sie aber nicht gefunden hat, ist jede Aussage über ihre Existenz eine Glaubensaussage und nicht wissenschaftlich.
Die Frage ist, ob man Homöopathie in diesem Sinne als scientabel bezeichnen kann. Die zweite Bedingung ist erfüllt. <u>Homöopathie existiert und Homöopathie funktioniert in dem Sinne, dass man mit Homöopathie kranke Menschen gesund machen kann, wenn auch nicht immer.</u> Das

---

[99] Eigentlich gibt es drei Möglichkeiten, aus denen dieser Satz entstanden sein kann: 1) Unwissenheit oder Ignoranz, 2) Irrtum und 3) Lüge. Welche dieser drei Möglichkeiten auf die Veröffentlichungen von z.B. WEYMAYR und HEIßMANN oder GRAMS zutrifft, vermögen wir nicht zu sagen.
[100] Schwierig wird das allerdings, wenn man von Phänomenen spricht, deren Existenz beinhaltete, dass sie nicht nachweisbar sind, wie es z.B. beim Konzept von Paralleluniversen der Fall wäre.

kann man nicht leugnen. Was sich daran anschließt, ist eine Unmenge von Fragen, in denen wir mit den verschiedenen Studien, die gemacht wurden, mittendrin stecken. Aber das ist nun einmal so. Es dauert seine Zeit, bis eine Erklärung gefunden ist. Auch die erste Bedingung halten wir für erfüllt: Homöopathie lässt sich mit Methoden der Wissenschaft untersuchen - wenngleich diese dem Gegenstand angepasst werden sollten (was normal ist – Astronomen verwenden bekanntlich keine Mikroskope) und wenngleich es möglich sein kann, dass das Instrumentarium unvollständig ist (für den Nachweis von Higgs-Bosonen braucht man nun einmal einen LHC).

Das Problem ist, dass Homöopathie unscientabel <u>gemacht</u> wird, was von außen und innen geschieht. Von außen wird die Scientabilität letztendlich auf die Behauptung reduziert, dass in den Arzneimitteln kein Wirkstoff enthalten sei. Von innen wird die Scientabilität dadurch angegriffen, dass "wissenschaftliche" Erklärungen vorgestellt werden, die so nicht haltbar sind. Dabei handelt es sich aber um eine Verletzung der Scientabilität nach WEYMAYR, nicht der Scientabilität nach unserer Auffassung. Allerdings findet eine gewisse Diskreditierung der Homöopathie auch in der letzteren statt.

Wir sind der Auffassung, dass ein Gegenstand, der nach unserer Auffassung von Scientabilität scientabel ist, aber nach der von WEYMAYR nicht, sogar vorrangig untersucht werden sollte, denn er trägt in sich die Potenz zur Erweiterung unseres Weltbildes!

8. Pathologisierung

Die spinnen, die Homöopathen!
So etwas hat Obelix nie gesagt, obwohl es ihm bei seiner "Viel hilft viel"-
Auffassung zuzutrauen wäre.

Auf den Vorwurf, Homöopathen seien nicht ganz richtig im Kopf, sind wir schon am Anfang dieser Arbeit kurz eingegangen. Dieser Vorwurf der Krankhaftigkeit von Homöopathen könnte einige Konsequenzen haben, die wir aus vergangenen düsteren Zeiten kennen. Zum Glück wird er so direkt nicht erhoben, sondern nur indirekt mit dem Begriff von *pathologischer Forschung* oder *pathologischer Wissenschaft*. Ersteren Begriff gebraucht Uwe HEYLL in seinem Beitrag zu dem jünst erschienenen Buch

"Der Glaube an die Globuli", wenn er Bezug nimmt zu LANGMUIR und diesen zitiert, indem er schreibt, *pathologische Wissenschaft* [sei] *die Erforschung der Eigenschaften und Wirkungen von Dingen, "die es so nicht gibt"*.

Nun ja. Ein Schwanenforscher könnte durchaus auf die Idee kommen, zu behaupten, dass die Meinung, es gebe schwarze Schwäne, pathologische Wissenschaft sei - weil er noch nie einen schwarzen Schwan gesehen hat. Er könnte diese Meinung auch noch belegen, indem er (unter großer Missachtung des bereits mehrfach erwähnten Genies von LINNÉ) definierte, dass Schwäne weiß sind und man daher nach dem Vorzeigen eines schwarzen Schwanes lediglich einen neuen Eintrag in der taxonomischen Hierarchie vornehmen müsste, etwa "Schwaräne", auf der gleichen Ebene wie "Schwäne".

Aber im Ernst: Wissenschaft (zumindest Naturwissenschaft) müht sich damit ab, herauszufinden, welche Dinge es gibt (Kugelblitze, Higgs-Bosonen, funktionierende Wünschelruten, Gravitationswellen und Lebenskraft beispielsweise) und dann herauszufinden, wie sie funktionieren. Eine sehr ehrenvolle Aufgabe. Der Nachweis, dass es Dinge nicht gibt, ist ein wenig schwieriger, wenn nicht unmöglich (siehe Aliens).

Die Aussage, pathologische Wissenschaft befasse sich mit Dingen, die es nicht gibt, wäre dann unbedingt als metawissenschaftlich zu bezeichnen, es sei denn, man könnte sicher nachweisen, dass es diese Dinge tatsächlich nicht gibt.

Aber wie weit trägt uns das? Ein Gegenbeispiel:

Was kann man vernünftigerweise glauben und was nicht? Kann "man" vernünftigerweise an "Chemtrails" glauben? Wir meinen, dass "man" das nicht kann. Man könnte die Frage der Chemtrails mit der Frage der Homöopathie in Verbindung bringen und beide in eine Schublade stecken: pathologische Wissenschaft.

Dazu ist zweierlei zu sagen: Erstens ist das Kriterium, ob Wissenschaft pathologisch sei oder nicht, ganz klar kein wissenschaftliches. Und zweitens möchten wir unsere Kriterien von Scientabilität wiederholen: 1) Das Phänomen existiert und diese Existenz ist belegt, 2) Es lässt sich mit wissenschaftlichen Methoden untersuchen. Auf die Chemtrails treffen beide Kriterien nicht zu, auf die Homöopathie sehr wohl. Man sollte vielleicht nicht von "pathologischer Wissenschaft" reden sondern von Scientabilität in dem Sinne, wie wir sie auffasssen.

Ergänzend wäre hier noch zu bemerken, dass die Frage, was man vernünftigerweise glauben sollte und was nicht, eine metawissenschaftliche (metaphysische) Frage ist. Wenn Wissenschaft selbst versucht, diese Frage zu beantworten – so zu beantworten, dass man eben das glauben sollte, was die Wissenschaft sagt –, wo erhebt sie sich über ihre Möglichkeiten.

9. Der Betrugsvorwurf

Dieser Vorwurf ist eine weitere mögliche Form des Umgangs mit der Tatsache, dass es klinische Studien gibt, die positiv für die Homöopathie ausgefallen sind und dass auch Metastudien positive Ergebnisse für die Homöopathie gezeigt haben. Es gibt zwei Formen dieses Vorwurfs:

a) Der Publikations-Bias (die schwache Variante des Betrugsvorwurfs)

Wenn in einer Studie ein signifikanter Unterschied mit einer Irrtumswahrscheinlichkeit von 5 % nachgewiesen wurde, dann geht man eigentlich davon aus, dass dieser Unterschied tatsächlich existiert und dass er nicht zufällig ist (eben mit jenen 5% Irrtumswahrscheinlichkeit). Stünden aber dieser einen Studie 95 Studien gegenüber, die keinen Unterschied nachweisen konnten, so wäre diese eine Studie bedeutungslos. Was wäre aber, wenn die 95 nicht veröffentlicht würden, sondern im Papierkorb landeten?
Es gibt ein paar mögliche Gründe, aus denen "negative" Studien seltener veröffentlicht werden als positive.

- Manche Zeitschriften mögen dazu neigen, eher positive Studien anzunehmen als negative.
- Das Finden eines Zusammenhanges verschafft mehr wissenschaftliches Renommé als ein negatives Ergebnis.
- Bei einem positiven Ergebnis ist es leichter, Gelder zur weiteren Untersuchung des Phänomens zu bekommen.
- Es kann auch sein, dass es direkte finanzielle Interessen an einem positiven Ergebnis gibt, man dann das entsprechende Präparat verkaufen kann.

Diese Gründe treffen sowohl auf Studien der konventionellen Medizin als auch der Homöopathie zu. Es könnte bei der Homöopathie noch etwas hinzu kommen: Homöopathie steht seitens der konventionellen Medizin und der Naturwissenschaft unter Druck und Homöopathen können einen Rechtfertigungszwang verspüren[101].

Was auch immer die Gründe sind: Es kommt tatsächlich vor, dass Studien dem Papierkorb überantwortet werden, weil sie einen vermuteten Zusammenhang nicht nachweisen konnten (nicht nur in der Homöopathie). Und in der Tat kann das zu falschen Schlussfolgerungen führen. Normalerweise wird das Unterschlagen von Studien nicht als Betrug gewertet. Wir finden, dass es zumindest nahe daran ist.
Wenn allerdings Edzard ERNST in einem SPIEGEL-Interview behauptet, die vorliegenden Anhaltspunkte für eine Wirksamkeit der Homöopathie entstünden *vor allem* daraus, *dass Homöopathie-Studien mit negativem Ergebnis einfach nicht publiziert werden*, dann ist das Spekulation. Es kann wohl in Metaanalysen einen Anhalt für das Vorliegen eines Publication Bias geben (Funnel plot), der Umfang dessen lässt sich aber schwer quantifizieren, so dass diese Formulierung nicht gebraucht werden sollte.

b) direkter Betrug durch Datenfälschung.

Hier reden wir schließlich nicht mehr von Scientabilität, sondern von Justiziabilität. Es kommt tatsächlich vor, dass Daten gefälscht werden. Das ist ein Straftatbestand. Und ein Straftatbestand muss durch ein unabhängiges Gericht nachgewiesen werden, bis dahin gilt die Unschuldsvermutung. Das ist ein allgemeiner Rechtsgrundsatz, der auch für den Bereich der Wissenschaft gilt.
Edzard ERNST lässt sich aber im eben erwähnten SPIEGEL-Interview zu folgender Äußerung hinreißen:

> *Früher habe ich immer gedacht: Na gut, die sind eben ein bisschen überenthusiastisch, ein bisschen verblendet und realitätsfremd. Aber inzwischen bin ich mir sicher: Viele lügen wie gedruckt, das ist gar nicht anders zu erklären. Die wissen es ei-*

---

[101] Denkbar ist auch, dass homöopathische Studien, die einen positiven Effekt zeigen, unterschlagen werden - und zwar von jenen, die keinen solchen Effekt erwarten, die eine Studie unternehmen, um die Wirksamkeit von homöopathischen Mitteln zu widerlegen - also so etwas wie einen umgekehrten publication bias. Dieser Effekt könnte sogar bei homöopathischen Studien stärker sein als bei konventionellen. Aber natürlich ist das Spekulation.

gentlich besser. Aber stattdessen nutzen sie ihre Kenntnis der Wissenschaft, um die Leute hinters Licht zu führen.

Nun ja, Herr ERNST gibt hier zu, dass es Sachen gibt, die sich (für ihn) nur erklären lassen, wenn Homöopathen Lügner sind. Interessant. Man fragt sich, warum er eine solche extreme und eigentlich nicht haltbare Position einnehmen muss.

Würde er hier eine konkrete Person ansprechen, könnte man über die Anwendung von §187 StgB nachdenken. Unseres Wissens ist übrigens noch keine Datenfälschung bei homöopathischen Arbeiten aufgedeckt worden.

Edzard ERNST ist jemand, der gern solche extremen Formulierungen gebraucht, die sich jenseits der wissenschaftlichen Nüchternheit bewegen. Er steht damit nicht allein. Es stellt sich die Frage, warum die Positionen gegen die Homöopathie mit einer solchen Polemik und manchmal sogar mit Hass vertreten werden.

10) Was ist an der Homöopathie so schlimm, warum ist die Lehre von den weißen Kügelchen so gefährlich?

Wenn wir (damit sind in erster Linie die ärztlichen Homöopathen gemeint, denn nur für sie können wir sprechen) verantwortungsvoll mit unserer Methode umgehen, ist es sehr unwahrscheinlich, dass wir damit dauerhaften Schaden anrichten. Wichtig ist, dass wir unseren Patienten vermitteln, dass Homöopathie kein Allheilmittel ist. Problematisch ist nämlich oft die Haltung von Patienten, keine "Chemie" zu wollen, keine Antibiotica zu wollen und überhaupt vollständig selbst bestimmen zu wollen, was getan wird. Natürlich muss die Patientin entscheiden, was getan wird. Aber wir bleiben die Experten, die beurteilen können und müssen, wann welche Methode angezeigt ist. Es ist übrigens auch falsch, zu sagen, dass Homöopathie und Allopathie sich prinzipiell gegenseitig ausschließen.

Wenn es so ist, dass durch verantwortungsbewusste Homöopathen kaum dauerhafte Schäden angerichtet werden und wenn der Grad von Zufriedenheit unter den Patienten recht hoch ist (was nicht einmal von den Homöopathie-Gegnern angezweifelt wird), dann könnte man doch die Homöopathen einfach machen lassen.

Whiskybrenner lässt man ja auch machen, obwohl sie wahrscheinlich mehr Schaden anrichten als Homöopathen.

Es muss etwas anderes sein, das manche Leute zu wütenden und unsachlichen Ausfällen gegen die Homöopathie veranlasst, eine größere Bedrohung. Man kann verschiedene Gründe vermuten:

Die Verheißung von Wissenschaft ist sicheres Wissen und ist insgesamt Sicherheit. Wenn ich mich richtig verhalte, mich gesund ernähre und vor allem SPORT treibe, dann bleibe ich gesund. Und wenn ich doch krank werde, dann kann das nach rationalen Kriterien repariert werden. Die Wissenschaft weiß ein Rezept. Die Homöopathie wird hingegen als irrationales Glaubenssystem diffamiert, mit Esoterik, Religion und wie uns scheint, ganz besonders gern mit Voodoo in Verbindung gebracht[102]. Tatsächlich ist die Homöopathie nicht immer ganz rational, und das kann manchen Menschen Schwierigkeiten bereiten. Es nimmt ihnen die Sicherheit, die ihnen die Wissenschaft (in illusionärer Weise) verheißt. Und das ist gefährlich.

Und man muss anerkennen, dass, wenn man Medizin nur als wissenschaftlich ansieht, sich Homöopathie von der Erklärungsleistung her bislang in das zugrunde liegende Modell nicht einfügt. Widerspruchsfreiheit wird aber gern als Kriterium für Wissenschaftlichkeit gesehen (was natürlich so nicht stimmt und der Verwechslung von Wissenschaftlichkeit und Wahrheit entspringt). Würde man die Homöopathie als Teil einer wissenschaftlich definierten Medizin auffassen, so wäre eben diese Wissenschaftlichkeit (fälschlich) in Frage gestellt. Daher muss man diese nicht passenden, widersprüchlichen Teile aussondern, um "rein" wissenschaftlich zu bleiben. Richtig wäre jedoch – wie oben schon angedeutet – das Augenmerk gerade auf die Teile innerhalb der Theorie zu legen, die Widersprüche hervorrufen.

An dieser Stelle müssen wir abbrechen. Es wäre natürlich möglich, weiter zu einigen unsachlichen und wütenden Kritiken an der Homöopathie Stellung zu beziehen, es wäre aber auch ebenso langweilig wie diese Kritiken selbst. Wer sich dennoch weiter informieren will, dem sei die "Skeptiker"-Website "www.gwup.org" empfohlen, insbesondere deren äußerst beliebter Homöopathie-Blog.

---

[102] Ganz besonders beliebt ist auch, die Homöopathie mit einem Rückfall ins Mittelalter in Zusammenhang zu bringen, was von nichts weiter als bemerkenswerter historischer Unkenntnis zeugt.

I) Die schwierigste Frage: Wie kann man es erklären?

> *Sing it out loud*
> *Sing it in your name*
> *Sing it like you're proud*
> *Sing the healing game*
> Van MORRISON

Die Wahl dieses Zitates zeigt schon, dass wir es zumindest für möglich halten, dass das Arzneimittel nicht allein für die Wirkung verantwortlich ist. Aber wir wollen der Reihe nach vorgehen und ein paar Hypothesen vorstellen, wissend, dass zur Erklärung eines Phänomens eine potenziell unendliche Anzahl von Hypothesen aufgestellt werden kann. Als erstes wollen wir noch einmal HAHNEMANNs Erklärung aufgreifen und die Lebenskraft dabei ins Zentrum stellen. Danach wollen wir versuchen, aus heutiger Sicht über das Wirkprinzip nachzudenken

1) HAHNEMANNs Erklärung: Die Lebenskraft und ihre Verstimmung

> *Die hohe Kraft,*
> *Der Wissenschaft*
> *Der ganzen Welt verborgen!*
> GOETHE, "Faust", 2567 ff[103]

Die Lebenskraft ist das zentrale Element der Theorie von HAHNEMANN über die Wirkung der Homöopathie. Er hat diese Theorie zwar nicht vollkommen ausformuliert, aber sie erschließt sich doch in ihren Grundzügen.
Für HAHNEMANN ist die Lebenskraft (oder das Lebensprinzip, wie er auch formuliert) die Grundlage des Lebens (oder das Leben selbst?) und der Gesundheit. Lesen wir ihn selbst im Organon:

---

[103] Wir müssen gestehen, dass es sich hier nicht ganz um ein originales Zitat handelt. Wir haben ein Komma versetzt.

> *Im gesunden Zustande des Menschen waltet die geistartige, als Dynamis den materiellen Körper (Organism) belebende Lebenskraft (Autocratie) unumschränkt und hält alle seine Theile in bewundernswürdig harmonischem Lebensgange in Gefühlen und Thätigkeiten, so daß unser inwohnende, vernünftige Geist sich dieses lebendigen, gesunden Werkzeugs frei zu dem höhern Zwecke unsers Daseins bedienen kann.*
> §9

Das heißt:
1) Die Lebenskraft belebt den Organismus.
2) Lebenskraft kann man mit Autokratie gleichsetzen. Vor dort ist es nicht weit zu Autoregulation. Regulation ist aber, so wie wir sie kennen, so etwas wie eine Software, ein Programm, das die Hardware dazu bringt, so zu funktionieren, wie sie soll.
3) Der von der Lebenskraft verwaltete materielle Körper ist ein Gefäß für den inwohnenden vernünftigen Geist.

> *Der materielle Organism, ohne Lebenskraft gedacht, ist keiner Empfindung, keiner Thätigkeit, keiner Selbsterhaltung fähig[6]; nur das immaterielle, den materiellen Organism im gesunden und kranken Zustande belebende Wesen (das Lebensprincip, die Lebenskraft) verleiht ihm alle Empfindung und bewirkt seine Lebensverrichtungen.*
> §10

Das heißt:
Ohne Lebenskraft kein Leben.

> *Wenn der Mensch erkrankt, so ist ursprünglich nur diese geistartige, in seinem Organism überall anwesende, selbstthätige Lebenskraft (Lebensprincip) durch den, dem Leben feindlichen, dynamischen Einfluß eines krankmachenden Agens verstimmt;*
> *[...]*
> §11

Das heißt:

1) Die Lebenskraft hat keinen bestimmten Ort, sondern ist überall im Organismus anwesend.

2) Krankheit ist primär Verstimmung der Lebenskraft (auch wenn das sekundär zu physischen und psychischen Veränderungen führen kann). Die Meinung, dass immer sogleich alle drei Bereiche erkranken, wie wir sie heute im Sinne von der Homöopathie gern zugeschriebenen "Ganzheitlichkeit" häufig finden, ist in Bezug auf die Homöopathie nach HAHNEMANN unrichtig.

> *Von schädlichen Einwirkungen auf den gesunden Organism, durch die feindlichen Potenzen, welche von der Außenwelt her das harmonische Lebensspiel stören, kann unsere Lebenskraft als geistartige Dynamis nicht anders denn auf geistartige (dynamische) Weise ergriffen und afficirt werden und alle solche krankhafte Verstimmungen (die Krankheiten) können auch durch den Heilkünstler nicht anders von ihr entfernt werden, als durch geistartige (dynamische[10], virtuelle) Umstimmungs-Kräfte der dienlichen Arzneien auf unsere geistartige Lebenskraft, percipirt durch den, im Organism allgegenwärtigen Fühlsinn der Nerven.*
> §6

Wenn man annimmt, dass es die Verstimmung der Lebenskraft ist, die die Krankheit erzeugt und wenn man annimmt, dass die Lebenskraft eben eine Kraft (Dynamis) ist, und wenn man weiter annimmt, dass es eine Einbahnstraße von der Lebenskraft zum materiellen Körper gibt (was uns bei HAHNEMANN der Fall zu sein scheint), dann ist eigentlich klar, dass nur durch eine andere Dynamis die Heilung erfolgen kann, nicht durch eine materielle Einwirkung. Chirurgische Interventionen nimmt HAHNEMANN übrigens an anderer Stelle (§29) von dieser Grundregel aus.
Weiter bezeichnet HAHNEMANN im Vorwort zum Organon die Lebenskraft als verstandlos und instinktartig, womit er sehr deutlich macht, dass sie nicht den Bewusstseinsprozessen zuzuordnen ist, allenfalls – in modernerer Nomenklatur – dem Unbewussten zugehören könnte.
Das ist dann schon etwas schwierig: Die Lebenskraft soll einerseits instinktartig und verstandeslos sein, dann aber wieder geistartig. Der kleins-

te gemeinsame Nenner dieser drei Beschreibungen scheint mir zu sein, dass die Lebenskraft nicht als stofflich gedacht werden sollte.

Es gibt noch weitere Äußerungen HAHNEMANNs zur Lebenskraft, aber diese sollen hier genügen. Was kann man damit anfangen?

HAHNEMANN hat das Konzept der Lebenskraft nicht erfunden. Es gibt oder gab zu allen Zeiten und an allen Orten dieser Welt (wenn man einmal vom Hier und Heute der westlichen Naturwissenschaft absieht) Konzepte, die, wenn sie schon nicht den Begriff gebrauchen, doch eine Vorstellung von einer Lebenskraft beinhalten. Das wollen wir hier nicht im Einzelnen ausführen. Die Relevanz dessen, dass es bestimmte Vorstellungen schon lange und an vielen Orten gab, muss auch nicht unbedingt den Wahrheitsgehalt dieser Vorstellungen bestätigen. Der merkwürdige Verbrennungsstoff "Phlogiston" war auch eine Vorstellung, die eine Zeitlang (17.-18. Jhdt.) verbreitet war, sich aber dann doch als falsch erwiesen hat.

Welches sind die Gründe von Skeptikern der Homöopathie, die zur Zurückweisung des Konzeptes der Lebenskraft führen?
Das erste Argument besteht darin, dass es sich um ein überholtes Konzept handelt. Das zweite Argument besteht darin, dass es so etwas wie eine Lebenskraft nicht gebe.
Beide Argumente sind auf den ersten Blick nachzuvollziehen, aber auf den zweiten Blick nicht stichhaltig.
Wenn es sich um ein problematisches Konzept aus der Vergangeheit handelt, so greift nach unserem Erachten das oben genannte Argument von FEYERABEND, es könnte doch trotzdem etwas daran sein. Das völlige Verwerfen von Ansichten, die uns im Lichte unserer heutigen Auffassungen als nicht zutreffend erscheinen, könnte demnach falsch sein. Es sei denn, das Konzept sei widerlegt. Aber die Widerlegung von grundlegenden Konzepten / Theorien / Weltbildern ist ziemlich schwierig, denn diese befinden sich auf einer Meta-Ebene und sind uns oft nicht einmal bewusst. Wenn das so ist, dann sollten wir Konzepte nicht auf der Grundlage dessen, dass sie historisch überholt sind, völlig verwerfen.
Die Vorstellung eines überholten Konzeptes kann man auch aus einem anderen Blickwinkel sehen: von der Bewusstseinsentwicklung her.

Unser Weltbild ist nicht objektiv. Die Vorstellung eines objektiven Weltbildes wäre vielmehr absurd. Unser Weltbild ist abhängig von unserem Wissen und Bewusstsein. Und Wissen wie Bewusstsein entwickeln sich (wobei das, was wir wissen können, abhängig vom Stand unseres Bewusstseins ist). Die Bewusstseinsentwicklung kann man im ontogenetischen wie phylogenetischen Sinne sehen. Die Ontogenese ist z.B. von PIAGET wunderbar beschrieben worden, indem er einfach Kinder verschiedener Altersstufen über die Welt befragt hat. Die Phylogenese beschrieb (neben vielen anderen) Jean GEBSER[104]. Aus beiden Ansätzen wird deutlich, dass es vom Stand des Bewusstseins abhängig ist, was wir für richtig halten. In der gegenwärtig bei Erwachsenen vorherrschenden mentalen Phase (nach GEBSER) glauben wir genauso, richtig zu liegen wie Personen in der magischen und der mythischen Phase und wir meinen manchmal, dass das Weltbild und das Denken der vorherigen Phasen verworfen werden muss. Was mögen wohl jene, die die integrale Stufe des Bewusstseins erreicht haben, über uns denken? Werden sie das, was wir denken, auch verwerfen? Wäre es so, würde diese Phase nicht die integrale heißen...

Aber was wir hiermit eigentlich sagen wollen, ist, dass unser Welt- und Menschenbild nicht voraussetzungslos ist und niemals war. Unser Bewusstsein ist die Voraussetzung, vielleicht auch ein nicht bewusstes Psychisches und ganz sicher viszerale Voraussetzungen (die Welt sieht für eine Fledermaus anders aus als für uns[105]). Zu fragen, welche Voraussetzungen nötig sind, um objektiv erkennen zu können, ist absurd. Zu fragen, welche Voraussetzungen nötig sind, um richtige Aussagen über die Welt treffen zun können, ist eine metaphysische Frage (wenn nicht gar meta-meta...).

Das zweite Argument gegen die Theorie von der Lebenskraft ist, das es so etwas nicht gebe. Dieses Argument hat zwei Teile:

Der erste Teil argumentiert ungefähr im Sinne von "Ockhams Rasiermesser": Wir brauchen kein Konzept von einer speziellen Lebenskraft, weil

---

[104] Jean GEBSER ist hier tatsächlich stellvertretend genannt, einfach deshalb, weil D.E. eine Präferenz für sein Werk hat. Es wären viele andere Autoren zu erwähnen.
[105] NAGEL

wir uns das Leben vollständig aus der Chemie und der Physik erklären können.[106] Die Frage ist natürlich, ob das so stimmt.

Und auch diese Frage hat zwei Teile. Der erste Teil hat mit dem aktuellen Wissen zu tun. Er lautet: *Können wir gegenwärtig alle Lebensvorgänge aus Chemie und Physik erklären?* Hierauf lautet die Antwort selbstverständlich "Nein". Nein, aber...: *Der Wissenszuwachs, den wir jeden Tag vermelden können, bringt uns dieser vollständigen Erklärung immer nähe, obwohl wir sie möglicherweise nie vollständig erreichen werden.*[107].

Der zweite Teil dieser Frage ist schwieriger zu beantworten: *Ist es prinzipiell möglich, alle Lebensvorgänge bzw. das Leben selbst aus Chemie und Physik zu erklären?* Wir denken, dass es prinzipiell möglich ist, jeden einzelnen Lebensvorgang aus Chemie und Physik zu erklären. Das bedeutet aber nicht unbedingt, dass wir das Leben insgesamt so erklären können[108].

Zu stellen ist natürlich auch die Frage, was die Formulierungen. "Es gibt" oder "Es gibt nicht" in diesem Zusammenhang bedeuten. Die Behauptung, es gebe schwarze Schwäne, kann leicht belegt werden, indem man einen schwarzen Schwan vorzeigt. Die Behauptung, es gebe keine schwarzen Schwäne, kann hingegen nur widerlegt werden. Bei der Lebenskraft ist es noch etwas schwieriger, denn die kann man nicht einfach vorzeigen, sondern es handelt sich um ein Konzept und nicht um einen einfachen Gegenstand. Ob es ein Etwas objektiv gibt, was einem gedanklichen Konzept entspricht, ist einigermaßen schwierig zu beantworten.

---

[106] Ockhams Rasiermesser ist nach unserer Ansicht eine Forderung nach Denkökonomie und nicht mehr. Ob die Wirklichkeit komplizierter oder einfacher ist als wir sie denken, steht in den Sternen. Aber auch dieser Satz ist absurd. Die Wirklichkeit ist weder kompliziert noch einfach, sondern sie *ist*. Kompliziert oder einfach sind nur unsere Gedanken, einfach deswegen, weil "kompliziert" oder "einfach" Beschreibungen des Denkens sind und nicht der Welt.

[107] Man sollte dieses Argument nicht leichtfertig beiseite schieben. Immerhin haben wir beim humanen Genomprojekt dieses Ziel zum Teil erreicht.

[108] Ein Beispiel hierfür ist die Frage nach der Entstehung des Lebens. Mitte des 20. Jahrhunderts wurde intensiv über die Entsthung des Lebens nachgedacht und gestritten. Heute scheint es, als sei das Problem gelöst. Man braucht Wasser, man braucht gewisse organische Moleküle, und schon findet Leben statt. Dabei ist dieses grundlegende Problem seiner Lösung genauso fern wie damals.

Indem WÖHLER den Harnstoff synthetisiert hat, wurde eben nicht die Lebenskraft widerlegt, wie so oft gesagt wird, denn Harnstoff lebt nicht. Harnstoff ist nichts weiter als ein Stoffwechselprodukt von Lebewesen, das man eben auch anders herstellen kann.

Wenn man aber eine Lebenskraft annimmt, stellt sich die Frage, wo man sie dann finden kann. RUSCHMANN schlägt vor, dass man die Lebenskraft als Zwischenstück oder Bindeglied zwischen Körper und Bewusstsein begreifen könnte.

Das erinnert an den Begriff des "Es" bei GRODDECK (sein Konzept vom Es muss von dem FREUDs differenziert werden), das ebenfalls eine Zwischenstellung zwischen der bewussten Psyche und dem Körper einnimmt – und das von GRODDECK tatsächlich mit der Lebenskraft in Verbindung gebracht wird.

CARUS gebraucht ein ähnliches Modell, in dem er nicht vom "Es" spricht, sondern vom Unbewussten. Auch bei ihm nimmt das Unbewusste gewissermaßen ein Zwischenstück zwischen Bewusstsein und Körper ein. Dieses Bindeglied unterteilt CARUS aber noch einmal, nämlich in ein absolut Unbewusstes und ein relativ Unbewusstes. Das relativ Unbewusste pflegt mit dem Bewussten Austausch. Man könnte meinen, dass es dem späteren FREUDschen Unbewussten recht ähnlich ist. Das absolut Unbewusste ist für CARUS so etwas wie der Vermittler oder Regulator der körperlichen Funktionen. Er spricht von der *Lebensbewegung des Unbewussten* und meint damit *Kreislauf des Blutes, Athmung, geschlechtliche Productivität, Verdauung, Assimilation, Ernährung und Absonderung...* (S.469). Wir können all das, was er da aufzählt, als Tätigkeitsfelder der Lebenskraft auffassen.

Wenn CARUS dieses "Dazwischen" (zwischen Körper und Bewusstsein) noch einmal unterteilt, dann könnte man weitere Unterteilungen vermuten und in der Fortsetzung dieser zu der Vorstellung einer Kontinuität kommen. In dieser gäbe es leibnahe Bezirke, die am ehesten mit der Lebenskraft bezeichnet werden könnten und bewusstseinsnahe Bezirke. Zwischen diesen bestünde eine Kontinuität - und diese würde auch eine Kontinuität zwischen Bewusstsein und Körper vermitteln[109].

Mit CARUS sind wir schon etwas näher bei HAHNEMANN als von heutigen Positionen aus gesehen. Es ist aber anzunehmen, dass HAHNEMANNs Auf-

---

[109] Psychosomatik erscheint nur auf den ersten Blick einfach und einleuchtend. Es ist aber nicht wirklich klar, wie die Bedeutung, die wir psychosomatischen Symptomen zuzumessen versuchen, vom Bewusstsein in den Körper transportiert wird –jedenfalls bereitet das in einem dualistischen Modell Schwierigkeiten. Die Annahme einer solchen Kontinuität – und eben nicht Dualität – könnte einen möglichen Ansatz bilden.

fassung von der Lebenskraft nicht unbedingt mit den Vorstellungen von einer unbewussten Psyche einher geht. Obwohl: HAHNEMANN bezeichnet die Lebenskraft als *verstandlos* und *keiner Ueberlegung oder Fürsicht fähig*, als *instinktartig* gar, was zu der Vorstellung eines unbewussten Seelenanteils passen könnte.

Andererseits ist aber HAHNEMANN ziemlicher Rationalist und Pragmatiker. Und er ist durchaus Kind seiner Zeit.

Die Vorstellung von unsichtbaren Kräften war Anfang des 19. Jahrhunderts recht verbreitet – und als solche unsichtbare Kraft muss man sich ja auch die Lebenskraft vorstellen. Zudem sind zu jener Zeit Kräfte bekannt geworden, die mit der Lebenskraft in Verbindung gebracht werden konnten. Wenn GALVANI gegen Ende des 18. Jahrhunderts mit Hilfe von Elektrizität Froschschenkel zum Zucken brachte und wenn VOLTA mit Hilfe seiner Batterie gar einen Hingerichteten in Bewegung setzen konnte, so liegt es sehr nahe, dass die Elektrizität etwas mit der Lebenskraft zu tun haben könnte. Und wenn MESMER durch die Anwendung der magnetischen Kraft heilend tätig sein konnte, liegt es ebenfalls nahe, den Magnetismus mit der Lebenskraft in Verbindung zu bringen. Ob das nun aus unserer heutigen Sicht stimmt, ist nicht relevant, sondern wir müssen versuchen, uns auf den Wissensstand und die Weltsicht jener Zeit zu begeben.

Was kann man zusammenfassend zum Konzept der Lebenskraft sagen? Erstens finden wir so etwas wie den Begriff einer Lebenskraft historisch und örtlich fast universell vorhanden, wenn auch mit gewissen Unterschieden in der Formulierung.

Zweitens lebte HAHNEMANN in einer Zeit, in der das Konzept einer Lebenskraft verbreitet war und mit anderen Kräften wie der Elektrizität und dem Magnetismus in Verbindung gebracht wurde. Diese Gedanken hat er durchaus aufgenommen.

Drittens hat die Lebenskraft Platz in einem (mindestens) dualistischen Menschenbild, nicht aber in einem naturalistischen Menschenbild, in dem Seele und Geist entweder als nicht vorhanden oder als bloße Epiphänomene der Materie gesehen werden

Viertens können wir natürlich nicht sagen, ob es so etwas wie eine Lebenskraft gibt.

Fünftens ist die bloße Behauptung, ein Konzept sei überholt, bedeutungslos, so lange das Konzept nicht widerlegt ist. Letzteres trifft auf das Konzept der Lebenskraft zu.
Und sechstens ist die Forderung nach Widerlegung und Nachweis bereits Teil eines bestimmten Weltbildes – eben jenes Weltbildes, in dem die Lebenskraft keinen Platz hat. Die Katze beißt sich in den Schwanz.

2) Es ist das Mittel, was wirkt.

Und sonst nichts. Es mag zwar Randphänomene geben, die die Mittelwirkung unterstützen oder vermindern, aber diese sind nicht wirklich bedeutsam.
Wenn die Wirkung des Mittels selbst im Zentrum steht, ließe sich das dann aber auch einigermaßen gut doppelblind untersuchen. Und in der Tat gibt es eine erkleckliche Anzahl von Studien, die Effekte des Verums gegenüber Placebo nachweisen konnten - in klinischen Studien, in vivo- und in vitro-Experimenten. Da dies kein Review ist, wollen wir keine Übersicht zusammenstellen, aber es gibt etliche dieser Arbeiten.

Dennoch gibt es selbstverständlich Probleme mit dieser Meinung, dass es tatsächlich das Mittel ist, was wirkt.
Wir haben nämlich keine wirkliche Erklärung, wie diese Wirkung zustande kommen soll. Eigentlich wäre eine solche Erklärung auch nicht wichtig, sofern wir – wie oben schon gesagt – das Phänomen bzw. seinen Nachweis von der Erklärung des Phänomens trennen. Trotzdem ist es natürlich ein gravierender Schönheitsfehler, wenn wir der homöopathischen Patientin, die danach fragt, gestehen müssen, dass wir keine Ahnung haben, wie Homöopathie funktioniert, und hätten wir auch noch so viele Belege, dass sie funktioniert.
Um es zum (gefühlt) hunderttausendsten Male zu wiederholen: Ja, ab einer bestimmten Potenzierungsstufe befindet sich rechnerisch (wenn wir von einem klassisch-physikalischen System ausgehen) in der betreffenden Potenz kein einziges Molekül des Ausgangsstoffes mehr (bzw. nimmt die Wahrscheinlichkeit, dass noch ein Molekül vorhanden sein könnte, immer mehr ab). Man kann diese Potenzierungsstufe bei reinen Stoffen leicht ermitteln, wenn man die Ausgangskonzentration und das Molekularge-

wicht kennt; bei Stoffgemischen, etwa Pflanzenextrakten, wird es schwieriger, das Prinzip bleibt aber dasselbe.

Die Tatsache, dass ab einer bestimmten Potenzstufe stofflich tatsächlich keine Atome oder Moleküle der Ausgangspräparation enthalten sein können, wird unseres Wissens von Homöopathen kaum angezweifelt, obwohl das gar nicht so sicher ist, z.B. bei den Korsakoff-Potenzen.

Andererseits werden aber pharmakologische Wirkungen als stoffliche Wirkungen begriffen bzw. definiert. Dann könnten wir von einer pharmakologischen Wirkung kaum sprechen.

Das heißt, wenn wir annehmen, dass es tatsächlich die Kügelchen sind, die wirken, dann müssen wir ein anderes Wirkprinzip annehmen. Dumm ist dabei, dass wir dieses andere Wirkprinzip nicht kennen. Aber Hypothesen sind erlaubt. Hier seien nur vier Beispiele für Erklärungsmodelle genannt.

a) Am schönsten und einfachsten wäre tatsächlich die "Imprint"- oder "Wassergedächtnis"- Hypothese. Tatsächlich könnte man sich vorstellen, dass z.B. die Hydrathülle eines Proteins Oberflächeninformationen des Proteins auch ohne dessen Anwesenheit eine gewisse Zeit bewahren kann. Allerdings ist diese Zeit ziemlich kurz, da die entsprechenden Strukturen schnell wieder zerfallen und sich neue bilden. Ganz aus der Welt ist diese Hypothese nicht, aber doch sehr unwahrscheinlich. Wie auch immer: Eine Hypothese taugt wenig bis zu dem Zeitpunkt, zu dem der entsprechende Nachweis erfolgt ist.

b) Man hört oft, dass bei der Homöopathie bestimmte Schwingungen übertragen werden, die dann in Resonanz zu der krankhaften körpereigenen Schwingung gehen und diese damit auslöschen (oder so ähnlich). Ein typischer Satz hierzu:

> *Bei einer homöopathischen Hochpotenz, in deren kohärentem Wasser eine ganz spezifische Information in Form einer Minifrequenz gespeichert ist, kann es nur dann zu einer Übertragung der Information und deren Empfang im Zellinneren kommen, wenn die im Wasser gespeicherte Information und die Zelle als Empfänger sozusagen "auf einer Wellenlänge" liegen.*
> SOMMER, S. 134

Klingt doch gut! Allerdings haben wir nicht die geringste Ahnung, was da eigentlich gemeint ist. Es wird hier ein physikalisches Vokabular verwendet (in dem es unseres Wissens jedoch keinen Begriff "Minifrequenz" gibt[110]), und dieses physikalische Vokabular wird in einen neuen Zusammenhang gestellt, der mit den eigentlichen Inhalten nicht mehr viel zu tun hat. Noch schlimmer wird es nur, wenn es um Quantenmechanik geht.

c) Quantenmechanische Modelle

Unser Problem mit vielen, die über "Quantenmedizin" reden ist, dass wir schlicht nicht verstehen, was sie meinen und wir haben den leisen Verdacht, dass sie es auch selbst nicht immer wissen.

So oft diese Unkenntnis auch auftritt, gibt es doch auch Modelle, die, auch wenn sie umstritten sind, immerhin ein Verständnis vermuten lassen. Am bekanntesten ist sicher die schwache Quantentheorie nach ATMANSPACHER et al.
Diese Autoren übertragen die "Verschränkung", die im Quantenbereich bekannt ist (z.B. im hypothetischen Einstein-Podolsky-Rosen-Experiment, aber mittlerweile auch in tatsächlichen Experimenten nachgewiesen) auf den makroskopischen Bereich. Wenn das so wäre, könnte sowohl die homöopathische Potenz mit ihrer Ursubstanz verschränkt bleiben, obwohl nichts mehr darin ist, als auch die Verschränkung im Dreieck Arzt-Patientin-Mittel wirksam sein. Das, was im Quantenbereich gelten mag, auf den makroskopischen Bereich zu übertragen und so von Verschränkungen zwischen Arzt, Patient und Mittel zu reden, erscheint uns allerdings als recht problematisch.

Bisher ist bei keiner der Hypothesen erkennbar, was der Prozess der Potenzierung in diesem Rahmen bedeutet. Das Verreiben oder das kräftige Aufstoßen muten ja irgendwie obskur an. Zumindest das Aufstoßen sollte aber untersucht werden, denn es gibt bereits ein Beispiel, wie durch mechanische Schläge eine bedeutende Veränderung bewirkt werden kann: Ferromagnetisches Material lässt sich auf diese Weise magnetisieren (bzw. lässt sich umgekehrt eine vorhandene Magnetisierung beseitigen).

---

[110] Der Autor verrät uns nicht, was eine Minifrequenz ist, nur, was sie nicht ist: keine Radio- oder Mikrowellen, keine Röntgenstrahlen, kein Ultraschall.

Diese bedeutende Veränderung wirkt sich auf den gesamten Festkörper aus, der dem Versuch unterworfen wird, sie bleibt erhalten, wenn man den Feststoff teilt und sie lässt sich auf andere ferromagnetische Materialien übertragen. Das alles erscheint ziemlich analog zu dem, was bei der Potenzierung vor sich geht (wobei wir selbstverständlich nicht etwa die Homöopathie auf Magnetismus zurückführen wollen).

M.A. hat ein hypothetisches Modell entwickelt, wie sich durch die Schüttelschläge "etwas Spezifisches" in der Flasche erhalten und fortpflanzen kann. Die Hypothese beruht auf der Quantenfeldtheorie. M.A. betont, dass das so noch nicht stimmt, aber eine Richtung ist, in der man weiter nachdenken könnte. Nur etwa 75% der Annahmen, die er in dieser Hypothese macht, sind empirisch belegt. Über die restlichen 25% wissen wir einfach noch nichts. Das schließt aber nicht aus, dass diese Annahmen richtig sein könnten. Mit anderen Worten schließt das, was wir mit unserem heutigen Kenntnisstand zu wissen glauben, nicht aus, dass sich das womöglich anders darstellen könnte auf Grund dessen, was wir nicht wissen[111].

Wenn die geneigte Leserin oder der geneigte Leser beim Lesen des folgenden Abschnittes meint, das sei unverständlich – so seien sie damit beruhigt, dass auch D.E. und P.H. nur ansatzweises Verständnis für die Quantenfeldtheorie aufweisen können. Das ist jedoch auch nicht im Entferntesten ein Kriterium für Wahrheit, sondern nur für menschliches Versagen. Man kann im übrigen auf der Grundlage von Abiturwissen und der Zuhilfenahme von Wikipedia ein gewisses Verständnis erwerben.

d) Quantenfeldtheorie

Nimmt man an, dass die Quantenfeldtheorie irgendwann einen Zusammengang zwischen großen und kleinen Objekten herstellen kann (bis jetzt gibt es keinen Ansatz für die Wirkung der Gravitation auf Elementarobjekte), dann bestünde die Möglichkeit, die Wirkung der Homöopathie durch folgende nur zum Teil empirisch überprüfbare Hypothese zu erklären.

Nach dem unten gezeigten Feynmann-Diagramm wechselwirken ein Elementarobjekt, ein Ion, ein Molekül oder mehrere Moleküle beim Ein-

---

[111] Dieser Satz ist in Anlehnung an ein Zitat von EINSTEIN formuliert.

bringen eines mechanischen Feldes (Schlag beim Potenzieren) mit einem Graviton. Unter Spinerhaltung entsteht ein Goldstino (beobachtbares Teilchen), ein Gravitino und ein fiktiver symmetrischer Partner des oben genannten Elementarobjektes. Diese könnten sich zu Konglomeraten mit z.T. unphysikalischen Eigenschaften zusammenschließen.

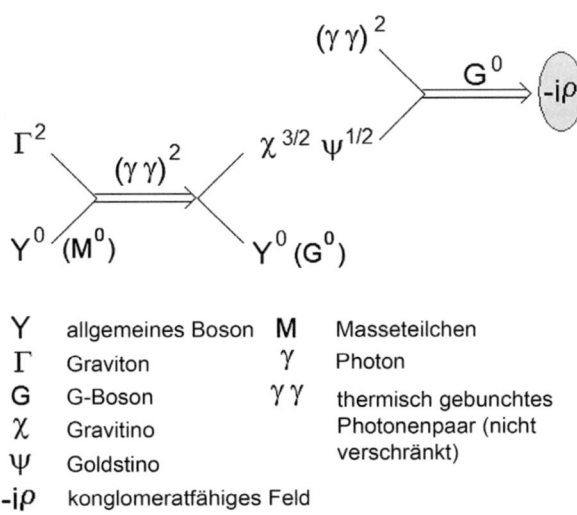

Y	allgemeines Boson	M	Masseteilchen
Γ	Graviton	γ	Photon
G	G-Boson	γ γ	thermisch gebunchtes Photonenpaar (nicht verschränkt)
χ	Gravitino		
ψ	Goldstino		
-iρ	konglomeratfähiges Feld		

Das bedeutet im Klartext, dass bei der Wechselwirkung eines mechanischen Feldes mit einem Teilchen ein Gravitino „haften" bleibt. Dies entspricht etwa der Ausrichtung eines Teilchens einer magnetischen Domäne in einem ferromagnetischen Material durch mechanische Schläge (mechanische Magnetisierung). Die thermische Emission (durch Rekombination der Gravitinos) ist dann negativ (es wird nicht kälter aber nicht so warm wie es werden sollte).

Dies in einer größeren Menge nachzuweisen ist unmöglich, da die thermischen Photonen nicht zwingenderweise zeitnah abgestrahlt werden. Für ein oder wenige Teilchen gilt das oben Gesagte.

Der Nachweis des Gravitons (G) selbst ist bis heute nicht gelungen, so wie auch alle Versuche einer renormierbaren Quantengravitation gescheitert sind. Die Theorien sind auch bei weitem noch nicht so weit entwickelt, dass ein experimenteller Aufbau zum Nachweis möglich ist. Hier heißt es für die Homöopathen, einfach abzuwarten.

Nimmt man an, dass die Gravitinos sich zu einem – wir wollen es mal 'bosonisches-Impuls-Konglomerat' nennen – zusammenfinden, dann sollte mindestens eine der unphysikalischen Eigenschaften des Gravitino sich im Konglomerat als makroskopische Eigenschaft wiederfinden. Beispielsweise könnten Teilchen kondensierter Stoffe durch das Konglomerat fließen, während Gase das Konglomerat nicht passieren können. Oder man stelle sich als unphysikalische Eigenschaft eine Dichte vor, die geringer als die von Luft, aber größer als die von Wasser ist. Damit ist die Möglichkeit des Ausschüttens des bosonischen Impuls-Konglomerates aus einem Gläschen nicht mehr gegeben. Dies würde zumindest die Wirkung der Korsakoff-Potenzen erklären, wäre aber auch auf die Zweiglasmethode anwendbar. Weiterhin würde die Konglomeratdichte beim Potenzieren einer Wurzelfunktion folgen. Dies könnte Besonderheiten der Potenzen mehr als D(C) 23, wie z. B. D 30 erklären.

Es gibt mehrere Ansätze für die Gravitinomasse. Leichte Gravitinos müssten messbar sein. Schwere Gravitinos mit etwa 10000 Protonen-(Neutronen-)massen lägen jenseits jeder Nachweisgrenze. Wenn die oben genannte Gravitino-Hypothese für die Homöopathie in Erwägung gezogen werden soll, muss eine exorbitanten Gravitinomenge entstehen. Es kann hier nur von leichten Gravitinos ausgegangen werden. Analog zum Nambu-Goldstone-Boson sind unphysikalische Eigenschaften kein Hindernis für dessen Nachweis.

Zusammenfassend ist nicht auszuschließen, dass es das homöopathische Mittel ist, das wirkt. Es gibt sogar Anhaltspunkte dafür. Bei Hochpotenzen ist es aber nicht die stoffliche Seite, wie wir sie intuitiv und unter Kenntnis der Avogadro-Zahl annehmen, die wirkt. Ein anderes Wirkprinzip ist bisher nicht nachgewiesen. Hypothesen hierzu sind bisher als Spekulation zu bezeichnen.

3) Und wenn es nun nicht das Mittel ist? Was ist es dann?

> *Wenn ein verkehrter Mann das rechte Mittel verordnet, wirkt das rechte Mittel verkehrt.*[112] PARACELSUS

---

[112] In Abwandlung: M.A.: Wenn der richtige Mann unter verkehrten Umständen das richtige Mittel gibt, wirkt es verkehrt.
Antwort D.E.: Wenn der richtige Mann unter verkehrten Umständen das richtige Mittel gibt, ist es das verkehrte Mittel oder der verkehrte Mann.

Oder wenn es nicht nur das Mittel ist[113]? Was ist es dann? Die Bezeichnung als "Placeboeffekt" haben wir schon als ungenau abgelehnt, weil wir ja gar kein Placebo (=etwas, wovon wir überzeugt sind, dass es keine Wirkung hat) geben, sondern ein Verum (=etwas, wovon wir überzeugt sind, dass es eine Wirkung hat).
Es erscheint absurd, eine vorhandene Wirkung erklären zu wollen durch etwas, was definitionsgemäß keine Wirkung hat. (*Dem Patienten geht es besser? Ok, das ist die Wirkung des Placebo-Effektes!*).

Wir möchten mit einem Beispiel beginnen:
Ein uns bekannter Therapeut hatte eine Patientin, die schwerst erkrankt war und er wollte ihr unbedingt helfen. Eines Tages sagte er zu ihr:

> *Wir beide wissen, dass es nach menschlichem Ermessen keine Heilung mehr geben kann. Ich habe hier zwar ein* Mittel [in diesem Fall kein homöopathisches Mittel!], *aber es ist eigentlich fast unmöglich, dass das helfen kann. Und Du weißt das auch. Aber lass uns doch einfach so tun, als ob es helfen könnte, lass uns Heilung spielen. Die Patientin ließ sich darauf ein und wurde geheilt.*

Ja, wir wissen, dass ein Einzelbeispiel keine große Aussagekraft hat[114]. Und wir wissen, dass dieses Beispiel gleich wieder als "Placebophänomen" bezeichnet werden wird. Nach unserer Definition ist es das aber nicht, sondern es ist ganz offensichtlich ein sehr viel komplizierteres Phänomen als das Verwenden eines Placebos im Doppelblindversuch.
Sagen wir es so: Es gibt etwas, was bewirkt hat, dass diese Patientin gesund wurde, denn nichts auf dieser Welt geschieht ohne Ursache. Insofern wäre es auch falsch, das als Spontanheilung zu bezeichnen. Nichts heilt spontan einfach so, sondern jede Heilung ist ein Prozeß, der unter bestimmten Bedingungen stattfindet und unter anderen eben nicht.

---

[113] Wenn es nicht nur das Mittel wäre, dann wäre das so ungewöhnlich nicht. Das kennen wir auch aus der konventionellen Medizin. Aber was wäre, wenn es gar nicht das Mittel wäre? Oder anders gefragt: Wieviel kommt vom Mittel und wieviel aus anderen Quellen?
[114] D.E möchte jedoch an dieser Stelle GOETHEs Aussage zitieren: *Was ist das Allgemeine? Der einzelne Fall!*

D.E. erinnert sich in diesem Zusammenhang an einen Patienten, der folgendes berichtete:

> *Es gab einmal eine Zeit, in der es mir seelisch ziemlich schlecht ging. Eine gute Freundin bemerkte das und sagte zu mir: "Es gibt nichts, was wir tun könnten, damit es Dir besser ginge. Aber Du könntest einfach so tun, als ob es besser wäre." Das versuchte ich. Am Anfang hatte ich zwar das Gefühl, als würde ich alle anlügen, aber nach kurzer Zeit ging es mir tatsächlich besser.*

Heilung durch die bloße Vorstellung von Heilung? Heilung durch den bloßen Wunsch danach? Wenn es denn immer so einfach wäre... Es muss wohl noch etwas dazukommen, damit es funktioniert.
Leo FROBENIUS berichtet von einem Kind, das mit Streichhölzern "Hänsel, Gretel und die Hexe" spielt. Das geht eine ganze Weile so, aber plötzlich passiert etwas:

> *Plötzlich beginnt das Kind erschreckt aufzuschreien. Der Vater fährt auf. "Was ist? Ist dir etwas zugestoßen?" Das Kind (unter Zeichen größter Angst herbeilaufend): "Vater, Vater, nimm die Hexe fort, ich kann die Hexe nicht mehr anfassen!"*

Manche werden sich an ähnliche Geschehnisse aus ihrer eigenen Kindheit erinnern, jeder der selbst Kinder hat, wird aber wissen, dass dieser Vorgang gar nicht so selten ist. Was ist geschehen? In Übereinstimmung mit FROBENIUS meine ich, dass das Streichholz im Bewusstsein des Kindes tatsächlich zur Hexe geworden ist. Es begann mit dem "Als-ob-Spiel", es ist aber dann zur psychischen Wirklichkeit geworden. Spiel und Wirklichkeit sind zusammengefallen und haben eine neue Wirklichkeit geschaffen. Mehr noch: Das ist nicht auf das Kindesalter beschränkt! Wer schon einmal im Theater oder Kino war, wird das wissen. Nehmen wir das Kino. Wir haben Platz genommen, früher kam dann noch ein Gong als Zeichen, dass jetzt etwas Ganz Anderes beginnt, es wird dunkel und der Vorhang öffnet sich wieder. In der Titelei wird uns gesagt, dass dieser Film von Menschen gemacht ist, es wird uns gesagt, dass wir jetzt gleich eine Illusion erleben werden. Der Film beginnt. Reden wir einmal davon, dass es ein guter Film ist (das Kriterium für Güte wird sich gleich erschließen). Am Anfang kann man womöglich noch nachdenken darüber, wie diese oder jene Szene gemacht ist, aber dann kommt irgendwann ein entscheidender Moment: der Moment, an dem wir vergessen, dass wir im Kino sind. Der Film wird zur Wirklichkeit, und wenn es gleich solche Unmöglichkeiten wie etwa in "Matrix" sind. Ein Streichholz kann keine Hexe sein und Neo kann keine abgeschossenen Kugeln in ihrer Flugbahn stoppen. Aber es geschieht dennoch.

Es bleibt ein Rest zurück, der uns sagt, dass das nicht echt ist, aber der Großteil unseres Bewusstseins gibt sich dem hin. HUIZINGA hat ausführlich darüber berichtet, was hier nicht wiederholt werden muss. Und er hat auch darauf hingewiesen, wie nahe sich Spiel und Wirklichkeit manchmal sind - nicht nur im Kindesalter. Könnte das auch in der Heilkunst der Fall sein? In dem therapeutischen Beispiel, das wir an den Anfang dieses Kapitels gesetzt haben, war es so.
Was wäre, wenn sich tatsächlich unter bestimmten Bedingungen das "Als-ob" in ein "Tatsächlich" verwandeln kann? Und wenn das auch in der Heilkunst möglich wäre?
Dann müssten wir das als "magisch" bezeichnen. An dieser Stelle wird es schwierig. In der Tat wird ja von außen an die Homöopathie gern der Vorwurf herangetragen, Homöopathie sei Magie, Zauberei oder Voodoo. Dem wollen wir nicht zustimmen, aber was wäre, wenn es solch magische Elemente tatsächlich gäbe? Wäre dann erwiesen, dass Homöopathie nicht wirkt, sondern Humbug ist? Wo steht eigentlich geschrieben, dass Magie unwirksam ist? Wir haben uns heute über die magische Bewusstseinsstufe erhoben, ob wir nun dem FRAZERschen Dreischritt von der Magie über die Religion zur Wissenschaft folgen oder wie bei Jean GEBSER vom Archaischen über das Magische und Mythische zum Mentalen und schließlich Integralen oder wie eine solche Einteilung auch bei anderen Autoren aussehen mag. Die jeweils überwundene Bewusstseinsstufe verachten viele von uns, sie ist jedoch noch vorhanden und hintergründig wirksam. Der Schamane kann heilen, auch wenn das nicht wissenschaftlich ist[115]. Aber

---

[115] D.E.: Beim Schreiben dieser Sätze fällt mir auf, dass auf den Schutzumschlägen meiner "Psychodynamik"- Bücher bisher immer prähistorische Felsbilder zu sehen sind, die aus jener magischen oder gar der archaischen Phase stammen. Bewusst habe ich damit nicht gemeint, Homöopathie sei Magie, sondern lediglich ausdrücken wollen, dass ich

erst einmal genug hiervon. Wahrscheinlich werden wir dieses Thema demnächst wieder aufnehmen.

Von verschiedener Seite ist vorgeschlagen worden, Homöopathie als eine Art von Psychotherapie zu betrachten.
Das würde dann allerdings bedeuten, dass weder Arzt noch Patient wissen, dass gerade eine Psychotherapie stattfindet. Die Frage ist, ob so etwas als Psychotherapie bezeichnet werden kann. Womöglich ja. Wir haben ja oben schon auf die Schwierigkeit hingewiesen, Psychotherapie mit einem Placebo zu vergleichen, da dieses Placebo namens "Scheinpsychotherapie" immer Elemente der echten psychotherapeutischen Wirkungen enthält. Und diese echten psychotherapeutischen Wirkungen könnte auch die Homöopathie enthalten.
Wenn es so wäre, dass sich die Anwendungsbereiche von Homöopathie und Psychotherapie ähnlich sind, wenn es zumindest eine gemeinsame Schnittmenge gäbe, und wenn man annimmt, dass in dieser Schnittmenge (zu denen etwa die psychosomatischen Krankheiten gehören) die Erfolge von Psychotherapie und Homöopathie prozentual in einer ähnlichen Größenordnung liegen, dann wäre die Homöopathie wesentlich weniger aufwändig. Wenn man sie dann aber als Psychotherapie sieht, dann muss man sie als eine optimierte Psychotherapie bezeichnen. Bei tiefenpsychologisch fundierter Psychotherapie reden wir immerhin von 25 bis 100 Stunden oder gar mehr (über die Behandlungsfrequenz und -dauer der Psychoanalyse schweigen wir hier lieber).
Dagegen kommt die "homöopathische Psychotherapie" ziemlich gut weg. Wie kommt es dazu?

In meiner (D.E.) psychotherapeutischen Arbeit gab es einmal eine Patientin, mit der es einfach nicht vorwärts ging. Immer wieder bearbeiteten wir die gleiche Problematik, aber es änderte sich nichts. Irgendwann ging es ihr aber besser, was ich zunächst nicht verstand. Heraus kam, dass sie eine alte Freundin wiedergetroffen hatte, der sie ihr Problem schildern konnte und

---

vor der Homöopathie manchmal genauso fassungslos und mit offenem Mund stehe wie vor jenen Bildern und dass ich in diesem Zustand nicht mehr in wissenschaftlichen Kategorien denken kann, vielleicht überhaupt nicht mehr denke. Zum Glück vergeht das wieder.

> *die ihr darauf einen Rat gab (etwas, was wir in der Psychotherapie meiden wie der Teufel das Weihwasser). Sie befolgte diesen Rat und von Stund' an ging es ihr besser.*

Wenn man als Psychotherapeut so etwas hört, ist das natürlich eine schwere Verletzung des therapeutischen Narzissmus. Man muss die Zähne zusammenbeißen um nicht den verderblichen Satz zu sagen "Ach so? Warum sind Sie denn dann nicht gleich zu dieser Freundin gegangen?" und die Patientin damit vor die Tür zu befördern.

Es muss nicht der Rat selbst gewesen sein, es könnte sein, dass sich zu dieser Freundin mehr Empathie und eine positivere Beziehung aufbauen ließ als zu dem professionellem Psychotherapeuten. Beziehung und Empathie sind nun einmal die zentralen Wirkfaktoren der Psychotherapie. Übrigens war die Therapie damit nicht beendet, aber die Intervention der Freundin hatte die Patientin überhaupt erst für die Psychotherapie "geöffnet".

Ähnliches kann man auch mit der Homöopathie erreichen: Gerade bei einer stockenden Therapie, gerade an der Stelle, wenn das Problem bearbeitet ist, sich aber trotzdem nichts ändern will, kann die Gabe des passenden homöopathischen Mittels viel bewirken - durchaus auch Durchbrüche in der Therapie.

Es könnte also sein, dass manchmal eine Psychotherapie, die gar nicht weiß, dass sie eine ist, besser funktioniert als eine "echte" Psychotherapie mit ihrem ganzen theoretischen Unterbau und mit ihren Regeln.

Die Frage wäre dann, wieso das so ist. An dieser Stelle beginnen wir, ein wenig zu spekulieren, wollen aber immerhin beachten, dass diese Spekulationen stimmig und nicht aus der Luft gegriffen sind.

a) Am einfachsten zu beantworten wäre sie bei dem eben erwähnten Beispiel einer "festgefahrenen" Psychotherapie. Es passiert nichts Neues, die Interaktionen werden stereotyp - weshalb eben nichts Neues geschehen kann. Und dann verändert der Psychotherapeut auf einmal die Methode und nennt sie auch gar nicht mehr Psychotherapie... Da muss etwas passieren! Man hätte womöglich auch etwas anderes ändern können, aber wir haben ja schließlich gelernt, wie man Psychotherapie macht und halten uns an die Regeln...

b) Wenn jemand zur Psychotherapie geht, hat er die Erwartung, dass das lange dauert, womöglich lebenslang. Geht man hingegen zur Homöopathie, so hat man die Erwartung, dass man *sanft, schnell, sicher und dauerhaft* geheilt wird[116]. Erwartungen haben natürlich einen Einfluss auf das, was geschieht.

c) Das, was in Psychotherapie wirkt, befindet sich auch auf einer unbewussten Ebene. Manchmal habe ich (D.E.) mich als Psychotherapeut sogar gefragt, ob das, was wir in der Therapie bewusst tun, dem, was wirkt, nicht sogar entgegen steht.

d) Erwartungshaltungen können auch blockieren. Es kann beim Patienten große Vorbehalte gegen die Psychotherapie geben - ob nun bewusst oder unbewusst - die eine Änderung blockieren. Zum Psychotherapeuten zu gehen, ist ja für manche immer noch ein Makel. Geht man hingegen zum Homöopathen, dann ist das unverfänglicher (vor einem Skeptiker oder Scientisten im Bekanntenkreis sollte man diesen Besuch jedoch besser verbergen). Zum Homöopathen geht man, weil man eine Krankheit hat, zum Psychotherapeuten, weil mit einem selbst etwas nicht in Ordnung ist. Letzteres ist – gefühlt – eindeutig schlimmer.

---

[116] Natürlich gibt es auch andere Erwartungen. Manche Patienten kommen zum Homöopathen mit der Erwartung, auf ihrem Lebensweg begleitet zu werden. Um ehrlich zu sein, schmeckt uns (P.H. und D.E.) diese Erwartung gar nicht, denn wir treten an, *kranke Menschen gesund zu machen* und nichts anderes. Dieses Andere (was womöglich das Wichtigere ist) geschieht im Hintergrund.
Das Thema von bewussten und unbewussten Erwartungen ist natürlich in der Psychotherapie wie der Homöopathie von enormer Wichtigkeit und kann hier nicht einmal ansatzweise abgehandelt werden. Möglich ist nur, die Wichtigkeit dieses Themas zu betonen.
> *Ein Beispiel (D.E.): Eine Patientin kam wegen vieler verschiedener Beschwerden. Es stellte sich heraus, dass sie von ihrem Psychiater über Jahre hinweg munter mit Valium versorgt wurde, dass sie also abhängig war. Die Behandlung erfolgte mit Pulsatilla, der Gesamtheit der Symptome und deren Essenz entsprechend. Nach vier Wochen kam sie in die Praxis und sagte, das Arzneimittel habe nichts bewirkt, aber sie habe erkannt, dass das Valium auf Dauer nicht gut für sie sei und sie wolle jetzt zum Entzug gehen. Was hat das Mittel bewirkt und was eine "Homöopathische Psychotherapie"? Wäre es gelungen, innerhalb von einer Stunde den gleichen Erfolg zu erzielen, wenn man ihr gesagt hätte, sie sei süchtig und sie brauche Psychotherapie, aber erst nach einem Entzug?*

e) Der Narzissmus des Therapeuten wurde oben bereits erwähnt. Wir stehen unter einem großen Druck, wenn wir wissen, dass wir selbst es sind, die die Heilung bewirken - im Bündnis mit der Patientin. Aber auch diese steht unter einem großen Druck - nämlich dem, so gut mitzuarbeiten, dass es irgendwie vorwärts geht. Die Idee, dass weder der Arzt es ist, der die Heilung initiiert, noch der Patient, dessen intensive Arbeit an sich selbst die Entwicklung möglich macht, sondern ein Drittes - das homöopathische Arzneimittel - könnte ungeheuer entlastend für beide sein (wobei nicht so sehr wichtig ist, ob diese Idee den Tatsachen entspricht - von Tatsachen zu reden, ist im intrapsychischen Bereich ohnehin nicht unproblematisch).

Beide, Therapeutin wie Patient, können die Erwartungen, die sie an den anderen Part wie an sich selbst stellen wie auch die Erwartungen, die sie vom Gegenüber empfinden, wunderbar auf dieses Dritte projizieren und so ein wenig von dieser Verstrickung in Erwartungen befreit werden. Nicht ich bin es, der heilt, sondern das Mittel. Nicht der Arzt ist es, der mich heilt, sondern das Mittel.

Aber halt: Oben sagten wir doch, dass in dem Heilungsprozess der Narzissmus eine bedeutende Rolle spielt - teilweise in einem hemmenden und teilweise auch in einem fördernden Sinne. Das wollen wir hier nicht anzweifeln, aber doch meinen, dass eine Relativierung des Narzissmus doch eher förderlich als schädlich sein sollte. Es wäre hypothetisch zu erwarten, dass Heilungserfolge, die auf den Narzissmus des Therapeuten zurückzuführen sind, nur vorübergehender Natur sein können, während Heilungserfolge, die durch Projektion[117] (oder Übertragung) des Narzissmus auf

---

[117] Projektion wird in der tiefenpsychologischen Psychotherapie (was immer das auch sein mag) zumeist als ein primitiver Abwehrmechanismus gesehen. Man kann an der Primitivität zweifeln und man kann an der ausschließlichen Abwehrfunktion zweifeln. Man kann auch sagen, dass die Projektion dafür verantwortlich ist, dass wir als Menschen überhaupt jenseits von Instinkten miteinander umgehen können. Projektion ist dafür verantwortlich, dass ich den Anderen als mir ähnlich ansehe (macht also Gleichheiten und Unterschiede deutlich). Man kann sagen, dass die Projektion der zentrale psychische Vorgang ist, der uns Ähnlichkeiten erschließt.
Desweiteren ist zu sagen, dass, auch wenn man Projektion weiter als primitiv bezeichnen mag, diese Primitivität ein wichtiger Bestandteil des tiefenpsychologischen therapeutischen Prozesses ist: ohne Regression keine Heilung! Die Besserungen, die durch stützende und nachnährende Therapie bei Patienten, die nicht sehr regressionsfähig sind bzw. denen Regression sogar schaden könnte, erzielt werden können, sind zumeist keine Heilungen sondern Vorbereitungen.

das homöopathische Arzneimittel entstehen, dauerhafter sein könnten[118]. Das in einer Studie zu untersuchen, erscheint uns jedoch ziemlich schwierig, weshalb es vorerst bei dieser Hypothese bleiben muss.

d) Hat Psychotherapie eigentlich Heilung als Ziel? Behandeln wir mit Psychotherapie eigentlich Krankheit? Ja, aber nicht nur. Wir behandeln eine Gesamtpersönlichkeit, mit dem Ziel, dass sie gesund wird, dass sie ihre Symptome verliert. Die Ähnlichkeit zur konstitutionellen Homöopathie ist unverkennbar.

e) Diese Ähnlichkeit geht noch weiter, so dass wir sogar in der Psychoanalyse eine Art von Simile-Prinzip finden können, was aus den folgenden zwei Zitaten deutlich wird:

> *Man ahme der Natur nach, welche zuweilen eine chronische Krankheit durch eine andere hinzukommende heilt, und wende in der zu heilenden (vorzüglich chronischen) Krankheit dasjenige Arzneimittel an, welches eine andre, möglichst ähnliche, künstliche Krankheit zu erregen im Stande ist, und jene wird geheilet werden; Similia Similibus.*
> (HAHNEMANN: „Versuch über ein neues Prinzip zur Auffindung der Heilkräfte der Arzneisubstanzen" – die klassische Formulierung des Simile-Prinzips)

> *Wenn der Patient nur soviel Entgegenkommen zeigt, daß er die Existenzbedingungen der Behandlung respektiert, gelingt es uns regelmäßig, allen Symptomen der Krankheit eine neue Übertra-*

---

[118] In der konventionellen Psychotherapie sind Besserungen, die nur durch den Narzissmus (ob nun des Patienten oder der Therapeutin) entstanden sind, in der Regel nur vorübergehend. Die Patientin mag am Ende einer Stunde enthusiastisch verkünden, sie sei geheilt und in der nächsten Stunde bekommt die Therapeutin einen verbalen Knüppel zu spüren. Das ist nicht ungewöhnlich. Dennoch ist der Narzissmus ein wichtiges Thema der therapeutischen Arbeit. Ich (D.E.) wage zu behaupten, dass die eigentlich heilende oder die Heilung abschließende Arbeit immer die am Narzissmus und der anderem Seite des Narzissmus - des Verschmolzenseins - ist. Miasmatisch formuliert wären das dann Psora und Carcinosinie, und aus dieser regressiven Arbeit kann der Fortschritt resultieren. Diese letzteren von D.E. hingeschriebenen Assoziationen sind jedoch nicht mehr als Assoziationen und vom geneigten Leser auch nur als solche zu bewerten - und als Anregungen zum Weiterdenken.

gungsbedeutung zu geben, seine gemeine Neurose durch eine Übertragungsneurose zu ersetzen, von der er durch die therapeutische Arbeit geheilt werden kann. Die Übertragung schafft so ein Zwischenreich zwischen Krankheit und dem Leben, durch welches sich der Übergang vorn der ersteren zum letzteren vollzieht. Der neue Zustand hat alle Charaktere der Krankheit übernommen, aber er stellt eine artifizielle Krankheit dar, die überall unserem Eingriff zugänglich ist.
FREUD („Erinnern, Wiederholen und Durcharbeiten")

e) Als letztes sei noch eine weitergehende Spekulation erwähnt: "Mittel" bedeutet etwas, was in der Mitte steht - in diesem Fall zwischen dem Arzt und der Patientin. Nicht nur ist dieses Mittel eine mögliche Projektionsfläche (weiße Kügelchen wie die weiße Leinwand im Kino), wie oben beschrieben, sondern es repräsentiert gewissermaßen auch das Dritte, das "Zwischen". Es ist Träger der Ähnlichkeit zwischen Patienten und Ärztin. Der Arzt nimmt das Mittel und bekommt die Symptome, die es erzeugt, der Patient entwickelt diese Symptome spontan. Patientin und Ärztin werden sich auf diesem Wege ähnlicher als sie es ohnehin schon sind: homöopathisch ähnlich. Man könnte auch von einer Förderung der Beziehung sprechen oder von Sympathie, dem gemeinsamen Leiden. Und ohne Sympathie gibt es keine Heilung, wie uns FERENCZI eindrücklich mitgeteilt hat.

Was würde das alles bedeuten?

Natalie GRAMS verfolgt einen ähnlichen Gedankengang wie wir, kommt aber zu ganz anderen Schlussfolgerungen. Sie berichtet über ihre eigenen Erfolge mit der Homöopathie, aber sie meint, dass diese nicht auf die homöopathischen Mittel zurückzuführen sein können, mit dem Standardargument, dass da ja nichts drin ist. Deswegen solle man die homöopathischen Mittel verwerfen und das bewahren, was gut an der Homöopathie ist: die Zeit für den Patienten, das Ernstnehmen seiner Symptome, die Empathie usw.
Wir sind nicht dieser Meinung.
Wenn man glaubt (wenn man weiß), dass es nur die Empathie und das Ernstnehmen und die Beziehung sind, die wirken, dann versucht man,

das bewusst einzusetzen. Wie soll eigentlich ein solches Gespräch aussehen, in dem man bewusst versucht, mit Empathie zu heilen? Ehrlich gesagt können wir uns das nicht vorstellen. Da kann man sich noch eher vorstellen, "Heile, heile Gänschen" zu singen. Wohlgemerkt ist auch nach unserer Meinung die Empathie ein bedeutender Faktor, der zur Heilung beitragen kann. Aber eben nicht auf diese Weise. Sollte man zu einem chronisch kranken Patienten sagen, dass es der Aufbau einer tragfähigen Arzt-Patient-Beziehung ist, der heilt? Das klingt wie *Ich werde dich heilen, wenn Du eine gute Beziehung zu mir entwickelst!* Da fehlt nur noch das wallende weiße Gewand.

Sieht man sich hingegen die Homöopathie an, so geht es da vordergründig um ganz andere Sachen: die Ähnlichkeiten zwischen Patient, Ärztin und Heilmittel. Da beginnt man, ganz bewusst eine Methode zu lernen, die jenseits des Mainstreams liegt. Und es gibt sehr viel zu lernen. Wohl in keinem Fachgebiet gibt es so dicke Bücher wie in der Homöopathie. Da beginnt man, anders zu denken, da versucht man zaghaft erste Behandlungen (wie beim Pokern gibt es in der Homöopathie aus unerfindlichen Gründen einen Anfängerbonus). Da lernt man noch nach 20 oder 30 Jahren weiter (unser Arbeitskreis hat 2016 sein 20-jähriges Jubiläum). Man lernt den Gebrauch des Repertoriums, man liest immer wieder die Materia medica, um schließlich durch die Kunst der Anamnese und das erworbene Wissen das richtige Mittel für die Patientin herauszufinden.

Es kann sein, dass das, was dann wirkt, tatsächlich Empathie und Beziehung sind, aber eben nur deshalb, weil wir davon nichts wissen.

Man stelle sich vor, dass irgendwann einmal tatsächlich erwiesen wäre, dass Homöopathie zwar wirkt, aber tatsächlich nur über die erwähnten Kontexteffekte dass also die Mittelwahl nichts zu bedeuten hat. Wir würden eine Stunde mit dem Patienten reden, weil das ja bezahlt wird, das Repertorisieren und Befragen der Materia medica könnten wir uns sparen, weil wir ja dann sowieso "Placebo" geben. Wir würden unseren Patienten betrügen. Wir wüssten das auch und wir würden eben das auch irgendwie übertragen. Wir würden nicht helfen können.

Wir brauchen also das homöopathische Arzneimittel und das ganze Drumherum, um es zu finden. Dann übertragen wir ganz andere Sachen auf den Patienten, nämlich: "Ich habe mir große Mühe gegeben, ich habe lange studiert, um Homöopathie zu lernen und ich habe auch für dich viel

Zeit aufgewendet, ich bin zu einem Ergebnis gekommen, das heißt Plectranthus fruticosus und ich glaube, dass dir das helfen wird." Und nicht mehr ich bin es, der heilt (im wallenden weißen Gewand), sondern es ist das Mittel.

Wohlgemerkt glauben wir nicht, dass es so ist. Zwar mögen diese Effekte beteiligt sein, aber es ist doch sehr wahrscheinlich auch etwas an dem Mittel. Es gibt zu viel, was gegen diese letztere Hypothese spricht, etwa den nicht seltenen Fall, dass das erste, gut gewählte Mittel nicht hilft, das Mittel der zweiten Wahl beim gleichen Patienten ebenfalls wirkungslos ist, aber der nächste Versuch (bei dem wir uns dann schon nicht mehr so sicher sind), plötzlich den Durchbruch bringt. So etwas wäre mit der hier vorgestellten Hypothese nicht zu erklären.

Wäre es aber so, dann sollten wir niemals davon erfahren, oder wenn wir davon erführen, sollten wir es nicht glauben, denn im gleichen Augenblick wäre die Homöopathie gestorben und es gäbe eine Methode weniger, um *kranke Menschen gesund zu machen, was man heilen nennt.*

Wenn es aber so ist, dass das homöopathische Mittel eine Wirkung entfaltet, wenn es gar so ist, dass man die Signatur in die Arzneimittelwahl sinnvollerweise mit einbeziehen kann, dann würde etwas anderes in Frage gestellt: das gegenwärtig herrschende mechanistisch-scientistische Welt- und Menschenbild.

K) Kritik und Unterstützung

> *Daran erkenn ich den gelehrten Herrn!*
> *Was ihr nicht tastet steht euch meilenfern,*
> *Was ihr nicht faßt das fehlt euch ganz und gar,*
> *Was ihr nicht rechnet, glaubt ihr sei nicht wahr,*
> *Was ihr nicht wägt hat für euch kein Gewicht,*
> *Was ihr nicht münzt das meint ihr gelte nicht.*
>
> Faust, 4917 ff

Eigentlich wollten wir an dieser Stelle abschließen mit ein paar Worten zu den zahlreichen Veröffentlichungen, die in letzter Zeit gegen die Homöopathie erschienen sind. Das wäre aber letztlich ein Review geworden, wenn wir es ordentlich hätten durchführen wollen.

Stattdessen wollen wir nur zwei Arbeiten gegenüberstellen, die im Mai 2016 erschienen sind, also zum Zeitpunkt dieser Ausgabe noch ziemlich aktuell sind.

Da wäre zunächst über einen Online-Auftritt zu sprechen: Edda GRABAR veröffentlichte am 15. Mai 2016 auf "Die Zeit online" einen Artikel über Natalie GRAMS und die Homöopathie mit dem Titel" Die Nestbeschmutzerin". Dass dort behauptet wird, Natalie GRAMS habe gesagt, die Kügelchen wirkten höchstens wie ein Placebo haben wir bereits im Text erwähnt und die daraus entstehenden Konsequenzen angedeutet. Das muss hier nicht wiederholt werden. Wir möchten aber zu dem nächsten Satz "Seitdem hat sie Feinde" bekennen, dass wir Frau GRAMS durchaus nicht als Feindin betrachten, auch nicht als "Nestbeschmutzerin". Wir möchten dem Zitat von NIETZSCHE auf Seite 9 auch dann folgen, wenn es sich um andere Menschen handelt. Wohl kann man aber über Begründungen für den Meinungswechsel trefflich streiten, sofern das nicht den gegenseitigen Respekt vermissen lässt. Wenn man etwa behauptet, Frau GRAMS würde von der Pharmaindustrie bezahlt, sollte man dafür zumindest Belege haben, wenn nicht gar Beweise. Insofern möchten wir hier Frau GRAMS unbedingt verteidigen hinsichtlich der Tatsache, dass sie alles Recht hat, ein solches Buch zu schreiben wie sie es geschrieben hat und wir wehren uns gegen die Suggestion, sie würde von homöopathischer Seite generell als Nestbeschmutzerin angesehen.

Inhaltlich hingegen haben wir vieles an dem Buch von Natalie GRAMS auszusetzen, was aber an dieser Stelle nicht weiter ausgeführt werden soll, weil es eigentlich um den Artikel von Frau GRABAR geht. Allerdings müssen wir an dieser Stelle anmerken, dass Frau GRAMS offenbar dem Artikel in dieser Form zugestimmt hat bzw. ihm jedenfalls nicht widersprochen hat. Wobei wir an dieser Stelle auch nicht allzu kritisch sein wollen. Lassen wir es also so.

Auch möchten wir uns enthalten der Kritik an manchen Ausfällen der Verfasserin GRABAR. Sie liegen eher auf dem Niveau einer bundesweit täglich erscheinenden Zeitung, die sich vor allem durch ca. 6 cm hohe Buchstaben auf der Titelseite auszeichnet. Lassen wir auch das einfach sein.

Dann steht da, dass Natalie GRAMS nicht nur Patienten mit Bagatellerkrankungen hatte und dass sich die Beschwerden von Patienten mit ernsthaften Krankheiten durch Homöopathie wirklich verbesserten (wobei sie laut Frau GRABAR etwas entschuldigend schaute). Man kann sich die Frage stellen, ob man an dieser Stelle entschuldigend schauen sollte, aber wir reden hier nicht von Fau GRAMS.

Dann wird auf zwei Internetauftritte von Frau GRAMS hingewiesen, von denen einer nicht erreichbar ist.

Aber gut. kommen wir wieder zum Inhaltlichen. Da vergleicht Frau GRABAR das Simile-Prinzip mit der Impfung, was an sich keine schlechte Idee ist, denn Impfung und das homöopathische Simile-Prinzip sind zwar nicht gleich, aber doch recht ähnlich. Frau GRABAR kommt jedoch zu dem Ergebnis, dass beides *absolut nicht vergleichbar* sei. Irgendwie kann man aber doch alles vergleichen: Birnen sind süßer als Äpfel und es läuft einem beim Hineinbeißen mehr Saft in den Bart. Hitler war mit Sicherheit ein schlechterer Mensch als GANDHI...

Was ist das also mit der – auch noch absoluten – Unvergleichbarkeit? Es erschließt sich uns nicht.

Dann kommen die üblichen Äußerungen zu einem Tropfen im Bodensee usw, auf die wir hier wegen ihrer Langweiligkeit nicht weiter eingehen möchten.

Aber dann kommt ein interessanter Satz, Zitat von Norbert AUST:

> *Mit gesundem Menschenverstand und Physik aus der Grundschule lässt sich das nicht nachvollziehen.*

Physik der Grundschule... wurde da eigentlich Relativitätstheorie gelehrt? Oder Quantenfeldtheorie? Man könnte auch sagen, dass jemand, der nur über Physikkenntnisse der Grundschule verfügt, an manchen Stellen zum Mitreden nicht befähigt ist. Und der gesunde Menschenverstand ist ein Konstrukt, welches wir wirklich nicht verstehen, auch wenn wir meinen, mit Verstand und Vernunft begabte Wesen zu sein. Der gesunde Menschenverstand sagt uns auch, dass sich die Sonne um die Erde dreht. Wir sehen jeden Tag, wie die Sonne sich aus ihrem strahlenden Teiche erhebt und wieder in ihm versinkt. Wir sagen immer noch nicht, dass sich die Erde umgedreht hat, sondern dass die Sonne untergeht.

Physikalisch ist klar: Je stärker man eine Substanz verdünnt, desto weniger wirksam ist sie. Das mag zwar dem sogenannten "Gesunden Menschenverstand" entsprechen, aber es stimmt so nicht (siehe oben im Text das Konzept der Hormesis).
Dann geht es noch um den berühmt-berüchtigten Chinarindenversuch. Hier verstrickt sich die Autorin vollends in Widersprüche. Einerseits sagt sie, dass Chinarinde als Mittel gegen Malaria bereits vor HAHNEMANN bekannt war, andererseits meint sie, dass Hahnemann das Problem hatte, seinen Patienten keine Chinarinde verkaufen zu können, weil sie ja giftig sei (man bekam sie damals wahrscheinlich in jeder besseren Apotheke). Und dann kommt auch noch die Ekel-Bemerkung, dass HAHNEMANN auch Mäusekot verkaufen wollte, weshalb er ihn verdünnen musste. Mäusekot findet sich unseres Wissens nicht auf der Liste der von HAHNEMANN angewandten homöopathischen Arzneien.

Ja, und dann das Geld... Aber an dieser Stelle können wir einfach nicht mehr argumentieren. Der Widerspruch zwischen dem eigenen Bestreben, Geld zu verdienen und der Verurteilung jener, die Geld verdienen, ist einfach nicht diskussionswürdig.
Insgesamt müssen wir sagen, dass es sich hier um einen wirklich unsäglichen Artikel handelt, der von eminenter Unkenntnis zeugt - was aber bei den publikumswirksamen Artikeln über Homöopathie (ob nun pro oder contra) die Regel ist.

Es gibt einen zweiten aktuellen Artikel, der in der Allgemeinen homöopathischen Zeitung veröffentlicht wurde, ebenfalls im Mai 2016:

Stefan PIEPER: " Eine Verteidigung der Homöopathie"
Das ist anders.
Hier ist im Gegensatz zu dem eben erwähnten Artikel keine hochmütige und verachtende Verunglimpfung des Gegners zu spüren – was wir in Kenntnis der teilweise erbittert geführten Auseinandersetzung zwischen Homöopathen und ihren Gegnern als sehr wohltuend empfinden.
Hier ist kein Anspruch, etwa Beweise zu erbringen, Beweise im Sinne der naturwissenschaftlich fundierten Medizin – Beweise, die, wenn sie erbracht werden, dann womöglich doch ignoriert würden.
Hier geht es nicht darum, dass die Naturwissenschaft etwa der einzige Garant von Wahrheit sei. Hier geht es um die Einbettung von Medizin und ihres merkwürdigen Pfades namens Homöopathie in ein Ganzes und Größeres.

Was ist dieses Ganze und Größere? PIEPER macht das fest an einer Auseinandersetzung, die um die Jahrhundertwende zum 19. Jahrhundert geführt wurde: zwischen Romantik und Rationalismus. Diese Auseinandersetzung vergleicht PIEPER mit jener zwischen der Homöopathie und der sogenannten "Schulmedizin".
Man könnte auch auf KENT verweisen, der von zwei Aspekten der Homöopathie spricht, dem der Wissenschaft und dem der Kunst. Und auf HAHNEMANN, der sein "Organon der rationellen Heilkunde" schließlich umbenennt in "Organon der Heilkunst". Wir sind darauf schon eingegangen.
Dieser Streit zwischen Romantik und Rationalismus war aber nicht von der Gestalt, dass die Romantik etwa das Rationale eliminieren wollte. Sie meinte eher: Ratio ja, "Ismus[119]" nein.
Hier geht es vielleicht auch um den Traum der progressiven Universalpoesie, die <u>alles</u> vereinen könnte. Nicht umsonst lehnt der Autor seinen Titel an SHELLEYS Essay "A Defence of Poetry" an. Könnte es sein, dass auch Homöopathie sowohl "poetisch" und "rational" ist, aber nicht "...istisch"? Und was würde das bedeuten?
PIEPER bringt die Vernunft mit dem Stofflichen und die Imagination mit den "höheren Behandlungsebenen" in Verbindung. Wir haben keine Ahnung, was er mit den "höheren Behandlungsebenen" meint, dennoch

---

[119] Das Suffix "...ismus" lässt sich möglicherweise am ehesten mit "Lüge" übersetzen. Das gilt auch für das Wort "Scientismus".

können wir in Resonanz gehen zu einer solchen Differenzierung zwischen dem Stofflich-Kausalen und etwas anderem, wovon wir an dieser Stelle nicht reden können und wollen.

Auch wenn wir PIEPERs Ausführungen nicht an jeder Stelle zu folgen vermögen, handelt es sich doch um eine Arbeit, die über den engen Horizont einer Medizin hinausgeht, die sich nur um materielle Erklärungen kümmert und um Kausalitäten, die gegenüber ARISTOTELES wesentlich enger gefasst sind. Eindimensionale Kausalketten... Wir wissen, dass es das nur beim Billard oder beim Domino-Contest gibt. Und doch sind wir immer wieder versucht, so zu denken. Homöopathie gibt uns eine Möglichkeit, es anders zu versuchen... Vielleicht mit Poesie, vielleicht mit der progressiven Universalpoesie...?

Was sollen wir damit anfangen? Wissenschaftlich ist die Arbeit von PIEPER wohl nicht. SHELLEY hat in einer wissenschaftlichen Arbeit nichts zu suchen - höchstens in einer literaturwissenschaftlichen. Und doch scheint uns, dass der Autor nicht gegen Wissenschaft ist, sondern sich um die Wiedererlangung einer Synthese, die es schon einmal gab, bemüht.

Nun gut, diese beiden aktuellen Beispiele mögen genügen zur Illustration des Streites um die Homöopathie.

Wir möchten versichern, dass wir mit diesem Buch nicht polarisieren wollen, sondern im Gegenteil die verfeindeten Parteien einander wieder näher bringen – wissend, dass das wahrscheinlich eine Illusion ist.

Wir haben dieses Buch "Die Homöopathie-Wahrheit" genannt. Wir wissen natürlich, dass das nicht stimmt. Zu viele Ungereimtheiten gibt es in der Homöopathie als dass wir sie als vollständig wahres Gedankengebäude bezeichnen könnten.

Aber auch die Einwände von medizinisch-wissenschaftlicher Seite sind zweifelhaft (und schon gar nicht berechtigen sie zum Vorwurf der Lüge).

Wir als Homöopathen sind in der merkwürdigen Situation, dass wir etwas tun, was oft genug funktioniert und womit wir Gutes bewirken können, dass wir aber keine rationale Erklärung dafür haben. Es ist eine Situation, die auf der einen Seite etwas unbefriedigend ist, andererseits aber auch Schönheit aufweist. Und wenn wir GOETHE folgen, haben das Gute und das Schöne durchaus etwas mit dem Wahren zu tun.

Viele der gegen die Homöopathie gerichteten Publikationen (wie die gerade erwähnte von GRABAR) sind hingegen hässlich, böse und unwahr.

L) Schluss

Am Schluss möchten wir ein Beispiel geben, das recht gut als Zusammenfassung geeignet ist, weil es vielleicht die Essenz dessen ausdrückt, was wir jenseits der auf den letzten Seiten in den Vordergrund geratenen Auseinandersetzung mit den äußeren Kritikern der Homöopathie eigentlich meinen. Es stammt aus NOVALIS' Fragment "Die Lehrlinge zu Sais" (insofern sind wir mit PIEPER in der Romantik). Es lohnt sich, NOVALIS' medizinische Aphorismen zu lesen und es lohnt sich, über das gigantische "romantische" Projekt der "Progressiven Universalpoesie" nachzudenken an dem NOVALIS beteiligt war und das nichts weniger vorhatte als die große Synthese zwischen Wissenschaft, Kunst, Philosophie und Religion (womöglich auch noch Magie).

Die Rede ist zunächst vom Lehrer, wie er als Kind war:

> *Den Sternen sah er zu und ahmte ihre Züge, ihre Stellungen im Sande nach. Ins Luftmeer sah er ohne Rast, und ward nicht müde, seine Klarheit, seine Bewegungen, seine Wolken, seine Lichter zu betrachten. Er sammmelte sich Steine, Blumen, Käfer aller Art, und legte auf mannichfache Weise sie sich in Reihen. Auf Menschen und auf Tiere gab er acht, am Strand des Meeres saß er, suchte Muscheln. Auf sein Gemüt und seine Gedanken lauschte er sorgsam. Er wußte nicht, wohin ihn seine Sehnsucht trieb. Wie er größer ward, strich er umher, besah sich andre Länder, andre Meere, neue Lüfte, fremde Sterne, unbekannte Pflanzen, Tiere, Menschen, stieg in Höhlen, sah wie in Bänken und bunten Schichten der Erde Bau vollführt war, und drückte Ton in sonderbare Felsenbilder. Nun fand er überall Bekanntes wieder, nur wunderlich gemischt, gepaart, und also ordneten sich selbst in ihm oft seltsame Dinge. Er merkte bald auf die Verbindungen in allem, auf Begegnungen, Zusammentreffungen. Nun sah er bald nichts mehr allein. – In große bunte Bilder drängten sich die Wahrnehmungen seiner Sinne: er hörte, sah, tastete und dachte zugleich. Er freute sich, Fremdlinge zusammenzubringen. Bald waren ihm die Sterne Menschen, bald die Menschen Sterne, die Steine Tiere, die Wolken Pflanzen, er wußte wo und wie er*

*dies und jenes finden, und erscheinen lassen konnte, und griff so selbst in den Saiten nach Tönen und Gängen um*her.

In der Folge ist dann von einem Schüler die Rede:

> *Immer traurig sah er aus, lange Jahre war er hier, ihm glückte nichts, er fand nicht leicht, wenn wir Kristalle suchten oder Blumen. In die Ferne sah er schlecht, bunte Reihen gut zu legen, wußte er nicht.*
> *[...]*
> *Eines Tages war er traurig ausgegangen, er kam nicht wieder und die Nacht brach ein. Wir waren seinetwegen sehr in Sorgen; auf einmal, wie des Morgens Dämmerung kam, hörten wir in einem nahen Haine seine Stimme. Er sang ein hohes, frohes Lied; wir wunderten uns alle; Der Lehrer sah mit einem Blick nach Morgen, wie ich ihn wohl nie wieder sehen werde. In unsere Mitte trat er bald, und brachte, mit unaussprechlicher Seligkeit im Antlitz, ein unscheinbares Steinchen von seltsamer Gestalt. Der Lehrer nahm es in die Hand und küßte ihn lange, dann sah er uns mit nassen Augen an und legte dieses Steinchen auf einen leeren Platz, der mitten unter andern Steinen lag, gerade wo wie Strahlen viele Reihen sich berührten.*

Dieses Beispiel mag den Schluss unserer Ausführungen bilden, gleichzeitig soll es aber einstimmen auf eine der nächsten Ausgaben dieser Schriftenreihe, in der es um "Das Romantische" gehen wird.

M) Literatur:

Atmanspacher, H., H. Roemer, H. Walach: Weak quantum theory: Complementarity and entanglement in physics and beyond. Foundations of physics 32 (2002): 379-406

Bailey, Philip H: Psychologische Homöopathie. Persönlichkeitsprofile von großen homöopathischen Mitteln, München 1998

Behnke, Jens: Homöopathie und Wissenschaft – Vorschlag zu einem Minimalkonsens, Vortrag auf dem Deutschen Homöopathiekongress in Köthen, 14.5.2015, zu beziehen über www.avrecord.de

Behnke, Jens: Meta-Analysen in der klinischen Forschung zur Homöopathie, in: "Der aktuelle Stand der Forschung zur Homöopathie, herausgegeben von der Wissenschaftlichen Gesellschaft für Homöopathie e.V., 2016, S. 33-41
http://www.homoeopathie-online.info/wp-content/uploads/Der-aktuelle-Stand-der-Forschung-zur-Homöopathie-2016-WissHom.pdf

Boericke: Homöopathische Mittel und ihre Wirkungen, Leer 1986

Bomhardt, Martin: Symbolische Materia medica, Version 3.5, Berlin 2014

Carus, Carl Gustav: Psyche. Zur Entwicklungsgeschichte der Seele, Darmstadt 1964 (reprografischer Nachdruck der 2. Auflage, Pforzheim 1860)

Chargaff, Erwin: Das Feuer des Heraklit, Stuttgart 1981

Clarke, John Henry: Der neue Clarke: Eine Enzyklopädie für den homöopathischen Praktiker; nebst genauer Angabe der Abstammung der Symptome. Bielefeld 1990-1995

Coulter, Catherine R.: Portraits homöopathischer Arzneimittelbilder. Zur Psychosomatik ausgewählter Konstitutionstypen, Band 1, Heidelberg 1988

Dahlke, Rüdiger: Krankheit als Sprache der Seele. Be-Deutung und Chance der Krankheitsbilder, München 2014 (E-book)

Elendt, Dieter: Die sogenannten chronischen Krankheiten. Homöopathische Miasmen als Entwicklungsphasen der Persönlichkeit, Norderstedt 2004

Elendt, Dieter: Der reizende Teufel. Eine (nicht nur) homöopathische Betrachtung von Goethes "Faust", Norderstedt 2008

Elendt, Dieter: Psychodynamik homöopathischer Arzneimittelbilder, Band 1-3, Norderstedt 2011-2014

Ernst, E., K.L. Resch: Concept of true and perceived placebo effects
BMJ 311 (1995), 551-553

Ernst, Edzard (im Interview mit Veronica Hackenbroch): Medizinprofessor Ernst: "Die Homöopathie ist ein Dogma",
http://www.spiegel.de/wissenschaft/medizin/medizinprofessor-ernst-die-homoeopathie-ist-ein-dogma-a-706257.html oder als Druckausgabe: Der SPIEGEL 28/2010

Ferenczi, Sandor: Ohne Sympathie keine Heilung, Frankfurt 1999

Feyerabend, Paul K.: Probleme des Empirismus", Wiesbaden 1981

Fleck, Ludwig: Entstehung und Entwicklung einer wissenschaftlichen Tatsache. Einführung in die Lehre vom Denkstil und Denkkollektiv, Frankfurt am Main 1994

Foucault, Michel: Die Ordnung der Dinge, Frankfurt am Main 1974

Frazer, James George: Der goldene Zweig, Reinbek 1991 (Reprint der Kurzfassung von 1928)

Frei, Heiner: Die homöopathische Behandlung von Kindern mit ADHS, ADS, Stuttgart 2009

Freud, Sigmund: Werkausgabe aus dem Projekt Gutenberg-DE, Hamburg 2010 (digitale Ressource)

Fritsche, Herbert: Die Erhöhung der Schlange, Göttingen 1994

Frobenius, Leo: Paideuma: Umrisse einer Kultur- und Seelenlehre, Darmstadt 1953

Gallaverdin, Jean-Pierre: Psyche und Homöopathie, Schäftlarn 1996

Gawlik, Willibald: Arneimittelbild und Persönlichkeitsportrait. Konstitutionsmittel in der Homöopathie, Stuttgart 1990

Gebser, Jean: Ursprung und Wirklichkeit (Gesamtausgabe, Band 2) Schaffhausen 1986

Gienow, Peter: Homöopathische MIasmen: Die Psora, Stuttgart 2000

Grabar, Edda: Die Nestbeschmutzerin
http://www.zeit.de/wissen/gesundheit/2016-05/homoeopathie-globuli-medizin-pharmaindustrie-wirkung-natalie-grams?page=60#comments

Grams, Natalie: Homöopathie neu gedacht, Berlin 2015

Groddeck, Georg: Krankheit als Symbol. Schriften zur Psychosomatik, Frankfurt am Main 1983, darin insbesondere: Der Sinn der Krankheit

Hahn, RG: Homeopathy: metaanalysis of pooled clinical data. Forsch Komplementmed 20 (2013): 376-381

Hahnemann, Samuel: Gesammelte Werke, Berlin 2003 (digitale Bibliothek)

Handley, Rima: Auf den Spuren des späten Hahnemann. Hahnemanns Pariser Praxis im Spiegel der Krankenjournale, Stuttgart 2001

Hering, Constantin: Wirkungen des Schlangengiftes. Burgdorf 1990 (Nachdruck von Leipzig 1837). Hier verwandt wurde die entsprechende digitale Version im Rahmen der "Enzyclopaedia homöopathica", Archibel SA

Heyll, Uwe: Franz Anton Mesmer, Benjamin Franklin und die Geburt der alternativen Medizin, in: Schmacke, N. (Hrsg.): Der Glaube an die Globuli: Die Verheißungen der Homöopathie, Berlin 2015

Höfler, Max: Volksmedizinische Botanik der Germanen (Reihe Ethnomedizin und Bewußtseinsforschung – historische Materialien 11, Hrsg. Christian Rätsch), Berlin 1990

Huizinga, Jan: Homo ludens. Vom Ursprung der Kultur im Spiel, Reinbek bei Hamburg 1994

Jacobs, J., LM Jiménez, SS Gloyd, JL Gale and D. Crothers: Treatment of acute childhood diarrhea with homeopathic medicine: a randomized clinical trial in Nicaragua. Pediatrics 92 (1994): 719-725

Jacobs J, Jonas WB, Jimenez-Perez M, Crothers D: Homeopathy for childhood diarrhea: combined results and metaanalysis from three randomized, controlled clinical trials. Pediatr Infect Dis J 22 (2003): 229-234

Jarry, Alfred: König Ubu, Mübnchen 1970

Kant, Immanuel: Prolegomena zu einer jeden künftigen Metaphysik, die als Wissenschaft wird auftreten können, Leipzig 1979

Kent, James Tyler: Prinzipien der Homöopathie, Nendeln 2000

Kent, James Tyler: Homöopathische Arzneimittelbilder, Band 1-3, Heidelberg 1998

Kernberg, Otto F.: Borderline-Störungen und pathologischer Narzißmus, Frankfurt am Main 1993

Kühle, Edeltraud: Die pure Energie. Ein Fall von Stromboli lava, gelöst nach der Empfindungsmethode: HZ II 2015, S. 92-105

Kuhn, Thomas S.: Die Struktur wissenschaftlicher Revolutionen, Frankfurt am Main 1993

Langmuir, I: Pathological science. Colloquium at the Knolls Research Laboratory, December 18, 1953, Transcribed and edited by RN Hall. http:// www.cs.princeton.edu/~ken/Langmuir/langmuir.htm

Linde, K.: Der spezifische Placeboeffekt. Bundesgesundheitsblatt 49 (2006): 729-735

Luedke, Rainer Henning Albrecht and Claudia M. Witt: Homeopathic drug proving of *Okoubaka aubrevillei*: a randomised placebo-controlled trial. Trials 2013, 14: 96

Moermann, D.: Meaning, Medicine and the 'Placebo effect': Cambridge University Press 2002 (zit.n. Nuhn)

Much, Theodor: Der große Bluff: Irrwege und Lügen der Alternativmedizin, Wien 2015

Nash, Eugène. B: Leitsymptome in der homöopathischen Therapie, Heidelberg 1989

Nagel, Thomas (1974). What is it like to be a bat?. The philosophical review 83 : 435–450

Nolte, Stephan Heinrich: Homöopathie: Intelligentes Placebo, AHZ 260, 5 (2015): 16-20

Nuhn, Tobias: Mit mehr Selbstbewusstsein homöopathisch heilen, AHZ 2015; 260 (5): 5-15

Petty, Alex: The periodic table od light

http://alexpetty.com/2014/09/21/the-periodic-table-of-light/ The periodic table of light

Piaget, Jean: Das Weltbild des Kindes, München 1994

Pieper, Stefan: Eine Verteidigung der Homöopathie AHZ 2016: 261 (3): 27-31

Popper, Karl: Logik der Forschung. Tübingen 1982

Reichelt, Katrin und Sven Sommer: Die magische 11 der Homöopathie, München 2009

Ruschmann, Eckart: Das Prinzip "Lebenskraft" – philosophisch betrachtet, Vortrag auf dem Deutschen Homöopathiekongress in Köthen, 14.5.2015, zu beziehen über www.avrecord.de

Sankaran, R. Einblicke ins Pflanzenreich, Band 1, Mumbai 2003

Sankaran, R.: Struktur. Erfahrungen mit dem Mineralreich (Band 1 und 2), Mumbai 2009

Sankaran, Rajan: Synergie homöopathischer Ansätze in Fallaufnahme und Analyse, Mumbai 2013

Schlegel, Emil: Religion der Arznei. Das ist Herr Gotts Apotheke, erfindungsreiche Heilkunst, Signaturenlehre als Wissenschaft, Regensburg 1987

Schmacke, N. (Hrsg.): Der Glaube an die Globuli: Die Verheißungen der Homöopathie, Berlin 2015

Scholten, Jan: Homöopathie und die Elemente, Utrecht 1997, digitalisierte Version aus "Encyclopaedia homoeopathica", Archibel SA

Scholten, Jan: Homöopathie und Minerale, Utrecht 1993

Scholten, Jan: Wunderbare Pflanzen. Eine neue homöopathische Botanik, Kandern 2015

Schott, Heinz (Hrsg.): Der sympathetische Arzt. Texte zur Medizin im 18. Jahrhundert, München 1998

Shang, Aijing, Karin Huwiler-Müntener, Linda Nartey, Peter Jüni, Stephan Döring, Jonathan AC Sterne, Daniel Pewsner and Matthias Egger: Are the clinical effects of homoeopathy placebo effects? Comparative study of placebo-controlled trials od homoeopathy and allopathy. Lancet 366 (2005), S.726-732

Shapiro, Arthur K.: Etiological factors in placebo effect. JAMA 187 (1964): 712-715

Sommer, Sven: Homöopathie. Warum und wie sie wirkt. Murnau 2011

Teut, Michael: Versorgungsforschung in der Homöopathie in: "Der aktuelle Stand der Forschung zur Homöopathie, herausgegeben von der Wissenschaftlichen Gesellschaft für Homöopathie e.V., 2016, S.7-12
http://www.homoeopathie-online.info/wp-content/uploads/Der-aktuelle-Stand-der-Forschung-zur-Homöopathie-2016-WissHom.pdf

Vithoulkas, Georgos: Essenzen homöopathischer Arzneimittel, Frankfurt 1986

Walach, Harald: Das Wirksamkeitsparadox in der Komplementärmedizin. Forsch Komplementärmed Klass Naturheilkd 8 (2001): 193-195

Weymayr, Christian und Heißmann, Nicole: Die Homöopathie-Lüge: So gefährlich ist die Lehre von den weißen Kügelchen, München 2012

Wolter, Hans: Kontrollierte klinische Prüfungen beim Tier. 1. Wirksamkeitsnachweis von Caulophyllum D30 bei der Wehenschwäche des Schweines im doppelten Blindversuch
in: Gebhardt, Karl-Heinz: Beweisbare Homöopathie, Heidelberg 1980, S.73-81

Zippermayr, Philipp: Die neue Materia medica der Motive. Die Entschlüsselung des Repertoriums, Buchendorf 2008

Zitiertes Repertorium:
Synthesis via RADAR-Software in der Version 10, Archibel SA 2010

Der Limerick. Beispiele einer textkritischen Analyse vom Blickwinkel der theoretischen Homöopathie.

Teil 4: Die leidige Frage des Inhalts[1]

von Anonymus

Ich habe mich diesmal nur unter Vorbehalten bereitgefunden, einen Beitrag für diese Ausgabe zu schreiben, obwohl die Schriftenreihe mir ansonsten sehr am Herzen liegt. Aber dieser Ernst[2]! Können diese Autoren denn nicht einfach locker bleiben? Müssen sie so am Rande des Langweiligen und Unerträglichen diskutieren? Sie werden es wohl wissen (oder nicht?)

Gleichwohl blieb mir diesmal nichts anderes übrig, als mich auch inhaltlich mit den Grundprinzipien der Homöopathie zu befassen – was eigentlich so gar nicht zu einem Limerick passt, dessen Gesetze ich bereits im ersten Artikel zu diesem Thema deutlich gemacht habe. Nun gut. Das zweite Problem war, einen passenden Limerick zur Homöopathie zu finden. Ich werde auch keine Quellen angeben, sondern nur den Beginn meiner Suche. Ich muss gestehen, dass es die "Skeptiker"-Website "gwup.org" war. Von dort aus kommt man (fast) überall hin. Nun denn,

---

[1] Diese Frage bezieht sich sowohl auf die Frage des Inhalts eines homöopathischen Arzneimittels als auch auf den Inhalt eines Limericks. Die letztere Seite der Frage wurde bereits im ersten Band dieser Schriftenreihe dahingehend beantwortet, dass in einem Limerick der Inhalt gegenüber der Form zurücktritt. Eine Antwort auf den zweiten Teil dieser Frage muss ab einer gewissen Potenz ein deutliches "Nein!" sein (sofern man von M.ARNOLDs Beitrag über die Anwendung der Quantenfeldtheorie auf die Homöopathie absieht). Die Frage, die sich dann stellt, ist diejenige, warum homöopathische Mittel trotzdem wirken. Nun ja, auch ein inhaltsleerer bzw. sinnloser Limerick kann ja schließlich wirken.

[2] Damit meine ich nicht die Arbeiten des bekannten Homöopathie-Kritikers Edzard ERNST, die einer gewissen humoristischen Grundnote nicht entbehren. Man sollte über ihn einen Limerick verfassen – was ich nicht leisten kann, denn ich bin Literaturwissenschaftler und Laien-Homöopath, kein Dichter also. Falls einem der Leser ein Limerick auf Edzard ERNST einfällt, ist er hier herzlich willkommen (selbstverständlich ist erforderlich, dass der Limerick den formalen Kriterien genügt und selbstverständlich sind auch Limericks über die Autoren erwünscht, die hier veröffentlichen, Anonymus inbegriffen).

hier ist er, der Limerick:

Homöopathen, so darf man vermelden,
sind wirklich wahrhaftige Helden.
Sie schlucken Arsen
Und tun's überstehn
Sie dürfen als Profis dann gelten.

Wenn man sich die formalen Qualitätskriterien für einen Limerick ansieht, so fällt auf, dass das Versmaß einigermaßen stimmt. Der Reim hingegen ist unerträglich. Wenn beim Timbuktu-Limerick der Witz gerade von der Falschheit des Reimes lebte, so ist hier der Bodensatz des Reimes erreicht: "gelten" auf "Helden"! Eigentlich würde das genügen, sich auf keinen Fall weiter mit diesem Limerick zu befassen, aber ich hatte mir ja vorgenommen, diesmal eher auf den Inhalt einzugehen und mich metaphysischer, metaliterarischer, metapsychologischer und metahomöopathischer Spekulationen zu enthalten.

Nun gut. Das Schlucken von Arsen hat eine lange Tradition, ob nun freiwillig oder weniger freiwillig.
In der Tötungstradition des europäischen Raumes[3] – also in der unfreiwilligen Variante des Schluckens – spielt Arsen eine bedeutende Rolle. Dieser Teil der Tradition langte erst durch einen unseligen Herrn MARSH an ihrem Ende an.
Das freiwillige Schlucken von Arsen diente unter anderem in einem quasi-homöopathischen (oder besser: isopathischen) Ansatz dazu, die verderblichen Wirkungen des unfreiwilligen Schluckens prophylaktisch zu bekämpfen. Oder aber es hatte ganz andere Gründe: Was uns töten kann, kann uns auch helfen. *Was mich nicht umbringt macht mich stärker* sagte Nietzsche.

---

[3] In dieser Tradition gibt es durchaus regionale Unterschiede. So wurde in Indien eher Aconitum bevorzugt - dem Leser mag in diesem Zusammenhang die Tötung durch die "Giftmädchen" zur Recherche empfohlen werden, die systematisch mit Aconit vergiftet und dann einer missliebigen Person als Geschenk überreicht wurden (ein Kuss genügte). Wie auch immer, Arsenicum album und Aconit sind sich im Arzneimittelbild gar nicht unähnlich (Angst und Unruhe). Bezüglich der antiken Tradition wäre auch über Conium maculatum zu reden, was hier zu weit führt, aber womöglich in der Zukunft ausgeführt werden soll.

Arsen wurde lange Zeit als Tonicum verwendet und offenbar auch mit Erfolg: Ötzi hatte Arsen in sich. Nun gut, schlechtes Beispiel, denn Ötzi ist tot. Nietzsche ist auch tot.

Und Pferde? Auch Pferde, das kommt oft vor. Rosstäuscher verwendeten Arsen, damit die Pferde ein glänzendes Fell bekamen und auch insgesamt munterer aussahen. Sorry, ich verstehe eigentlich nichts von Pferden.

Warum Homöopathen (freiwillig!) Arsen nehmen, ist auch klar und in diesem Band zur Genüge und auf stilistisch grauenvolle Weise abgehandelt worden. Wenigstens muss ich zu diesem Aspekt nichts weiter schreiben. Und dass sie nach der Arzneimittelprüfung dann als Profis für Arsen gelten dürfen, erhellt auch sogleich aus dem Prinzip der Arzneimittelprüfung (auch wenn es nicht stimmt). Mein Gott, muss das eigentlich diskutiert werden?

Aber da gibt es noch andere Menschen, die Arsen einnehmen. Und das ist viel interessanter.

Als ich nämlich mir die besagte Web-Seite von den "Skeptikern" ansah, da fielen mir auch T-Shits auf. T-Shirts mit interessanten Aufdrucken interessieren mich immer[4]. Es gab leider nur zwei Varianten, eine hieß "Correlation is not Causation (oder so ähnlich)[5] und die andere hieß in Bezug auf Homöopathie "Nichts drin, nichts dran" und darüber stand 10^{23} - die magische Zahl der Homöopathie-Gegner. Natürlich ist damit die Avogadro-Konstante gemeint: Ein Mol einer jeden Verbindung enthält immer 10^{23}, genauer gesagt $6,022 \times 10^{23}$ Moleküle. Bitte, warum muss ich mich mit so was abgeben...? Das heißt, dass diese Zahl als Symbol gewählt wurde, um auszudrücken, dass ab der Potenz D23 nichts mehr drin ist (was so nicht stimmt[6]).

---

[4] Mein persönlicher Renner ist "No sports". Ich habe es noch nie getragen, denn man kommt heutzutage nicht sonderlich gut damit an. Und darauf, dass ich gut ankomme, lege ich großen Wert.

[5] Dem ist zuzustimmen: Ich erinnere mich trübe, dass es einmal eine Studie gab, in der festgestellt wurde, dass in einem skandinavischen Land die Zahl der Störche signifikant mit der Zahl der Geburten korreliert. Das als Beleg zu nehmen, dass die Kinder von den Störchen gebracht werden, nun ja...

[6] Wie mir D.E. und M.A. versicherten, kann man es so einfach dann doch nicht sehen. Nehmen wir an, dass die Urtinktur eine Konzentration von 1 mg/ml ist und nehmen wir an (was durchaus nicht aus der Luft gegriffen ist), dass davon pro Potenzstufe 0,5 ml mit 5 ml Lösungsmittel verdünnt und potenziert werden. Nehmen wir schließlich an, dass die schließlich verabreichte Einzeldosis 50 µl ist. Rechenaufgabe: Ab welcher Po-

Nun, die Vertreter dieses 10^{23}-Clubs haben an einem bestimmten Tag (wenn ich nicht irre, um 10:23 Uhr) eine ziemliche Menge von homöopathischen Arzneimitteln in Hochpotenzen geschluckt – der Renner dabei war Arsenicum album C30 – wohl bedingt durch das Wissen um die bereits erwähnte europäische Tötungstradition. Und es ist keinem etwas passiert (was einen Homöopathen nicht verwundert[7]). Diabetiker waren wohl nicht dabei, aber auch denen wäre wahrscheinlich nichts weiter passiert.

Vom Deutschen Zentralverein homöopathischer Ärzte wurde an dieser Aktion moniert, dass es sich dabei um eine Arzneimittelprüfung gehandelt habe, die ungesetzlich war, weil es hierzu einer entsprechenden Genehmigung bedurft hätte – kann man sich noch lächerlicher machen?

Was mich interessiert, ist weniger die Frage des Inhalts (die Frage, ob etwas darin ist, kann wohl negiert werden, wenn man einmal von den paar Arsen-Atomen absieht, die sicher im Lösungsmittel immer noch enthalten sind), sondern die Frage, warum offenbar mehrheitlich Arsenicum album als Test gewählt wurde. Da ist zum einen die Publikumswirksamkeit, in der Öffentlichkeit ein Gift zu schlucken, das jeder kennt.

Und man könnte aussagen, dass die Teilnehmer an dieser Aktion sich durch diese Aktion mit den Homöopathen verbünden - im Sinne dieses Limericks, dass sie es überstanden haben, aber nicht in dem Sinne, dass sie Homöopathen seien. Vielmehr sind sie Gegner der Homöopathie, was diese Aktion ad absurdum führt, denn sowohl Homöopathen als auch

---

tenzstufe ist die wahrscheinliche Konzentration kleiner als 1 Molekül pro Dosis? Das kann man so nicht beantworten, sondern man muss das Molekulargewicht des Ausgangsstoffes in Betracht ziehen. Bei Natrium muriaticum ist das 48,44. Ok, sagen wir rund 50, weil sich das besser rechnet. Das heißt 50 g sind ein Mol und enthalten 6 x 10^{23} Moleküle. Das würde bedeuten, dass die Wahrscheinlichkeit, dass weniger als ein Molekül in 50μl der Einzeldosis enthalten ist, bereits bei der D17 eintritt. Nähmen wir hingegen als Ausgangsstoff die Komplementkomponente C1q (Tribute to D.E.!), so haben wir es mit einem Molekulargewicht mit 400000 zu tun. Ok. runden wir auf 500000. Das bedeutet, dass ein Mol nicht wie bei NaCl 50 Gramm, sondern eine halbe Tonne wiegt. Die gleiche Rechnung damit gemacht, würde bedeuten, dass die Avogadro-Grenze bereits bei einer Einzeldosis von C1q D13 überschritten wird. Und wenn man KLH nähme, dann wäre das noch ein bis zwei Stufen darunter. Der Leser möge bedenken, dass ich förmlich zu dieser Darstellung genötigt wurde, die ich selbst nicht verstehe. Was ich aber verstehe, ist, dass 10^{23} Blödsinn ist und nur als Symbol taugt.

[7] Wenn ich womöglich 1000 Einzeldosen von Arsenicum album D23 auf einmal schlucke, passiert genauso viel oder genauso wenig, wie wenn ich mir 1000 gleiche Ausgaben des "SPIEGELs" kaufe.

Gegner der Homöopathie überstehen in der Regel die Einnahme von Arsenicum album C30[8].

Aber es könnte noch mehr damit verbunden sein:
Sehen wir uns zwei Äußerungen über das Arzneimittelbild von Arsenicum album an:

BAILEY:

> *Zur Eindeutigkeit von Arsenicum gehört in den meisten Fällen ein gewisser Mangel an Flexibilität. Das mag das Ergebnis fehlender Offenheit gegenüber den Meinungen anderer sein oder die Folge von Intoleranz gegenüber unterschiedlichen Standpunkten und Lebensstilen.*

Catherine COULTER zitiert am Anfang von ihrem Kapitel über Arsenicum album folgenden Satz - gewissermaßen als Motto für dieses Kapitel:

> *Alles, was es wert ist, getan zu werden, ist es auch wert, übertrieben zu werden.*

Weiter in Catherine COULTERs eigenem Text:

> *Bei allem neigt er zu einer Alles-oder Nichts-Reaktion. Seine Neigungen sind stark und seine Ansichten definitiv.*
> *[...]*
> *Toleranz ist nicht gerade seine Stärke. [...] Er ist schnell dabei, andere "Idioten" oder "Gauner" zu nennen; für diesen überkritischen Menschen sind alle anderen, außer ihm selbst, dumm, unfähig und betrügerisch. [...]*
> *Er kann auch kämpferisch, sarkastisch, höhnisch [...] und anklagend sein [...]*
> *Er ist auch intolerant gegenüber Ideen, die nicht mit seinen übereinstimmen [...].*

---

[8] Von dem in diesem Band von den Hauptautoren genannten Beispiel, dass es zu einem Todesfall durch die Einnahme von Arsenicum album D6 gekommen sei, möchte ich hier absehen. Es erscheint mir zu fadenscheinig.

Könnte es womöglich sein, dass eine Persönlichkeitseigenschaft des Arsenicum-album-Menschen seine Intoleranz gegenüber anderen Meinungen ist, die womöglich aus Selbstschutz entstanden ist, aus dem falsch verstandenen Schutz der eigenen Integrität gegenüber verderblichen Einflüssen aus der Welt da draußen, in der es andere Auffassungen gibt?
Könnte es womöglich sein, dass jene 10^{23}-Anhänger gerade deswegen Arsenicum album als Demonstrationsobjekt gewählt haben, weil sie derartig überzeugt und intolerant sind, weil sie sich vergewissern wollten, dass diese anderen Auffassungen für sie nicht bedrohlich sind? Dass sie unbewusst für sich das richtige Arzneimittel gewählt haben? Hat sich bei einigen von ihnen etwas geändert durch die Einnahme dieses Mittels?
Wir wissen es nicht. Und damit kommt Anonymus zur gleichen Schlussfolgerung wie die drei Hauptautoren in diesem Band.

Literatur:

Bailey, Philip H: Psychologische Homöopathie. Persönlichkeitsprofile von großen homöopathischen Mitteln, München 1998

Coulter, Catherine R.: Portraits homöopathischer Arzneimittelbilder. Zur Psychosomatik ausgewählter Konstitutionstypen, Band 1, Heidelberg 1988

Hinweise für Autoren

Inhaltlich steht der Bezug zwischen der Homöopathie und geisteswissenschaftlichen Gesichtspunkten im Vordergrund.

Die einzelnen Ausgaben sollen thematisch geordnet erscheinen. Daneben sind aber auch einzelne Ausgaben ohne thematischen Bezug möglich.
Entsprechende Arbeiten können direkt eingereicht werden, besser ist jedoch eine Anfrage mit kurzer Vorstellung des geplanten Themas.
Der Umfang der Arbeiten ist nicht festgelegt, er sollte sich jedoch nicht allzu sehr zwischen den einzelnen Autoren in einem Band unterscheiden. Es ist auch möglich, dass einzelne Ausgaben von einem einzigen Autor bestritten werden, wobei der Umfang dann natürlich entsprechend größer sein muss.

Kürzere Kommentare im Sinne von „Briefen an den Herausgeber" sind immer erwünscht.

Manuskripte können in jeder möglichen Form eingereicht werden, wobei die digitalisierte Form bevorzugt wird.

Kontakt zu den Verfassern dieser Ausgabe:

Michael Arnold
Mühltal 29
07743 Jena

Patrick C. Hirsch
Körnerstr. 11b
59423 Unna

Dieter Elendt
Caserio El Miradero
38434 Icod de los vinos
Tenerife/España

Anonymus:
über den Herausgeber

gemeinsame E-Mail-Adresse: homoeopathie-und@gmx.es

Schlußbemerkung des Herausgebers in zwei Zitaten

Wer auch immer, aus welchen Gründen auch immer - patriotischen, religiösen oder sogar moralischen - sich selbst auch nur die leichteste Verfälschung oder Zurechtrückung der Wahrheit erlaubt, muß aus dem Verzeichnis der Gelehrten gestrichen werden.

George Steiner

Wu-Di von Liang fragte den Großmeister Bodhidharma: Welches ist der höchste Sinn der heiligen Wahrheit?
Bodhidharma sagte: Offene Weite – nichts von heilig.

Erstes Beispiel aus dem Bi Yän Lu (in der Übersetzung von Wilhelm Gundert)